U0359410

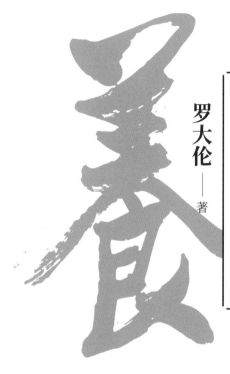

女性养生

三法宝

不生气 不亏血 不受寒

罗大伦 —— 著

上

江西科学技术出版社

2020 · 南昌

对一个家来说，
女人的身心健康大于天

女性是社会的根基，古人形容女子为"坤"，像大地一般能承载一切。

女性在社会中的位置太重要了：一方面，她们要考虑自身的工作、学习、成长、生活；另一方面，还要考虑自己另一半的生活和双方的父母。

女性的身心健康与否，直接影响着她另一半的生活与工作的稳定。更重要的是，女性的身心是否健康，直接决定了她们孩子的身体是否健康；女性的心态是否良好，也直接决定了孩子将来接受教育的高度。

本来，女性的担子已经很重了，而且自身特别脆弱，所以身心非常容易受伤。更何况，现代社会生活压力如此之大，女性受伤的机会比男性多得多。

男性遇到一些事，常常因为粗心就过去了或默默忍耐了，而女性却会因为心思敏感，导致情绪问题丛生。

因此，古代大医认为，女性情绪的平和是决定健康的最重要因素。

一个社会要想健康发展，首先女性要健康成长，要有健康的信念，所以我会经常关注、传播一些女性健康方面的内容，久之，大家都叫我"女性之友"。我觉得对我来说这是个荣誉的称呼，因为我分享的健康之道可能确实帮当代女性解决了一些身心困惑。

这本女性健康书将我之前讲过的一些内容进行了整合、总结与完善。对于女性健康知识的推广，我自觉做得还不够，我希望以后做得更好。希望我所做的工作，不只是帮助当代女性使她们身体更加健康，还能让她们的心态更加阳光。

所以，如何避免让自己身心受伤是这本书的第一个要点。

一旦您的身心受伤，如何尽快让自己用一些平和的方式来调整，也是十分关键的，比如您可以用一些饮食同源的食疗方或泡脚方等。

如何把已经出了问题的身体调整过来，是我在这本书里要告诉大家的第二个要点。

一旦女性的身心健康，整个社会都会越来越好，这就是我写这本书的意义。

罗大伦

2020 年 3 月 22 日

目　录

CONTENTS

1 PART 做一个暖女人篇

第三章　女性怕冷的外因有哪些

第四章　怕冷的原因绝不只有一种，
　　　　　如何调理才有效 053

2 PART 逆生长篇

3 PART 由外调内篇

4 PART 难言之隐篇

1

PART

做一个暖女人篇

第一章

女性健康的三大基石

现代女性很少有人不生气、不亏血、不受寒的。如果您的情绪不好，气就会郁住，气滞就会血瘀，如果再加上受寒，您的身体一定会百病丛生。此时，如果单一调理，则效果不佳，只有您了解了这三者的内在逻辑关系，调理起来才会事半功倍。

01 气顺（情绪平和）是女性健康的第一基石

当您的心态处于一种平衡状态时，中医就可以用很多小方法来帮您调理，因为中医特别擅长疏肝理气。从东汉张仲景开始，他的方子里就有很多都是调和肝胆的。古人从有中医方剂开始，就已经很注重疏通气血、调整情绪了。

《黄帝内经》开篇就先讲人悟道的境界，境界讲完了，再讲四季、调神、调情绪，然后才讲身体健康。《黄帝内经》告诉我们的格局是什么？**是先上升境界，境界提高了之后，再调身体状态，如果再有什么问题，此时用穴位针刺、艾灸，或者内服中药等方法来调理就可以了。**

看懂了古人奠定的框架以后，您就明白了——我们先学《道德经》提升自己的境界，境界提升以后，不良的情绪就烟消云散了。如果您还是有一些不良情绪，再结合中医的方子来调心理状态、疏肝理气等。**您的心理调整好了，剩下身体上的疾病就很好调理了。**

这就是古人给我们留下的智慧。

现代医学往往只谈身体、谈疾病。但是您要知道，这些身心疾病都是在您所处的社会背景、家庭背景下产生的，是跟您的情绪以及您周围的环境有关的。如果您能把自己放到家庭和社会背景里去全方位地调整，一定会更加有效。

本书会详细讲解情绪跟人的关系，以及您的身体出现问题后，要怎么调整等内容。

总体来讲，调整情绪就是调气。对于我们的身体来说，气是非常关键的，而且气是要流通的，如果您的情绪不好，气就会郁滞，气滞就会血瘀，此时身体一定会百病丛生。所以学会调气是非常关键的步骤。

古人在形容女性的时候，通常会用一个词——"隐曲"，这个词一下就把女性的生理特点表达得很清楚。女性的思绪，总是会比男性多"绕"几圈，这样就容易肝气不足，容易郁结。

女性如果情绪郁结了，气血不流通了，就会导致身体出现各种问题。所以，肝气不舒、肝气郁结是女性身体健康的第一大敌人，这是由女性性格特点决定的。

因此，女性要想健康，首先要学会调气。一个豁达的女性，身体绝对是健康的。

我们调查了一些百岁老人，其中男性很少，女性居多，而且这些百岁老太太都有一个共同点——情绪好、性格好，她们有的抽烟，有的喝酒，有的爱吃红烧肉……她们没有严格按照什么健康食谱来吃，但是人家超过百岁了。这都是因为她们情绪好，乐善好施、乐于助人，心里不搁事，能够放下，所以良好的情绪是健康的第一基石。

02 不亏血是女性健康的第二大基石

女性是靠血养的，男性是靠精气养的。

血对于女性来说非常重要，因为她们的经、带、胎、产都离不开血。而女性也因为特殊的生理结构和生理功能容易失血，如果不懂得调养，使得血液流失过多，子宫就会出现问题，从而引发女性全身的疾病。

现在女性血亏的机会特别多，有各种消耗心血、伤脾胃的情况。脾胃一旦受伤，血液的来源就会出现问题，因为血液是脾胃消化吸收食物，经物质转化所形成。

人思虑过度就会消耗心血，血液的来源和排出都会开始出现问题，女性的身体一旦失去血液濡养，就会百病丛生。

我们发现，多数女性疾病，只要一疏肝、一养血就好了，否则怎么也调整不好。这都说明了血液对女性的重要性。

因此，现代社会的女性一定要学会养血。如果您能学会养血，基本上身体的一半疾病都会消失。您把血养足，一生中也会少一半的生病概率。

03 不受寒是女性健康的第三大基石

女性的另一致病因素是受寒。现代社会跟古代不同，现在有空调和冷饮，这些古代都没有。所以现在我们的身体也更加娇嫩，更容易受到寒气的侵袭。

另一个容易受寒的原因，现在女性都很爱美，为了追求美丽，在天冷的时候都会穿得很少。所以，现在阳虚（阳气不足）的女性比比皆是。人一旦阳气不足，寒湿就会侵袭身体，从而导致气血凝滞，气血凝滞就会导致瘀血、痰湿等，所以阳虚也是健康的大敌。

另外，阳气不足，身体的生发之力也会不足，由此还会导致早衰。尤其是肾阳不足的女性，整个生殖功能都会减退。

现在，有太多女性不能用清热的药了，因为她们的阳气已经严重不足了。因此，对于女性来讲，如何让自己不受寒，如何识别受寒的症状是非常关键的。

第二章

健康从不怕冷开始：
女性怕冷的内因

现代很多女性都怕冷，其实怕冷的内因分为很多种，如血亏、爱生气、体内有瘀血、阳气不足等，都会引起怕冷。但如果您的气血旺盛，脾胃健壮，气血运行得很好，即使受了寒，吹一会儿空调，很快您的身体也能恢复——"风寒暑湿不能为害"。

01 血亏（血虚）是女性怕冷的第一因素

现代很多女性都怕冷，其实怕冷可分为很多种类型。不同人怕冷的成因各不相同，血亏是怕冷的第一因素。

❀ 您为什么会血亏

血亏的原因就是您体内血液匮乏，导致血液无法濡养身体的脏腑经络。主要原因有以下几个方面：

（1）脾胃受伤所致

现代女性对脾胃的关照是非常不够的。为了减肥，通常会不吃东西，从而伤到脾胃。很多人业余生活的主要形式就是"吃"，而且吃的基本都是乱七八糟的东西，这使得脾胃负担过重，大大增加了脾胃受伤的概率。

中医认为，血液的来源是脾胃吸收的营养物质。脾胃一旦受伤，无法充分吸收营养物质，血液很快就会匮乏。

（2）思虑过度所致

现代女性每天思考的问题太多了，不停地思考自己要如何赚钱、事业要如何发展、人际关系要如何处理，等等。真正能做到恬淡虚无的人是凤毛麟角。消耗心血太多，也会导致血亏。

（3）女性的生理结构和功能所致

女性的月经和孕产，都会导致血液的消耗。如果没有注意保养，则很容易导致血亏。

（4）受伤、手术、生病所致

有的女性因为受伤会失血。还有的女性在患病过程中，气血被逐渐消耗，也会造成血亏。

（5）肝气不舒所致

肝气不舒的女性，由于生机被遏、气血瘀滞，逐渐会进入气血虚弱的状态，血亏是常见的。其中的机理就是肝气横逆克脾土，导致脾胃的生血功能衰退。

（6）气虚所致

一个长期疲劳、缺乏运动的女性，则会出现气虚的状态。而气虚之后，无力化生新血，则会血亏。

中医认为气血互生，所以中医有一个重要的养血思路就是补气，气足之后血液的滋生才有根基。

❀ 血亏的时候，温养四肢百骸的能力就下降了

人体的血液是带着温度流通全身的，它可以起到一个来回循环的作用，为身体带去温度，所以当您血液不足，也就是血亏的时候，其温养四肢百骸的能力就下降了——**血液不足了，温度传不过去了。所以，很多女性血亏之后，就会觉得怕冷。**

女性的怕冷是随着气候变化的。外界天气暖和时，您会觉得暖和，因为外界的温度可以帮您温暖身体。一旦外界温度下降，天气凉了，您立刻会觉得身体开始怕冷了。

事实上，女性怕冷是自己身体适应外界温度变化的能力下降了。

这种由血亏引起的怕冷现象在女性中很常见。我印象特别深的是，很多年前，我在网上看过一个病例，有一位女性说自从到了美国以后她就开始怕冷，每天都会多穿好几层袜子，睡觉的时候也要盖好几层被子。当时她找到了美国的一位著名中医帮忙调理身体，那位中医的诊断是阳虚，需要温阳，用附子、干姜等温阳的药材给她调理。

调理了一段时间后毫无效果，这位女性追着问那位中医："到底我是怎么回事，怎么吃了这么多药都没有效果？"那位中医也感觉很奇怪："正常情况下，您吃了这些药应该能暖过来呀。"

这个病例当时给我的印象特别深。后来，我碰到了很多这样症状的女性，发现当年的那位女性是由血亏导致的怕冷，所以用温阳的药调理才没有效果。

现在，很多人都会将血亏导致的怕冷误以为是阳虚，这两者是有差别的。血亏的女性，要先给她补血，这样调理才能见效。

❀血亏的女性有什么表现

血亏之人，主要的症状大致有以下几点：

（1）色淡

色淡包括面色不华（指脸色看起来总是没有红润的感觉）或者萎黄，有黏膜的地方（包括指甲肉、嘴唇、眼睑等）颜色淡。一旦天气愈加寒冷，体表血液不足，色淡的情况会更加明显，整个人看上去会更加苍白。

中医舌诊里血亏的舌象，就是舌质淡白。一旦您发现自己的舌头颜色淡白，只有两种可能，一种是血亏，一种是受寒。此外，血亏的女性还会出现月经色淡、量少的情况。

（2）不耐劳累、容易疲劳

这类人稍微一劳心劳力，就会心悸、目眩头晕、疲惫不堪。有些女性逛街没走多远，骨头架子像要散了一样没有力气。

随着天气愈加寒冷，穿的衣服增多，四肢无力的疲倦感会更加明显。血亏之人会感觉力不从心，甚至稍微走动，就觉得心悸、气喘、胸闷，这也是血不养心的缘故。

秋冬季节是心脏病的高发季节，血亏的人如果不注意养护，会加重病情。

（3）头晕眼花

血亏的人短暂地蹲下之后猛地站起来，会觉得眼前一黑。还有些人就连上几层楼梯或稍微跑几步，都会感觉头晕眼花，这都是血亏的缘故。

（4）夏天进入空调房或冬季会手脚冰凉

血液带着温度循行于身体各处，温养脏腑与四肢百骸。当我们身处温度低的地方，血液会集中供应脏腑和大脑。此时，如果血液不足，则温养的力量就会不够，体表（尤其四肢）就容易冰凉。在这种时候，血亏的人会比别人多穿很多层衣服、裤子。但这种怕冷不是温阳能解决的，此时养血才能解决问题。

（5）健忘、失眠

通常来说这类人比较多，由于血不养心，这类人与心神思考有关的功能会退化，所以会有健忘的症状出现。

在失眠的人群中，也有相当比例是由血亏所致，尤其以长期耗伤心血的职业女性居多。到了秋冬之交，人体正气需要抵抗寒冷，血液会相对不足，血亏之人会感觉特别困倦，思考问题时也会觉得"心里累"。大部分人躺在床上会辗转反侧，难以入睡。这都是血亏的缘故。

　　如果有以上几种症状，您就要考虑自己是否血亏了。

　　需要注意的是，血亏的人比常人更容易受寒。血亏到一定程度的人，身体的正气就会不足，从而逐渐变成阳虚，这些因素都是相互关联的，没有一个截然分开的线。

　　大家一定要记住，很多女性都是从血亏开始，时间长了加上受寒，从而导致气血不足或阳虚。

02 爱生气是女性怕冷的第二因素

❀ 爱生气就容易肝气不舒，
导致"四逆"——四肢冰凉

通常，中医称生气为肝气不舒。肝主疏泄，可以起到疏通气机、疏通经络的作用。

一旦肝气不舒、肝气郁滞，会导致气机不畅。这种不畅，会出现什么状态呢？这就相当于您把一个热器关闭，让四肢冰冷。中医称这种状态为"四逆"。

很多女性都觉得自己怕冷，经常手脚冰凉是阳虚所致，可是一温阳就上火，搞得自己一头雾水，不明所以。

其实，这类女性的怕冷是气机不通所致，并不是身体没有阳气，而是阳气都被闭在腹内和躯干里了，所以她才会感觉四肢冰冷。

❀ 爱生气的女性有什么表现

爱生气的女性有什么特点呢？爱打嗝儿，经常会感觉头晕目眩、嘴里发苦，总是失眠多梦，还伴有胸胁胀痛、心脏乱跳、心悸胸闷等症状。

一旦您有以上这些症状，就说明您可能肝气不舒了。

爱生气的女性舌头往往是胖大的，看起来比较呆滞（健康舌头应该是很灵活的），没有神采，有点儿像没有生机的一堆肉。舌边的唾液很多，会有两条唾液腺，舌苔满布舌体。

也有的女性舌形是尖的，但也会逐渐变成胖胖的形状。通常，有这种舌象的女性，都属于肝气不舒郁闷型。

这种由爱生气导致手脚冰凉的女性有很多，因为女性的性格比较敏感。男性遇到什么压力一抽烟一喝酒可能就过去了，而女性有了压力以后，会闷在心里。所以，由爱生气、憋气导致肝气不舒、气机不畅，从而出现手脚冰凉的人非常多。

很多人都以为爱生气引起的怕冷是阳虚，于是会采用艾灸等温阳的方法调理，实际上没有解决根本问题。

爱生气的女性，应该调畅气机，您可以选用一种叫四逆散的中成药服用。此外，平时用玫瑰花、月季花、陈皮泡水喝，也是有益的。

03 体内有瘀血是女性怕冷的第三因素

✿ 体内有瘀血会导致血液循环不畅

体内有瘀血导致的怕冷跟前面由血亏导致的怕冷有点儿像。

体内有瘀血的人之所以怕冷，是因为气血不通畅，血液不能充足供应到四肢和身体其他部位，从而出现了四肢冰冷等情况。

血液流通不畅（血液循环不好）的人，天气稍微变凉，她胳膊的颜色就会有点儿发青，一摸上去冰凉，这是因为自己的身体特别容易受到外界温度的影响（尤其寒冷的影响）。这类女性，在天气温暖的时候会觉得很舒服，天气变冷了，就会觉得手脚开始凉了，甚至胳膊都是凉的。

体内有瘀血导致的怕冷和爱生气导致的肝气不舒型怕冷，有什么不同？

爱生气导致的怕冷是手脚冰凉；而体内有瘀血的怕冷，不仅手脚会冰凉，同时连胳膊都觉得凉。

❀ 体内有瘀血的女性有什么表现

通常，体内有瘀血的女性会觉得喉咙干，总想喝水，但她不是真的渴。这类女性的皮肤也比较容易干燥，有时会一块一块地起皮。她们的体内会有红血丝、青血丝，肚子常有一按就疼痛的情况。此外，这类女性的记忆力也不会太好。

从中医的角度来说，各种结节都是某种瘀血凝滞所致，比如甲状腺结节、乳腺结节等，这些可能都是一种瘀血。

而且一旦您体内的瘀血积滞到一定程度，本来您的血液就不通畅（比常人容易受寒），如果您再受寒，就会进入阳虚的状态。**阳虚和瘀血是互为因果的，由阳虚也可以导致瘀血，因为阳虚会使得您不能温暖身体，血液不能循行，最终您的体内也会出现瘀血。**

因此，在给这类女性调理身体时，要给她温经通脉——一边温暖身体，一边活血化瘀，这样调理才能调过来。如果您单纯地给她化瘀，效果甚微。

中医很重视这一块儿，因为体寒又有瘀血的女性很多，中医的很多方子都专门用于调理这种情况。

04 阳气不足（阳虚）是女性怕冷的 第四因素

❀ 阳虚就是命门之火不足了

由阳虚导致的怕冷就是这个人确实阳气不足，也就是命门之火、生命之火不足了。中医认为，阳虚是危害女性健康的一个大的致病因素。

❀ 阳虚的女性有什么表现

女性阳虚的表现主要就是觉得肢体很怕冷，看起来脸色苍白。如果阳虚到一定程度时，脸色看起来会发黑。同时，这类女性小便清长，且量很多，夜尿次数会增加，晚上会经常起夜。

除了肢体怕冷之外，阳虚的女性精神也不振奋，总是有萎靡不振的感觉。

为什么会如此呢？因为生命之火不足了，所以蔫蔫的，没有生发之气，白天也总会困倦不安，觉得躺着舒服，脑子里昏昏沉沉的，这种状态叫旦欲寐。

那么，这个旦欲寐是真的想睡觉吗？未必是。有的人也能睡着，但大部分人往那儿一躺，看着好像是睡着了，其实她就是觉得什么都不想，眼睛一眯才舒服呢，因为她的精力不足了。

此外，阳虚之人与生长发育相关的功能都会逐渐退化，比如孩子阳虚就发育得慢，老人阳虚会衰老得早。

阳虚之人还有什么表现呢？她们怕冷的症状特别明显，比如往冷板凳上一坐，马上就会闹肚子；有时候被冷风一吹，也会马上闹肚子；喝点儿凉东西，马上胃就疼了，也会哗哗闹肚子。

因此，阳虚之人更容易受寒。外边温度的变化，也更容易影响她。而这类人一旦受寒了，身体的每个脏器都会陷入有问题的状态。比如更容易有不孕不育、痛经、带下等妇科问题。

有很多人认为，女性妇科的炎症用清热解毒的方法调理就行。如果您这样想就错了，因为有相当比例的妇科炎症，要通过温阳通经等调理方法治疗。如果您用清热解毒的方法，想调理好她的病会遥遥无期。

由此可见，女性阳虚或阳气不足，对身体的影响特别大。

❀ 导致女性阳虚的原因是什么

为什么会阳虚呢？首先大家一定要知道，您的阳气不足，一定是您的脏腑虚损到了一定程度，才会受到外界寒冷的影响。

有的人认为吃寒凉的东西，就会阳虚。未必！有的人吃雪糕就没什么感觉，但有的人吃完一根雪糕，会立刻感觉肚子疼或胃疼。为什么呢？

（1）血亏或体内有瘀血、肝气郁结

导致女性阳虚的内在原因十分关键，内因就是您的脏腑出现问题了，比如您血亏，或体内有瘀血、肝气郁结等情况。尤其是在气血不足的情况下，会有水湿凝聚和病理因素在体内，这时候如果您再受外寒，就很容易导致身体迅速向阳虚的状态发展。

您一定要明白这个理念，并不是天天做艾灸就能把阳虚调整过来，有些人单独用温阳的方法是不行的，实际上要用补法。也就是说，您的"弹药库"里要有东西，要有火药，您没有火药，拿多少火柴，也不起作用。

我举一个例子，肾精是人体的根本物质，它可以化生肾阴、肾阳。如果您经常熬夜，思虑过度，或者有纵欲的行为，把肾精消耗过多，那么，在肾精不足的时候，您就容易阴阳俱虚。

比如，您在肾精不足的时候，在外边突然又受寒了——吃雪糕，喝冰啤酒，吹空调，穿的衣服露着肚子……结果会怎么样呢？这时候您

的阳虚可能就"坐下"了。

因此, 请记住, 脏腑的虚损是阳虚的重要基础。

如果您不明白这个道理, 您就会发现怎么调也调不过来。您不能仅仅想着温阳, 温阳指的是最后点火的状态, 但您要先把里面弹药库的火药储备足了, 这才是关键。

除此之外, 在您脏腑虚损的基础上, 还会产生痰湿。本来您就脾虚或体内有瘀血, 这个时候湿气重了, 就会根据外界不同情况, 引起身体不同的变化。湿为阴邪, 其性重浊。如果您脏腑虚损, 且湿气重, 您还生活在类似三亚的地方, 全年 30 多摄氏度, 您体内的水湿就容易变成湿热。很多人在三亚住一段时间, 就会得风湿热, 比如类风湿、关节红肿, 这都是体内有湿热引起的。如果您住在东北, 外界环境偏凉, 这种情况下, 您体内的水湿就容易往寒湿的方向发展。比如风湿, 得了风湿的人都怕冷, 喜欢热, 这个性质就是体内有寒湿。

外界环境的变化, 会引起体内湿气的不同变化。 这种情况下, 如果您的湿气重, 又受寒, 就容易向阳虚的状态转化, 每种体质的格局都是内在因素和外在因素互相作用的结果。

（2）情绪不好也会导致女性阳虚

不同的情绪, 会导致我们的身体进入不同的状态。比如一个喜静不爱动的人, 只要有抑郁情绪, 就容易进入阳虚状态。当然, 这二者互为因果, 阳虚也容易使人陷入抑郁的状态。因为情绪一旦振奋不起来, 人的气血运行也会有障碍。

如果一个人的情绪振奋，整天很开心，那么她就不容易阳虚。同样，一个阳气旺的人，每天也会精神抖擞，处在一种很开心的状态。

有些性格极端的人，也会进入不同的状态。比如，有些人的性格比较阴冷，邻居家的孩子考上了名牌大学，她会想，那个孩子上了大学，城市里的车那么多，万一去了被车撞死呢？

其实，生活中这样的人不在少数——碰到别人有什么喜事，她心里气得不得了，处处阴冷，能够坏别人就坏别人，就想说点儿刻薄的话；眼睛看人是斜着看的，别人有事想要帮忙，"我才不帮呢"……

您说这样的人阳气能旺吗？大家想一想，我说的情况可能极端一点儿，但确实有很多人有这样的状态，我们在生活中一定见过。这样的人，往往脸色苍白，脸是扭曲的，身材也很瘦小。

同样是别人家的孩子考上了好大学，有的人就会说："太好了，真的啊！这孩子真厉害，正好我在北京有亲戚，等孩子到了北京有什么事就找他，到时候我给您介绍一下。"您看这种人很热心对吧，为什么热心呢？因为她的阳气旺，您说这样的人能进入阳虚状态吗？很不容易。

（3）"嫌人穷，恨人好"的人最容易阳虚

性格跟人的状态也是互相影响的，不同的身体状态，会影响一个人形成不同的性格。

但有时候也是人生观的问题，人生观是由您受教育的环境决定的。如果您有一个好的人生观，积极向上、乐于助人，您就更容易形成好

的性格，您的身体也更容易进入阴阳平和的健康状态。

如果您的人生观很悲观，总想坏别人，看到别人倒霉了，您就心里暗喜；看到别人高兴，您气得要死，总想在他家门口挖一个坑，让他出来时绊一个跟头。总这么想的人，性格也不会好。而且这样的人也不容易健康。

（4）人生观决定健康

现在很多人都想学中医，我觉得学中医最重要的是要先学一个正确的人生观——慈悲、仁爱、善良。

当您把人生观确立好，再去学各种术没问题。如果您只重视术，搞错了人生方向，您学再多术也没用。

我坦诚地讲，同样的术被两个人生观截然不同的人使用，效果是不一样的。所以，我们一定要先学做人，搞清楚方向，再去运用学到的术。

人生观跟阳虚有什么关系呢？为什么有些人的身体非常不好调理？因为他的人生观改不了，性格改不了。**用药物调理症状很简单，但如果根源不解决，身体最终不容易调理过来。**

05 总结：外寒和内因往往互为因果，内因是导致女性受寒的主要原因——《妇人大全良方》

现在，很多人讲女性体寒，都过分地强调是吃寒凉的饮食或吹空调所致。这有点儿过分强调外因了，其实内因才是导致女性受寒的主要因素。

宋朝时有一本书叫《妇人大全良方》，这是一本特别著名的妇科书。它里面专门讲了女性受寒的问题——"夫妇人风虚劳冷者，是人体虚劳而受于冷也。"意思是女性的身体受寒，一定是身体虚损（正气不足）了，才会受到外界寒凉的侵袭。"夫人将摄顺理，则血气调和，风、寒、暑、湿不能为害。"意思是如果您将气血调得特别好，气血运行正常旺盛，风寒暑湿，就不能伤害到您。

也就是说，如果您的气血旺盛，脾胃健壮，气血运行得很好，即使受了寒，吹一会儿空调，很快您的身体就能恢复，所以"风寒暑湿不能为害"。

"若劳伤血气，便致虚损，则风冷乘虚而干之，或客于经络，则气血凝涩，不能温于肌肤也；或入于腹内，则冲气亏虚，不能消于饮食也。"如果您因为过度的消耗，导致气血不足，然后气血运行不畅，致使身体进入虚损的状态。那外邪一定会乘虚而入，或停留在经络，或进入脏腑。如果您的气血不足，经络受寒，则会气血凝滞，运行更加不畅。

因此，外寒和内因往往互为因果。您的气血不足时，寒邪就很容易进入经络，从而导致气血更加凝滞。"不能自温于肌肤也"——您的气血就不能温暖体表，所以您总感觉冷。

如果是腹内得于风冷，脏腑内的气血不足，被寒邪侵袭后，则脾胃气弱，"不能消于饮食也"——您的脾胃会更加虚弱，无法运化饮食，所以您吃点儿东西就容易膨闷胀饱，或吃完胃疼等。

《妇人大全良方》讲的是"随其所伤"，就是说外邪进入哪个脏腑，就会引起哪个脏腑的疾病，比如说"若大肠虚者，则变下利"——如果大肠虚弱，受寒以后则会容易腹泻，稍微感受到冷或喝点儿冷的东西就腹泻。"若风冷入于子脏，则令脏冷，致令无子。"——若风冷入于您的胞宫，轻则月经出现问题，如痛经，更甚者会引起生育问题，导致无法生育孩子。

我的一个师妹，说她表弟的一个亲属结婚很多年都生不了孩子。后来，小夫妻从内蒙古到北京来找我，按说这两口子的身体都很健壮，结果我一看他们的舌头，舌苔雪白，两个人都是这样，这就说明跟他们的共同生活习惯有关。

我跟他们聊天，聊着聊着就把原因聊出来了，原来这小两口爱吃冷东西，爱吃到什么程度呢？冬天的时候经常一起趴在被窝里吃雪糕。

现在身体脏腑坚固、气血旺盛的人并不多。内蒙古人虽然看起来身体壮，这是羊肉牛肉吃得，但是禁不住天天这么吃雪糕对身体带来的消耗，长此以往会导致身体的寒湿越来越重。

如果您的脏腑气血不足，"风冷入于子脏，则令脏冷，致令无子"，古人讲得很清楚。所以，在调理这两口子的身体时，我主要是给他们温阳化湿。几年后，我偶然问我的师妹，他们怎么样了，师妹说现在他们的小孩都好几岁了。

第三章

女性怕冷的外因
有哪些

女性怕冷的外因包括饮食不慎、不懂食物的温度跟食物的寒热属性、不顺应气候变化、夏天经常吹空调等。一旦您让自己不断受寒，进入阳虚的格局，您的身体会更加虚弱，从而出现各种病症。

01 饮食不慎（不懂食物的寒热温凉）的女性易受寒

食物本身具有寒、热、温、凉的药性，古人早已经把食物的药性品出来了，我的公众号"罗大伦频道"现在有一个养生食间的栏目，在不断给大家介绍食物和食材。

您只有搞清楚这些食材的药性，才能针对自己的体质，吃适合自己的食物，从而起到调理身体的作用。如果您不懂食物的属性，一旦吃了不适合自己的食物就糟糕了。

比如，我在酒店里，经常能看到冬天早晨在吃自助餐时，有的家长给自己孩子弄小西瓜吃。我觉得，这是在害孩子，包括很多人在冬天吃西瓜也一样。

为什么这么说呢？西瓜就相当于天生白虎汤，非常寒凉。而早晨的阳气像小火苗一样，刚刚要升起，结果您吃了寒凉的西瓜，这对身体是有危害的。

因此，您一定要搞清楚食物的寒、热、温、凉。尤其是口味有偏好之人，更要搞清楚食物的药性。因为有的人就喜欢吃某种东西，别的不吃，但有可能这个食物的药性是寒凉的，长时间食用就会对身体有伤害。比如一个阳虚之人，早晨起来，吃西瓜配牛奶，西瓜是寒凉的，牛奶也是凉的，所以阳虚的人这么吃就真的不合适。

从营养学的角度讲，有的人有乳糖不耐受（指在摄入大量乳糖后因无法正常代谢乳糖而出现腹泻、腹胀或腹绞痛等症状），喝完牛奶就会腹泻，这个跟中医讲的寒、热、温、凉有一部分是吻合的。确实有些阳虚之人喝了牛奶之后，就会腹泻得比较厉害。

在中医里，牛奶作为一味药是用来凉润的，因为热而导致的食道问题，可以用它来一点点滋润。如果您像蒙古人一样天天吃牛羊肉，或您是阳气很旺、体内很热的人，可以常喝牛奶。但是一般的人，如果在家里不怎么运动，也不晒太阳的，您常喝牛奶，可能就会受到它带来的负面影响。

如今，大多数中医都不建议大家常年喝牛奶。如果您早晨起来，吃西瓜配牛奶，白天再去吃海鲜，晚上再喝点儿冰饮料等，您说您的身体能好吗？

有很多带壳的海鲜都是凉性，甚至是寒性的。

因此，对于食物的属性，大家一定要掌握好。

02 不懂食物温度的女性易受寒

✿ 食物的温度跟食物寒、热、温、凉的药性不一样

除了食物寒、热、温、凉的药性外，食物的温度也很重要。生冷和冰的食物，大家要少吃。

食物的温度跟食物的寒、热、温、凉的药性不是一个坐标，仅仅指的是食物温度。

现在冰冻的食物太多了，古人没有那么多冰冻食物，但是，古代的女性仍然有很多人体寒，这是由吃生冷食物所致。

现代人则不同，我们都有冰箱，很多东西在冰箱冷藏。大家觉得夏天喝凉的过瘾，把水和饮料都放在冰箱冻了再喝，很多人就是这样伤了自己。

比如在夏天，天气很热，我们体表的温度也高，毛孔会张开排汗。而身体为了平衡，会尽量在体内保持一种静的、凉的状态，这样才能保持平衡。很多中医都说："夏天，人体是外热内凉，脏腑里是凉的。"这个就是我们的脏腑在努力保持一种平衡，也就是说，身体有控温中心，帮我们把体内的温度保持在一定的温度。这个时候，您把冰冻饮

料喝进去，让脏腑更冷，身体就会特别容易受伤。

很多人都说："您看，别的国家的人都喝凉水，只有中国人才喝热水。"我说："您别跟他们学，他们老祖宗没有这个智慧。"比如您看美国，新冠肺炎来了，美国中招的人数一下爆棚，而且死亡率非常高。为什么呢？美国很多专家都说，美国肥胖的人多，体质并没有我们想象的那么好，而且患代谢类疾病，如糖尿病、高血压的人特别多，所以新冠肺炎一侵袭，才会有这么多人中招。

大家一定要记住，要少吃凉的东西，尤其在夏天。

❀ 脾胃气虚、体内湿气重的人，
吃了生冷的食物特别容易受寒

脾胃气虚、体内湿气重的人，吃了生冷的食物会特别容易受寒。而有肝火的人，吃点儿凉东西，则未必会受寒这么严重。

如果您平时胡吃海塞或为了减肥吃的东西特别少，您的脾胃就会受伤，这是内因；脾胃一虚，体内的湿气就会特别重。**所以，这样的女性一伸舌头，颜色是淡淡的，形状胖大，且舌边有齿痕，舌苔遍布，唾液很多。**

这种人的舌象，一看就是脾胃气虚、湿气重。如果她再吃凉的东西，身体会特别容易受寒，尤其是脾胃受寒。**所以，每个人的受寒都跟自己的体质相关，是内因外因结合而来。**

平时，您可以看看自己的舌头。如果您的舌头是胖大的，且舌边有齿痕，舌苔铺满舌体，上面有很多唾液，这就说明您体内的湿气很重。

此时，您千万不要再吃喝冷的东西，您要吃暖的、药性是温热的食物。只有从这两个维度去考虑怎么吃，您才能慢慢把体质调整过来。

03 不顺应气候变化的女性易受寒

现代还有一种是不顺应环境的温度变化导致的受寒。比如，天气还没有那么热，但是一到春天，很多女性看春天来了，为了漂亮就把薄衣服穿上，把裙子穿上了，这是非常容易受寒的。

尤其北方的女性，千万不要大意，虽然这个阶段的白天很热，但是早晚还是很凉。

很多年轻的女性根本不懂顺应气候的道理，就是怎么漂亮怎么来——穿低脚踝的袜子，或光着脚穿鞋，裤子是吊腿裤等，这都非常容易受寒。

04 夏天经常吹空调的女性会受寒

现如今，开空调也是一个大问题。比如夏天天气很热，基本上大家在办公室和家里一定会开空调，开车时车里也一定会开。但是您发现没有，车里的空调吹风的位置一共分三个，分别是上边吹头，中间吹胸和腹，下边吹腿。夏天天很热，您在外面一身汗，进到车里以后您把空调打开了，三股风，分别奔您的头部、胸腹部和脚部去了，您说您能受得了吗？

因此，大家要记住，开空调不要开得太凉。我开车的时候基本不开空调，都是自然风。即使天气特别热，开了空调，我也会把对着我直接吹的出风口关闭，让旁边的风口慢慢吹。基本上整个车里凉了，我才能感觉到温度下来了。

家里和办公室的空调，大家更要注意，千万不要直接对着吹。

我曾经到新加坡去讲课，基本上去一次感冒一次，为什么？第一，我自己的正气不是很足；第二，确实空调太凉，我不适应。

那个空调凉到什么程度？外边可能快 40 摄氏度了，在外面站着浑身出汗，室内只有 17 摄氏度，一进室内瞬间浑身冰凉。

我一到新加坡，家长们都带着孩子来找我看病，大部分的孩子都是皮肤问题，**比如湿疹，这都是因为毛孔开张，汗往外走的时候，体表一下被冰住了，水液出不来了，滞留在皮肤表面所致。**

我建议大家可以间接使用空调，比如您在晚上睡觉前先把房间的空调开着，等睡觉的时候关掉。或者您在卧室睡觉，开客厅里的空调，卧室的门开着，让风一点点渗透过来。这样虽然有点儿浪费电，但比您直接对着冷风吹会好很多。

吹空调的时候，温度也别调太低，您调到 25 摄氏度、26 摄氏度就可以，这样有点儿凉爽，又不至于到阴冷的地步。

❀ 经络运行不畅的女性吹空调更容易受寒

喜欢吹空调的人容易受寒。其中，经络运行不畅的女性吹空调更容易受寒，比如血亏的女性、体内有瘀血的女性、爱生气的女性等。**只要您的经络运行不畅，气血就不能温煦您的体表，您的体表就更容易受到寒邪之伤。**

一旦您的体表被寒邪伤到，寒邪会进一步让您的经络运行不畅，从而导致您的身体生病。

有的女性觉得，那就让我的体表凉一点儿呗，有那么严重的后果吗？是这样的，如果您体内的寒邪祛不掉，则会影响您的气血运行，气血运行不畅，寒邪会更进一步往里走，最后会进入什么状态呢？中医管这种病叫"冷劳"，这个词最早出现于宋代的医书中，宋朝时就有了这种病。

这个"劳"是什么？叫劳伤。劳伤是什么？就是消耗过度导致的身体虚损状态。比如说"房劳"，就是房事过度导致的虚损。所以"劳"是身体长期虚损后导致的病。

那么"冷劳"是什么意思呢？《妇人大全良方》里说，"夫妇人冷劳者由血气不足"，您看古人讲的，首先是您的血气不足，脏腑不旺盛，表里俱虚。所以受寒以后，寒邪进入脏腑了，您的脏腑就受寒了。一旦您长时间受寒，就会"致令饮食不消"——您的饮食也不能运化了；"腹内积聚"——您的肚子里会因为气血不通畅，气血慢慢凝滞成块；"脐下冷痛"——您的肚脐以下会开始冷痛，然后开始月经不调，骨节酸痛，手足无力；"肌肤羸瘦"——整个人会变得皮包骨，"故曰冷劳也"——这种虚损的状态就叫冷劳。

其实，现在很多女性都或多或少有一点儿"冷劳"的状态。什么意思呢？一旦您受到寒邪，就会导致脏腑正气不足，气血运行不畅。而在这种情况下，您又有了坏习惯，比如穿得少或喜欢喝冷东西、吃冷东西，或夏天一直吹空调……结果会导致怎么样呢？

在内部气血亏损的状态下，又受到外部长期的寒邪侵袭，最终会让您的身体进入阳虚的状态，导致胞宫、脾胃等五脏六腑全受到影响，而且这种影响一时又恢复不了（正气足的人，可能受一次寒，会自己恢复）。

当您进入这种格局——一种有结节的状态里，这就是阳虚受寒的状态。这种状态会让您的身体更加虚弱，从而出现各种病症。

现代很多女性都有这种问题，我们一定要警惕。总之，受寒了、身体不舒服之后，一定要自己学会分析内因外因，从而对症调理。

第四章

怕冷的原因绝不只有一种，如何调理才有效

任何一种疾病的构成，都是内因和外因共同作用的结果。只要您理解了这几个因素——气虚、血亏、阴虚、阳虚、痰湿、瘀血、气郁是互为因果的，找准思路来调理就会行之有效。比如您血亏又受寒了，就可以用胶艾汤的思路，一边养血一边温阳。

前面，我讲了女性受寒怕冷的成因，讲的观点是什么呢？

女性受寒怕冷一定有内因和外因，任何一种疾病的构成，都是内因和外因共同作用的结果。从这个角度来看，您就能更深刻地了解自己身体的变化，从而找到致病根源。

那么，我们了解了内因和外因以后要怎么调理呢？

其实很多病症都是兼杂的，如果您说这个人就只是血亏，没有其他问题，我觉得这是按照教科书生病，太教条了。多数女性都是一方面血亏，一方面还天天爱生气，再加上平时吃得肥甘厚味，在外面穿得少导致受寒，又吹空调，又吃冷饮，或又吃了寒凉的药，随着年龄不断增加，阳气越来越弱……

基本上这些因素都是混在一起的。下面，我尽量把这几种主要的类型给大家分析一下，您看明白以后，应该就可以自己分析了。

01 血亏又受寒怕冷，要怎么调理

❀ 为什么一半以上的女性容易血亏

由血亏导致受寒怕冷的女性非常多。过去有句老话：女人是靠血养的，男人是靠气养的。确实，女性特别容易血亏，因为女性的生理结构和男性不同，有经、带、胎、产，在这些过程中，她就容易血亏。

女性一旦血亏，身体就会陷入各种各样的问题，首先她的生理功能会出现很多问题。**我认为一半以上女性的疾病，都和血亏有关。所以，女性很多疾病，只要把血一补足，自然就好了。**

比如女性便秘，有一部分女性的便秘是由肝火所致，但多数女性便秘都跟血亏有关。体内的血不足，肠道里的津液也不足，就容易便秘——过去古人形容，河道里没有水，船就走不了。很多女性养血之后会发现，自己的便秘好了。

还有的女性月经前会头疼，这个病很难治，我见过好多这样的女性。我一开始不清楚为什么她会月经前头疼或月经时头疼，后来我发现这也是血亏的缘故。女性在月经时血液流失更多，头在身体最高的位置。此时血不足了，供不上去了，就会头疼。所以，这类女性只要一养血，月经前的头疼就好了。

女性只要把血养足，很多问题就会好得很快。像风湿、关节疼痛，如果单纯给您驱风、散湿则效果不佳——正常有风有湿，用驱风的方法，把这个湿气化掉，应该就好了。但很多人还疼，最后一养血好了，为什么呢？因为您的血不足，经络里是空的，所以外面的风和湿就容易进来。您用驱风、散湿的方法，把它散掉以后，过两天外邪还会再回来。因为您的经络是空的，血还是不足的。

因此，如果您在驱风、化湿的同时，再配合养血，效果就立刻出来了。甚至有的人就只是养血，养着养着，关节疼痛就好了，为什么呢？**经络里的血液充足了以后，外邪就进不来了。**

由此可见，**女性养血确实特别重要。女性若是血亏，则会百病丛生。**

❀ 血亏的女性一旦受寒会深入骨髓

我在前面提到过，女性恰恰特别容易血亏。而血亏的女性一旦受寒，这个寒会深入骨髓的，刺骨的寒，为什么这么讲呢？

气血是互生的，血亏以后，气也会不足，体内的正气就会特别不足。同样进入一个寒冷的环境，别人可能没问题，而您因为气血亏，尤其是血亏得很严重，血液就无法温养四肢百骸。一旦外界降温，您的经络运行会更加受阻，也更容易被寒邪侵袭。

如果您再有一些不良生活习惯，比如喝冷饮、吃药性寒凉的食物或吃一些凉性的药、冬天穿得少、夏天吹空调。寒邪来了以后，就特别容易深入您的体内，使您进入阳虚的状态，而且阳虚的症状会把血亏的原因给掩盖住，调理时会分不清这是阳虚还是血亏，其实这是阳虚加血亏。血亏是基础，阳虚是后来受寒导致的格局。此时，如果单一调理阳虚或血亏，则效果不佳。

我见过一个电视台的女主持人（之前我常给电视台做嘉宾），她主持的节目是养生节目，但她自己一点儿也不养生，为什么呢？天天劳累，有时候不光这一个节目，很多节目一拍就要连夜拍，特别疲惫。拍到深夜，观众都受不了，都崩溃了，主持人还得精神抖擞、热情洋溢地主持节目。

在这种工作状态下，容不容易受寒呢？特别容易受寒！为什么呢？因为演播厅会长期开着空调，女主持人为了漂亮，往往衣服穿得特别少，就算冬天也要这么穿，出去上卫生间得披着羽绒服，很多女主持人都是这么受寒的。而在电视台工作的男性，负责灯光、摄像的小伙子们受到的影响就少，因为男性跟女性是有所不同的。

这些小伙子找我看舌头，基本都没什么事。女主持人一伸舌头，几乎都是受寒非常严重的舌象。有的女主持人的阳虚已经很重了，甚至还带点儿瘀血。这就是受寒太严重了，血液不能循环，产生瘀血了。所以我说："您这哪行啊，必须调整了，主持养生节目，自己的身体千万不能先垮了……"

像这样的女性特别多，究其原因：第一，自己消耗得多，每天劳累，导致血亏；第二，为了顾及形象，穿得很少，导致受寒。

因此，**您一定要知道，体质是可以复合的，是互为因果的，多数女性都是因为先血亏、再受寒，才逐渐进入阳虚格局。**

很多人进入这个格局以后，在调理身体时会有一个误区——因为自己怕冷，就使劲儿温阳，但温阳后，收效甚微。

这就好比有一棵小树苗，它从地下吸收水分、接受日照才能生长得枝繁叶茂。如果土壤没有水分、大旱，再被太阳使劲儿晒，您觉得这棵树苗还能健康生长吗？

再比如，您烧一壶水，壶里有水，放在火上烧，水就热起来了。如果壶里没有水，您还烧这个壶，烧着烧着它就会通红，甚至崩裂。

我们的身体也是这样，人体经络里走的都是体液，包括精、血、津液等。我们的身体里有 70% 都是水，所以这些精、血、津液等是同根同源，可以互相转化。比如，您的血不足时，您体内的津液就会开始调动液体，让血足起来，所以体内液体生存的环境非常关键。

如果您血亏，体内的液体不足，就好比您的经络里空了一半。在这种情况下，外面的温度下降，您的身体就进入了一个寒冷的格局，此时您想让身体暖起来——给身体不断加火，您觉得您的身体能恢复正常吗？所以很多朋友说："我是阳虚，我天天做艾灸，怎么还是手脚冰凉呢？为什么我做完艾灸，还是怕冷呢？"

还有的人说："我去找某医生看病，医生说我阳虚，他给我用温阳的四逆汤，用的量也很大。但是喝了一段时间，也不见效，我还是怕冷，这是为啥呢？"

其实，这个道理很简单，我在前面提到了。一旦您的体内血亏，再加上阳虚，单独给您温阳，就像我们烧一个没有水的水壶一样，这么干烧是未必能恢复的——您的火一撤，问题就又回来了。很多女性朋友跟我反映，自己在做艾灸的时候真的很舒服，但过了一个礼拜就又开始怕冷了；或自己喝了什么汤药，喝着的时候感觉还行，一停药，又开始怕冷了。这就是因为您调理的思路太单一了。

❀血亏又受寒怕冷的女性，要补血、温阳

那么，这个时候应该怎么调理呢？其实，古代的先贤们早就给出了办法。比如张仲景在《金匮要略》里有一个方子叫胶艾汤，这个胶艾汤是专门用来调半产漏下的。半产就是很多人怀孕没多久见血了，有点儿留不住胎儿了；漏下指月经总是缠绵不断、淋漓不尽。这个方子是调下血的，以血证为主。

张仲景的方子重在立法，我们看方法时，要考虑他的思路。四物汤就是从胶艾汤里出来的，四物汤是养血的祖方。现在我们调血时用到的养血方往往都要用四物汤打底，这是中医里最著名的一个方子。我觉得应该生产些四物汤保健品来供大家用，如果女性能经常喝一喝，对身体会非常有益。

四物汤的组成包括熟地黄、当归、川芎、白芍，熟地可补肝肾之精；当归可养血、活血；川芎活血通络行气；白芍用于敛肝养阴，肝

藏血，所以一般都用白芍来调肝。

　　这个方子对女性养血的效果非常好，它出自胶艾汤。但胶艾汤里的药材用的是干地黄，这个干地黄可以解释成生地或熟地黄。现在我们很多对药材的认识，都源于张仲景时代。张仲景是河南人，而河南产怀地黄，所以张仲景对地黄很熟悉，当时写的是干地黄。等到了宋代时，《太平惠民和剂局方》里收录了胶艾汤，这里记载的就已经是熟地黄了，地黄炮制了变成熟地，后世的医书里，基本上写的全是熟地黄。

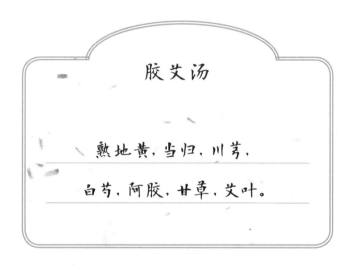

胶艾汤

熟地黄，当归，川芎，
白芍，阿胶，甘草，艾叶。

　　胶艾汤的方子组成就是四物汤打底，方中的阿胶有养阴止血的功效，可治疗女性下血。女性什么时候下血呢？血亏且有寒的时候。**女性一旦血亏且有寒就会有流产的危险。因为女子的胞宫靠血养，胎儿**

没有血可养，其生存就会出现问题，就会被流下来。

崩漏的漏，指月经淋漓不断。这种情况也是受寒、阳气不足所致，方中的阿胶可以一边养阴养血（阿胶的养血效果很好），一边止血；艾叶，就是做艾灸的艾草，这个艾草不是鲜的，一定要炒过的，我们现在用的都是炒过的艾叶。这个是有学问的，入汤药的基本要炒了才好。除了以上几味药材，再配点儿甘草，这个方子就齐了。

此方用四物汤养血，再配合阿胶养血，加温阳的艾草。调理思路是养血加温阳，此方用于养血的药材量很多，适当配上温阳的药就可以了。因此，了解了张仲景的立法——养血配温阳，我们就清晰了，给女性温经要这么温。

后世的方子有很多，但大概思路都是从张仲景的胶艾汤而来。比如，有些方子在里面配点儿疏肝的药材，再配点儿活血通络、化瘀血的药材等，基本上这个思路就越来越清晰了。

那么，这个思路给我们什么启发呢？

您一定要了解自己的身体。要知道，您的身体往往是受到了各种影响，才导致了阳虚状态。比如有的女性，一看她的舌头颜色特别淡、月经颜色也很淡，平时蹲地上找东西，一站起来就会眼前一黑，这就明显是血亏。而且这种女性的四肢总是冰冷的，越到冬天越冷，同时还会有记忆力不好或失眠的现象。

在这种情况下，如果您又受寒了，用单独温阳的思路调理就是不对的，怎么办呢？您要一边养血，一边温阳，调理起来才事半功倍。

✿ 吃玉灵膏补血，用四物汤泡脚温阳

我觉得血亏且受寒导致怕冷的女性可以在平时服用玉灵膏。在古代医家的医案书里，我最早看到的是清朝王孟英的医案，所以在央视《百家讲坛》普及中医健康知识的时候，我第一个讲了王孟英，特别介绍了他的一个方子——以龙眼肉制成的玉灵膏。

玉灵膏是做什么用的呢？补血！王孟英在《随息居饮食谱》中说：

玉灵膏一名代参膏。自剥好龙眼，盛竹筒或瓷碗内，每肉一两，入白洋糖一钱，素体多火者，再入西洋参片，如糖之数。碗口幂以丝绵一层，日日于饭锅上蒸之，蒸到百次。凡衰羸、老弱、别无痰火、便滑之病者，每以开水瀹服一匙，大补气血，力胜参芪。产妇临盆服之，尤妙。

这个方子补血力道非常大，寻常的补血之剂不起作用时，用这个方子会很快见效。用这个食疗的方法调理见效的例子非常多。

北京有位女士，她说自己做什么事情都是无精打采，每天感觉非常疲劳，以至于工作都难以胜任了。另外，她还面色苍白，怕风，怕冷，头晕，晚上无法正常入睡。去医院又检查不出任何疾病，这让她很苦恼。

当时她找到我，问我她这是什么病，把我给问住了。这是什么病呢？这是一系列症状。如果您把它们当作"病"，一个个研究，我相信此生也找不到答案，比如怕风、怕冷，您去医院挂哪一科？

玉灵膏

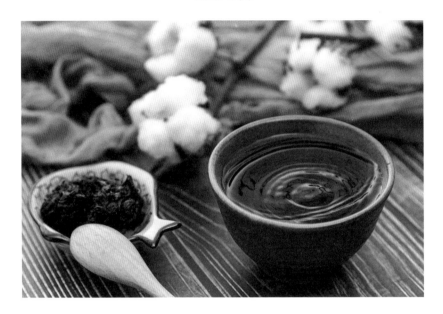

配方：① 龙眼肉 300 克、② 西洋参 30 克（吃多少做多少）。

①

②

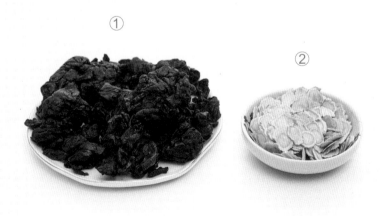

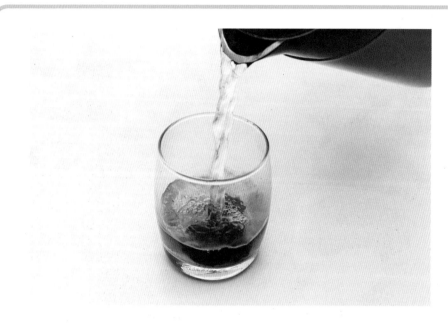

用法：将二者搅拌均匀，放到碗里，上锅隔水蒸，蒸 4 小时
以上。每天 1 勺，开水冲泡服用。

叮嘱：1. 怀孕期间不要服用玉灵膏。

2. 产后恢复时服用效果甚佳。

　　而中医考虑的是，您的体质如何，是血亏的体质，就要先养血，
然后，因为血亏而出现的这些症状就会消失。此时人们会说："瞧，这
些'病'好了。"

　　我当时的回答是："我也不知道您这是什么病啊，我们先用食疗的
方法调理一下体质好吗？"

于是，我让这位女士吃玉灵膏。当时她不相信："这么简单的东西有效吗？"我说："试试吧！"

结果，过了一周多的时间，她所有的症状都消失了。后来我大力推广这个方子，很多人因此受益。

我觉得，现代人养血的手段太少，特别是女性。因为其特殊的生理结构，一生中失血的次数很多，如果不懂得调养，就会导致血亏。

这样的女性，身体总是不舒服，去医院检查，往往又查不出什么问题，很痛苦。尤其是生过孩子的女性，往往血亏严重，却找不到有效的方法调养，以至于体质越来越差。如果用玉灵膏来滋补，效果可如王孟英所言："产妇临盆服之，尤妙。"

此外，如果您血亏得厉害，同时体内还有湿气，可以服用玉灵膏加味来长期调理。

这个方子的主要功效也是养血安神，现代女性体内有湿气的人很多，服用此方效果更佳。

现在很多人都觉得茯神或茯苓用于祛湿，却忽略了它们安神的功效。实际上，我们体内的湿气被祛除后，心经没有湿气困扰，会更加清明，也更容易睡好。

晚上睡觉的时候，人体的血归于肝。如果您肝经血亏，就会虚烦、睡不着觉，而炒酸枣仁对于养肝血的效果非常好。

桑葚则用于滋补肝肾，如果能长期吃，效果会很好。根据网友反馈，服用玉灵膏加味之后，睡眠得到改善的人，占了整体反馈的80%以上。

玉灵膏加味方

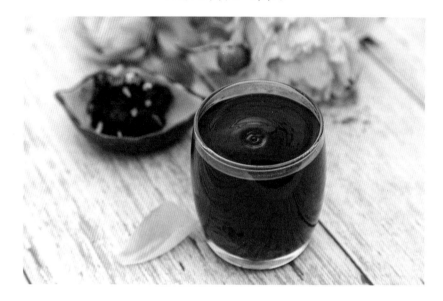

配方：① 西洋参片 30 克、② 龙眼肉 300 克、③ 炒酸枣仁 60 克、
④ 桑葚 30 克、⑤ 茯神 60 克。

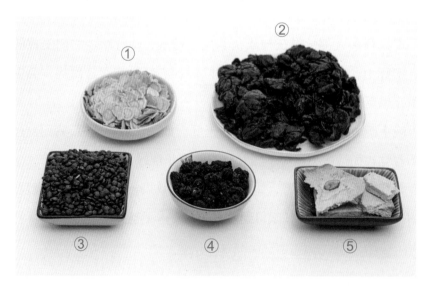

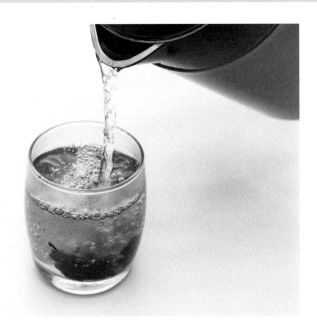

用法：将5种药材搅拌均匀，放到碗里，上锅隔水蒸，蒸4小时以上。每天1勺，开水冲泡服用。

叮嘱：茯神比茯苓安神的效果更佳，如果您买不到茯神，可用茯苓代替。

很多人说之前翻来覆去无法入睡，服用玉灵膏加味以后，就能睡得很香。

那么，为何服用玉灵膏加味可以改善睡眠呢？主要原因是龙眼肉可以养血安神。如果我们血亏，血液不足，则会导致血不养心，出现睡眠障碍。龙眼肉养心血、安心神，自然可以使人安睡。

同时您可以再用四物汤泡脚——一边养血，一边温阳。

需要注意，泡脚的时间别跟睡眠离得太近，尽量不要泡完脚就睡觉，最好在睡前一小时以上泡脚。您可以将这些药材包成一包一包的，或在药店直接请人帮您熬好，然后您每天泡上半小时。这个温阳的效果，绝对比您不养血，直接温阳的效果要好。

一边养血，一边温阳，是张仲景留给我们的思路。

对于血亏且受寒的女性来说，这是一个非常好的调理方法。只要您按照上述两种方法一起调理，您的身体就会慢慢调整过来。

02 体内有瘀血又受寒怕冷，要怎么调理

❀ 什么是瘀血

在体内有瘀血的情况下，女性特别容易受寒。

什么是瘀血呢？瘀血就是血液循环有障碍、运行不畅。女性的身体特别容易出现瘀血，而且一旦有了瘀血，对女性身体的健康影响也特别大。

❀ 女性特殊的生理功能，容易产生瘀血

女性在月经时，如果受寒，则很容易产生瘀血。女性生孩子时，也容易产生瘀血。顺产本来就会产生瘀血，虽然现在有剖腹产，但如果剖腹产的创面愈合不好，也容易产生瘀血。

❀ 爱生气的女性，容易产生瘀血

这个原因，很多人往往想不到，由生气导致的瘀血叫气滞血瘀。

肝主疏泄，在您心情平和时，它能够通畅气血。可如果您生气了，让肝气郁结了、气血不能流通了，体内就容易形成瘀血。

现代女性生气郁闷的机会特别多，所以体内有瘀血的人也非常多。

比如，甲状腺结节、乳腺结节等，这些结节都可能跟生气有关。现在很多人一体检，就会发现自己有结节。其实，这些结节都是瘀堵点，跟您的情绪郁闷或生气有关。所以，调畅情绪非常关键。

❀ 气虚的女性，容易产生瘀血

气是推动血液行走的动力。气足，则血液运行通畅；气不足，就好比您这个泵没力气了，运行就会出现障碍，血液容易停滞在血脉里，从而导致瘀血。现在很多老年人的体内都有瘀血，其原因都是正气不足所致。

因此，您一定要记住，在化瘀血——活血通络的时候，往往也要调气，甚至还要注意补气。

❀ 血亏的女性，容易产生瘀血

血亏的女性也会导致体内有瘀血。这就好比一条河流，水多的时候，河流的流通是正常的。一旦水的摄入减少，河就干旱了。这时河里的水会变成一段一段的——这一段像湖泊似的，那一段是干涸的，这和我们体内的气血是一样的。气血充足的时候，经络里运行的血是正常的。一旦您血亏了，有些地方的气血就会停滞在那里，接不上了。

一旦您体内有瘀血，就会出现有的地方血多、有的地方血少的情况。就像管道里的水是通的，现在您在管道中间拿块石头给它堵上了。您会发现管道来水的那边，水是满满的，但石头堵住的另外一侧没有水了。

因此，一旦您体内有瘀血，您会发现身体的整个循环出现障碍，从而导致身体有的地方血液多，有的地方瘀堵，甚至有的地方处于缺血的状态，您的身体也会呈现出血亏的格局。所以，女性的血亏和瘀血，通常是一起出现的。

❀ 受外寒的女性，容易产生瘀血

血是液体，其特点就是外界的温度高，血液流通就顺畅；外界的温度低，血液就会逐渐凝滞。就像油一样，冷了以后会变黏稠，很难流通。人的血液也一样，当您受寒以后，体内就特别容易产生瘀血。

由受寒导致体内有瘀血的女性有很多，原因之一就是天冷的时候穿得少，结果来月经时肚子疼。还有些女性在做学生的时候不懂得这个道理，整天用冷水洗头，或运动完直接喝冷水，结果现在每次来月经时肚子疼得不得了。

受寒和瘀血往往是一起出现的，我们的身体非常微妙，这些问题会互为因果、互相影响。所以您一定要把这些因果理清楚，从而好好保护自己的身体。

只要您理解了这几个因素——气虚、血亏、阴虚、阳虚、痰湿、瘀血、气郁是互为因果的，找准思路来调理就会行之有效。比如您血亏又受寒了，就可以用胶艾汤的思路，一边养血一边温阳。

如果怕冷的原因是血亏、受外寒等诸多综合因素所致，您想用一种思路来解决，可能对于一些男性来说是可以的。但是说实话，对于多数女性来讲，这种单一的手段是不够的。温阳的思路是对的，但是如果您同时再养血、化瘀，这样岂不是更好吗？

因此，在调理女性身体时，思路一定要周到。**人的身体很复杂，很少有一个女性既不血亏，也不瘀血，就是单纯阳虚。因为阳虚的女性，一定会影响到她的经、带、胎、产等，从而导致出现很多健康问题。**

✿ 体内有瘀血又受寒怕冷的女性，
　用"温经汤"调理

我给大家推荐一个张仲景的经典方——温经汤，此方也是《金匮要略》里的方子，它主要治疗女性冲任虚寒，尤其是胞宫受寒，导致的瘀血阻滞之证。

其实，这种冲任虚寒，就是女性受寒了，体质阳虚，同时体内还有瘀血的状态。这个方子专门治瘀血聚集在女性胞宫的情况，方子的原文说："曾经半产，瘀血在少腹不去。何以知之？其证唇口干燥，故知之。"意思是说这位女性曾经半产（小产），瘀血积滞在少腹，怎么知道的呢？因为她的嘴唇和嘴里都是干燥的，这就是体内有瘀血的缘故。此外，她还有什么症状呢？"暮即发热，少腹里急，腹满，手掌烦热。"一到下午或傍晚的时候，她的身体就开始发热，肚子里胀，手掌烦热。

除了上述了几种症状，这类女性还会有什么表现呢？"亦主妇人少腹寒，久不受胎，兼取崩中去血，或月水来过多，及至期不来。"——漏下不止，月经淋漓不断，月经的血色暗、有块，或有月经超前或延后，或者逾期不止、一月再行的情况。这些症状都说明这个女性可能体内有瘀血。

现在，很多医家都用温经汤来治疗各种功能性子宫出血、慢性盆腔炎、痛经、不孕症等。冲任虚寒且有瘀血阻滞的女性，都可以考虑用此方的思路来调理。

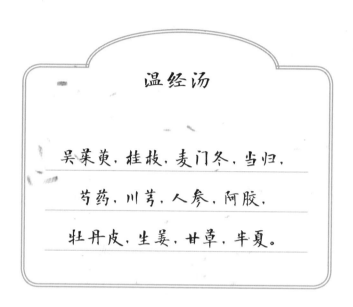

温经汤

吴茱萸、桂枝、麦门冬、当归、

芍药、川芎、人参、阿胶、

牡丹皮、生姜、甘草、半夏。

这个方子的主要用药是吴茱萸和桂枝。

吴茱萸具有温阳散寒的功效。在很早的时候，没有辣椒，古人调味基本用的都是花椒（蜀椒、川椒）和吴茱萸，因为它的味道很浓。

方中的桂枝具有温阳通络的作用。

方中的麦门冬能润燥，可以克制吴茱萸的热。如果吴茱萸的量用多了，有的人会觉得口唇干燥，甚至嘴边起泡等。麦冬有滋阴生津的作用，所以用它的药性来反佐一下，克制吴茱萸的燥热。

方中的当归，用于养血通络。这类体内有瘀血且受寒的女性，几乎都会血亏，所以要用当归来养血通络。

芍药可以养阴养血、敛肝柔肝。

同样，川芎也具有养血通络的作用，可行血中之气。

当归、芍药配川芎，再加上熟地黄，就是我在前面讲的四物汤了。那这个方子里为什么没用熟地黄呢？考虑到熟地黄稍微有一点儿滞腻，对通络有些许不利，所以就没有加熟地黄。但我觉得您可以根据自身的情况调整，如果您真的血亏，可以加熟地黄。

方中的人参起到补气的作用。我在前面讲了，瘀血的人很可能气虚，正气不足。如果正气不足的话，无力推动血液流动，血就容易停滞。因此，在给您补血、养血的同时，再配人参补气，气血双补——气能生血，血能载气，这样通络的效果会更好。

在胶艾汤里，我提到过阿胶有养血止血的功效。当年张仲景用这个方子治的是女性月经淋漓不尽等症，所以方中用阿胶来止血。如果您没有这个情况，可以不用阿胶，只配养血的药材即可。

方中为什么配牡丹皮呢？是这样的，血亏的女性，体内容易有燥热、虚热，用牡丹皮可以清虚热、泻肝火。我在前面说过，瘀血产生的原因还包括情绪不好。所以，有肝火的人、郁结的人，方中的牡丹皮可以起到很好的作用。

我觉得张仲景对人的身体琢磨得太透了，他用一个方子就解决了引起女性瘀血的几种成因。他知道导致女性产生瘀血的几种成因不会单独出现，所以最后又再加了一味生姜，基本上女性阳虚受寒的情况就解除了。

甘草用来调和诸药，半夏用来行气化痰。

很多人不明白为什么方子里要加半夏。其实，半夏是往下降气的。我讲过黄元御的方子，他的方子就是用茯苓让左边的气往上升，用半夏让右边气往下降，中间再加一味甘草，这都是用来调气机的。这个方子里加半夏也是为了调畅气机，因为这个方子治的是少腹的病——病在小腹，要用半夏的药性让它往下走。所以，这个方子里张仲景使用半夏的用意很深。

北京中医药大学有一位王绵之老先生，讲方剂讲得非常好。我当年看他的方剂学看入迷了。老先生说："我年轻的时候，也不懂为什么要加半夏，我觉得半夏没用啊。在治疗一位阳虚且体内有瘀血的女性时，我就给她用了这个方子，没加半夏。结果她体内的瘀血活开之后，从上边出来了。出现什么问题了呢？鼻衄（鼻子出血），就是倒经，说明她的月经从上面出来了。结果我把半夏加上后，她的月经就正常了。"

因此，此方中的半夏，真的不可或缺。

事实上，张仲景方子里的药材配伍，每一味药都有它的调理思路，我们真的别轻易动。您看一个温经汤，基本就把女性方方面面的症状都考虑到了，所以这是一个非常经典的方子。

当然，后世叫温经汤的方子有很多，比如《太平惠民和剂局方》《妇人大全良方》等医书里，都有自己的温经汤。但这些方子都是以张仲景的方子为基础来加减的，所以张仲景的方子是一个祖方。

　　这个祖方给我们的思路是什么呢？一旦您出现了血亏，同时受寒，又有瘀血的情况，您就可以用这个方子的思路来化解，再根据具体情况进行加减。比如您比较爱生气，那么可以在里面加点儿玫瑰花、香附等能够行气的药材。

　　女性受寒的机理十分复杂，但我觉得您明白了思路以后，对自己的身体了解就更透彻了。第一，您可以更好地防范；第二，您也可以更好地调理。

　　我希望女性可以更了解自己的身体，更懂得如何调理自己的身体——补血养血→补充阳气→化掉瘀血→驱除寒邪，这样一来，您的身体才会更加健康。

03 爱生气导致肝气不舒又受寒怕冷，要怎么调理

❀ 因为肝气不舒导致受寒怕冷的女性很多

如果您经常情绪不好，郁闷、生气，这就是肝气不舒了。一旦您肝气不舒，体内的气机就会阻滞，导致经络不通畅。如果再加上亏血、瘀血，您体内循环的障碍就会越来越多，积滞也会越聚越多。此时一旦外面温度下降或您喝点儿冷饮、吹一会儿空调等，就更容易受寒了。这几个因素加在一起，导致的受寒类型可能就会比较复杂。

实话实说，现代女性受寒的症型都是这种兼杂的类型，很少有谁是单一的症状。比如您就是血亏，或者您就是单纯的阳虚，这种情况很少。大部分女性都是诸多因素混合在一起，很少有女性是血足的——每天精神抖擞、精力旺盛。

因为大家基本上都在写字楼里工作，每天不运动，在工位上一坐就是一天，也不晒太阳，夏天就在屋里吹着空调……您说在这种状态下，您的血能足吗？还有一些女性，下班回到家要做饭、带孩子，晚上还要加班写材料等，所以现在血足的女性不多。

❀ 老是羡慕别人的女性，容易肝气不舒

很多人说过去在田地里干活的女性身体好，现在也未必了。为什么呢？因为整天操心的事太多了。

现在生活在农村的女性，气血亏得也挺厉害。没有一点儿血亏或完全不生气的人，真的少之又少。

女性本来就敏感，同样的情绪刺激，男性可能扛得住，女性则容易受到不良情绪的影响。而且现代社会的压力很大，您说谁还能没点儿情绪问题？过去的村子里就只有村子里的那点儿事，现在一上网、看朋友圈，哪个同学已经发财了，哪个同学又买大房子了……您什么事都知道，大家在"朋友圈"里晒的都是自己好的一面，您越看别人越觉得自己怎么这么平庸，为什么人家都过得那么好？

其实，我都有这个感觉，我在"朋友圈"上一看，有的人在巴黎，有的人在美国，有的人又去大溪地旅游了……我看完都晕，他们出国就跟上街一样容易。我一共也没出过几次国，就去过泰国、韩国、新加坡。有时候我就很奇怪怎么他们出国都如履平地一般呢？所以，您看羡慕别人是没有尽头的，反而会增加自己的不如意。

❀ 工作、生活压力大的女性，容易肝气不舒

现在的女性压力特别大，古代哪有那么大的压力，就是干活而已，

但现在您工作时，要考虑业绩有没有完成，所以上班族的压力都很大。

很多女性在单位里受到的工作压力是巨大的，回到家还要带孩子。现在的孩子很不好带，有的孩子刚上一年级，学校就要每个礼拜统考一次，考完试还要排榜，老师天天盯着看；哪个孩子上课低头了，或上课时说了几句话，马上用手机拍下来发给家长；孩子的成绩一出来，马上发给家长……家长天天被老师找，您说头疼不头疼？

所以，家里的婆媳关系、夫妻关系、亲子关系等各种关系，给女性带来的精神压力是巨大的。基本上没有哪位女性敢说"我的情绪就是好，我整天没什么愁事"，这真的很不容易。除非您活明白了，活通透了。能按照《道德经》的要求，彻底放下自己，越活越正能量了。如果您能放下自己，那您就算高人，值得敬佩。但除了这种真正活明白的高人以外，一般女性所承受的精神压力是很大的。

因此，现代女性，很少有人敢说自己不血亏、不血瘀、不生气。如果这几种因素您都有，再加上受寒，对女性健康影响最大的几个因素就齐了。

其实每一个人的身体出现问题，往往都是内外环境的不同因素共同作用的结果，我们明白成因以后，就知道怎么来调理了。

❀肝气不舒的女性，都有哪些症状

（1）经常情绪不稳定

实际上情绪不好的人，自己的心里一清二楚，自己的压力大不大、是否郁闷、是否焦虑、是否不开心，您的心里最清楚。所以，您要在平时经常反思一下，自己是不是活得不开心，是不是最近的状态有点儿低迷，这个是首要的。

这类女性会经常感觉心烦还爱发火。有时候可能您不清楚，但您可以问问您周围的人，自己是不是爱发火。

有的人是有肝火，但有的人是郁闷，不一定是真的心烦发火。她就是爱叹气，想叹气，总是觉得憋闷得慌。

有时别人再怎么说，您都不一定相信，所以您要先对自己进行一个判断。

（2）容易嘴苦

从中医的角度来讲，肝气不舒的人容易嘴里发苦。有时喝点儿什么东西，别人没觉得苦，她会觉得苦，甚至有的女性早晨起来就感觉嘴苦。

（3）容易嘴干、嗓子干

在平时，这类女性的嘴里也总是干干的。但她的这种嘴干未必是真的干，可能她舌头上的唾液还挺多的。但她就是觉得嗓子、舌头干。

（4）容易头晕

这类女性平时还容易眩晕，有的人会感觉晕得天旋地转，很厉害；有的人的头晕是恍恍惚惚的感觉。

（5）容易胃口不好

这类女性的胃口不太好，消化系统容易出现问题。很多情绪郁闷的人都有胃病，或胃溃疡、肠道疾病等。

中医认为，胃溃疡等胃病跟情绪有极大关系。肠道的问题包括便秘、腹泻、一紧张就肚子疼等。这类人去体检时，有时会检查出结肠有息肉。结肠的息肉是怎么来的？现代有结肠息肉的人越来越多，这都是压力太大所致。这些压力会影响肠道蠕动的快慢，这种节律的紊乱会使得身体的毒素汇集在结肠，所以结肠容易长息肉，从而导致消化系统的紊乱。

肝气不舒的女性还有往上呕的症状。正常胃气应该往下走，以下行为顺。可是这类人因为肝气横逆克脾土，会导致胃气上逆，平时容易打嗝儿、嗳气、反酸水，甚至有的人会呕吐。

我见过一名严重肝气不舒的女士，吃完饭后刚走了几步，一下就把饭菜都吐出来了。这都是有肝火，把胃气往上顶所致。

（6）容易一会儿冷一会儿热

通常，肝气不舒的女性会觉得自己披上衣服热，脱了衣服还冷。总之，就是会有忽冷忽热的感觉。

（7）容易出现心脏问题

这类人还容易有心脏问题，比如心悸、胸闷等。有的人去医院检查，发现自己的心脏真的出了问题，这都是由肝火导致的。因为心属火、肝属木，如果木着火了，心火会更厉害，从而引起心脏的紊乱。

（8）容易乳房里胀疼

有的肝气不舒的女性还会觉得肋骨胀疼，总感觉肋骨里有地方胀疼。比较典型的是乳房里胀疼，这都有可能是肝气不舒的表现。

（9）容易失眠多梦

现在失眠多梦的人特别多，有些人的梦多得像连续剧一样，通常有肝火的人就会这样。

我觉得失眠的人可以分为两部分，一部分人是血亏导致的；另外一部分人是有肝火导致的（这两种因素混合在一起的人也有）。

有的女性每天凌晨 4 点钟就醒，还有的人彻夜不眠——这是很严重的肝气不舒。我所遇到的长期失眠的患者，多数是由情绪不好或情绪被刺激等因素所致。**我甚至认为，患严重肺病的女性，其病因背后都有情绪创伤的影子。**

通常，得肺癌之人最早出现的症状就是早晨醒得早。以前天天能睡到早上 7 点，现在每天到了凌晨 4 点多就醒，然后怎么睡都睡不着。一旦这种症状长时间出现，您就要警惕，由肝火犯肺之人是特别多的。

（10）在肝经循行线路上的部位容易出现问题

肝气不舒的女性，其在肝经循行线路上的部位也会出现问题。比如甲状腺结节，肝经的循行线路在身体的两侧，到脖子两侧——甲状腺的位置，基本上甲状腺结节都跟肝气不舒有关。

再比如乳腺疾病，也在肝经循行的线路上；小腹部的问题，也是肝经循行的位置，有的女性就是左边结肠的位置，或者右边的位置感觉不舒服。最开始以为是患了阑尾炎或肠粘连，去医院检查也检查不出来有什么问题。

有一家出版公司老板的夫人找到我，跟我说自己左下腹里面特别疼，也不知道是什么病。到北京协和医院检查了很长时间，各种查，最后哪儿都没有问题，也不知道为什么疼。

最后她找到我，说："罗老师，您帮我分析分析吧。"我看完之后，觉得她是压力太大所致。我就给她用疏肝理气的思路调理，结果她的腹部疼痛就消失了。记得当时我正在坐高铁，她打来电话跟我说："罗老师，我告诉您一个特别好的事，我的失眠好了！"其实，她最开始找我看病的时候，没有跟我说她失眠，她只是想治左下腹部的疼痛，结果没想到她的失眠也好了。

女性的生殖系统，都跟肝经循行的部位有关。因为肝经是络阴器，连接在那儿。所以，女性生殖系统的很多问题，都和肝经有关，跟肝气不舒有关。

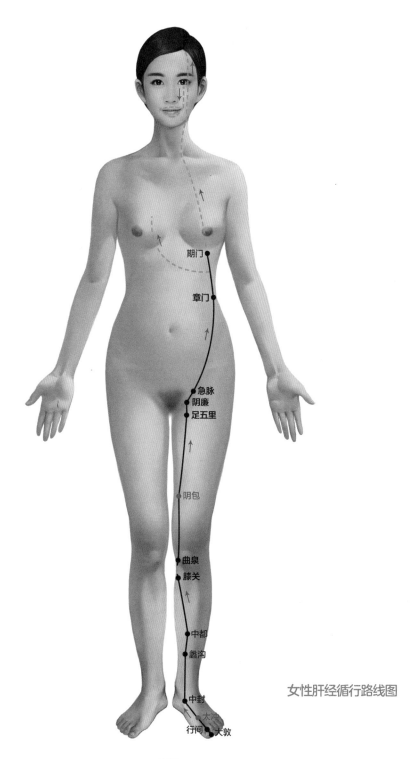

期门

章门

急脉
阴廉
足五里

阴包

曲泉
膝关

中都

蠡沟

中封

太冲

行间　大敦

女性肝经循行路线图

（11）舌象是尖尖或胖胖的

肝气不舒之人的舌象分为两种：第一种人的舌头伸出来，形状是尖尖的，这样的人容易有肝火；第二种人是特别容易郁闷，她的舌头形状是胖胖的，看起来有些呆板的感觉，舌头伸出来舌边会有两条唾液腺——这说明她的气血不通畅。

两种舌象，都是肝气不舒的舌象。

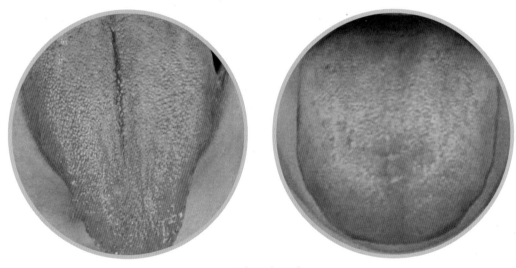

▲ 肝气不舒舌象

❀肝气不舒又受寒怕冷的女性，可服艾附暖宫丸调理

像这种肝气不舒的女性，如果再加上血亏、体内有瘀血，再受寒

的话，该用什么方子来调理呢？

我给大家推荐一个很知名的方子——艾附暖宫丸。这个方子出自宋朝的一本《仁斋直指方》，这本书的作者叫杨士瀛。我觉得他是一位独树一帜的医家，他在书中讲了辨证论治。

一般宋朝的书就是方书，把方子列出来就行了，但杨士瀛是讲辨证论治的，他把自己的方子在什么情况下应用讲得一清二楚。

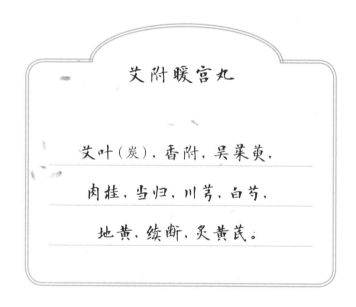

艾附暖宫丸

艾叶（炭），香附，吴茱萸，

肉桂，当归，川芎，白芍，

地黄，续断，炙黄芪。

这个艾附暖宫丸，现在被做成了中成药，被大家广为应用。它的作用是理气补血，可以疏肝理气——调气机、补血。在理气补血的基础上，同时暖宫调经，这是一个温阳的药，可以治疗血亏气滞。什么是气滞？由肝气不舒等原因导致的气不通畅。

一旦您肝气不舒、血亏、还有一点儿瘀血，再受寒的时候，会得什么病呢？

此时，您会出现月经不调的现象，比如经期推迟，月经量少，月经颜色淡，一些人会有血块，等等。这都是因为您的血不足，堵在体内所致。但主要症状就是月经往后推，量少有血块，小腹疼痛，同时特别怕冷，且伴有腰膝酸痛等。

为什么要用艾附暖宫丸来调理呢？

艾附暖宫丸这个名字很好听。艾是艾叶，这个艾叶在口服的时候一般是炒或者制炭，多数是制炭。艾叶直接拿过来用的时候，多数是外用，比如做成艾柱、艾条用来艾灸。所以您不要把艾草拿来熬水直接喝，这是不好的，如果您长期大量喝艾草水会伤肝。

艾草是略带一些毒性的，所以不能长期大量用，尤其不能生用。一定要做成炭后再口服，制炭的过程会把它的毒性给去掉。因此，在这个方子里，艾叶是用炭的，可以起到温暖经络、温暖身体的功效。

吴茱萸这味药我在前面提到了，在古代的时候都做调料用，因为古时候没有辣椒。实际上四川人早年间不吃辣椒，用花椒和吴茱萸来调味道。当然现在这个味道，很多人未必能接受。吴茱萸具有温经通络的作用，当您体内有瘀血时，它也能帮您疏通。

方中的肉桂也用来温阳，有引火归元的作用。

香附是醋制的香附，用于疏肝理气，专门化解肝经郁滞。中医在给别人开调理肝气不舒的方子时，经常会用到香附、郁金、远志、陈皮等。

古人的经方指向非常明确，他们知道您会有几种问题，所以在方子里把有针对性的药都配上了。我们知道了方向以后，也可以自己调整，比如在里面加陈皮、加玫瑰花都是可以的。这只是一个思路，您可以根据自身的情况来调整药味。但是，这个方子的方向很明确——先温阳，再疏肝理气，再养血。

方中的当归、川芎、白芍、地黄，您一看就知道这是四物汤。在这里地黄用的是熟地黄，熟地黄补肝肾之精。当归用于养血活血。川芎和白芍则用来一边养血、一边活血。尤其是白芍，具有敛肝柔肝的作用，可以安抚一下肝脏，让肝柔和一些。

方中的续断也有通经络的作用，在治疗骨伤时通常会用续断。续断可以壮骨壮腰，同时它也有接血脉、化瘀血的作用。

因此，当女性气血不足，感觉自己腰酸得要折断的时候，续断就起作用了，可以有效地帮您壮腰、活血通络。

最后，方子里还加了秘制的黄芪。我在前面说了，女性受寒还有气虚的原因，有的方子里会加人参来补气。气血是后生的，如果您真想养好血，就需要补点儿气，气补足了，血才能生出来。人参和黄芪是可以互相替代的，都是用来补气的。

您看，艾附暖宫丸这个方子，把我之前讲过的女性有可能出现的问题全包含了。亏血、瘀血的女性，用四物汤加续断养血、通络；肝气不舒的女性，用香附和黄芪，调畅气机、提正气；受寒的女性，用艾草等药帮您温阳。

从宋代到现在，几乎每一家药房都有艾附暖宫丸，为什么？因为这个方子太经典了，它基本上把女性容易出现的几个问题全给点到了。

名方自有它的魅力所在。您了解了名方才知道，原来这个方子是这么成名的。

我们知道了这个思路以后，可以每天吃点儿艾附暖宫丸的水蜜丸或中成药，也可以在原方的基础上往里面加减。比如您觉得自己的情绪不好，可以加一些疏肝理气的药；您觉得自己体寒，可以加一些温阳的药。同时，您拿这个方子来泡脚也是可以的。

<u>04</u> 阳虚又受寒怕冷，要怎么调理

阳虚的女性，要怎么调整自己的身体呢？

❁ 一定要让自己学会感恩、随喜

我们都知道，肝气不舒是万病之源。一旦您肝气不舒，身体就会百病丛生。此时，您可以学一学《道德经》或找一个信仰，让自己的情绪有所排解。

有的女性朋友跟我说："我的情绪不受控制，我想快乐，可是我快乐不起来。"这说明什么？说明很多道理您还没想通。像这样的人，应该保持阳光的心态，建立好的人生观，同时学会感恩——您要想想，和很多人比，您活得已经很幸福了。

女性还应该学会随喜。随喜就是别人有了好事，您也跟着一起高兴。

一般女性的本性是别人有了什么好事，她会觉得凭什么呢，从而产生嫉妒心理。当您嫉妒他人的时候，想想您的心态是阳光还是阴暗

的？一定是阴暗的。

在佛学领域，有随喜这门功课，就是专门帮您走出内心的阴霾——您看到别人买了一件新衣服很漂亮，您也跟着她一起高兴；看到闺蜜的老公对她特别好，夫妻幸福，您也为他们高兴；别人家的孩子考上名牌大学了，您看别人把孩子教育得这么成功，您也为他们高兴……您的朋友以前过得很苦，现在生活得很幸福，您由衷为她高兴，等等。这种心态就叫随喜。

事实上，当您随喜的同时，也就消除了生命中最阴暗的东西——嫉妒。

懂得见善随喜的人，心态更容易阳光，性格会更好。而一个整天开心的人，她阳虚的可能性就小。因为她的气血旺盛、通畅，没有肝气郁结，所以她的身心会比别人健康。

要想身体健康，调情绪永远是第一位。

其实，人生有很多功课，都需要我们慢慢学习。比如如何放下、如何不纠结、如何以善对人，等等。一旦您建立了善的循环、爱的循环，您的生活就会变得很幸福、很快乐。想一想看，您浑身都是正能量，怎么还会肝气不舒、气血郁结呢？

因此，调理情绪、建立爱的循环是大道，我们一定要往这个方向走。一旦您的不良性格转变了，您的老公、孩子也会阳气旺、身体好，因为家里温暖，全家人的情绪都会随之好转；如果您的情绪不好，您的老公也会逐渐肝气不舒，气血不通畅，外面温度降低后，他也会受寒。

孩子则更易受到家庭氛围的影响，如果您的心态积极阳光，这就是给孩子最好的言传身教，孩子也会因此特别健康。

很多网友都给我留言，说自己经常晚上做噩梦，遇到什么事容易往坏处想，因为小时候她的爸爸妈妈天天吵架，等等。我看到这样留言，通常会很感慨，为什么她们的爸爸妈妈在当时根本没有意识到自己不好的性格会对孩子造成这么不好的影响。

作为父母都知道，自己不可能陪着孩子一辈子。因为我们和孩子的人生有时间差，您无法一直在身边陪伴他们。我们都希望有一天当我们不在、只剩下孩子自己的时候，他也能够幸福。

给孩子一个好的人生观、价值观，一个好的性格，进而给他一个好的身体，这是做父母这辈子能给孩子最大的礼物。所以为了孩子，您也要调整自己的不良性格。

❀ 要想办法尽量把气血养足

阳虚的女性，只有把气血养足，才能把体内的瘀血逐渐化掉。

很多人认为，阳虚之人不想被寒气伤到，一定要温阳。想一想，为什么您会被寒气伤到？往往是因为您的身体虚损、正气不足。尤其对现代女性来讲，血亏和体内有瘀血的人太多了，再加上肝气不舒，就非常容易受寒。

因此，血亏往往是女性身体生病的根源，您一定要学会养血。

千万不要一说养血就只知道吃大枣，大枣没有那么大的作用，如果能和别的方子搭配当然更好，但是它自己的作用是很小的。

我在书中讲了那么多养血的方子，比如四物汤，您可以用桃红四物汤泡脚，一边养血，一边通经络；还有玉灵膏，长期食用养血的效果都非常好。

您一定要记住，女人要学会养血，而且要经常养血。

有人说自己一补血身上就长疙瘩，或者会上火、各种不舒服。往往这样的人，脾胃是堵着的，您可以先开脾胃，吃点儿大山楂丸，或吃一两天保和丸，把脾胃打开后再接着补。

如果您还是上火，可以先停一停，过两天再补……

总之，只要是血亏的女性，就要养血，这对于女性来说是非常关键的。

当您把血养足了，再稍微加点儿通络的药材，比如用桃仁、红花、桑枝、丝瓜络等药材泡脚，或者刮痧、做瑜伽等方法，都能帮您化掉体内的瘀血。但如果您在气血不足时化瘀血，您的身体可能会承受不了。所以有的人和我反馈说："我一吃完三七粉就眩晕。"

我有一个新加坡的学生吃完三七粉，眩晕的感觉特别明显。她以前吃街上买的三七粉没事，因为那种三七粉的质量没那么好。后来她买了我推荐的高品质三七粉，吃完了之后就开始头晕，这都是气血不足的现象——三七粉可以通络活血，但气血不足之人的气血一被调动，就会开始觉得不舒服。

这样的女性要先养气血，好比先把河里的水给灌上，等到河里有水了，再去清里面的淤泥。这个时候，不用费多大力气，河里的淤泥就会顺着水走了。所以，等您体内的瘀血化了，您再温阳的效果会更好（您也可以同时进行）。

❀ 更要学会避寒

现代女性有很多不好的习惯，比如吹空调的冷风、吃冷饮、用寒凉的药（比如抗生素，寒凉的药物），等等。因此，也特别容易被寒邪伤到身体。

经常看我文章的朋友和喜欢中医的人，基本上都知道，一定要学会躲避寒凉。但现在的年轻人很少接触中医，而且他们受西方生活方式的影响比较大，在夏天基本上离不开空调环境，喝东西也必喝冰的、凉的。父母要是告诉孩子这样不行，有的孩子会叛逆，他们会觉得我跟外国人学有什么错，他们都这样生活的……

实际上，我觉得 2020 年新型冠状病毒疫情，给我们一个很大的警示——您还觉得美国人一切都是对的吗？美国患病的比例、病死率比我们国家高很多了。这其中有管理的问题，也有美国人体质的问题。以前很多人的理念，美国的什么都是对的，美国的药一定是最好的，美国的医疗体系也是最好的，美国人的生活理念也是最好的……其实现在一看，不全然如此。

因此，这次疫情也是提醒年轻人的一次好机会，思维趋势不要再一切都以美国价值观为导向——美国人吃冰的，您就要吃冰的，这是不对的。从另一种角度来说，我们和美国人的体质不同，他们吃冰的可能伤害小一点儿，但我们亚洲人吃冰的，对身体的伤害特别大。

❀ 要多接触阳光

中国的女性有一个特别大的问题，就是躲避阳光，大家都怕晒黑了，觉得一白遮百丑，白色皮肤才好看。

我觉得，如果您怕皮肤被晒黑，可以晒一晒后背，因为后背的督脉主一身之阳气。您让后背暖起来，您身体的阳气才会旺盛。

《黄帝内经》中说，夏天应"无厌于日"，告诉您别躲避阳光，阳光是我们生命的源泉。所以，只要有机会，您就别总待在没有阳光的地方，尽量找时间让后背晒晒阳光。晒过后，您会觉得特别舒服，阳气旺盛。

❀ 要经常艾灸补充阳气

现在艾灸的人很多，但有些人觉得艾烟太熏人了。我跟您这么讲，其实艾灸的艾条，品质很关键。如果质量没有那么高，燃烧起来烟雾会很大，而且烧完的灰，量很多且稍微带点儿黑色。

真正品质高的艾条，经过了不断的提取，燃烧后烟会非常小，烧完的灰量也很少，且灰的颜色是白色。因为高品质的艾条会充分燃烧，所以它的烟就会很少。

因此，我建议您尽量用品质高的艾条，艾灸的时候再稍微通一点儿风，就不会被烟熏到了。那么在艾灸的时候，要灸什么位置呢？

请记住，在艾灸时应该先灸阳经，比如后背的督脉，您可以先用艾灸盒灸腰部附近的几个关键的穴位和"八髎穴"等（艾灸八髎穴对女子的胞宫很好）。您灸完后，会立刻觉得阳气旺盛，精神特别好，这是立竿见影的。

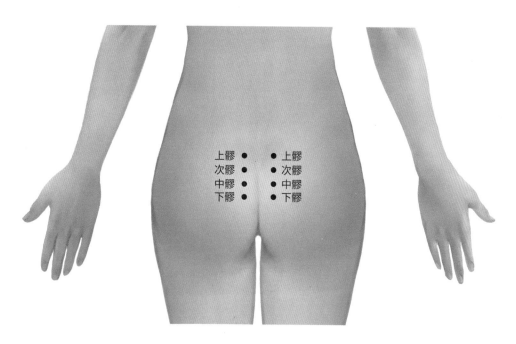

女性阳经督脉八髎穴图

● 女性养生三法宝 不生气 不亏血 不受寒

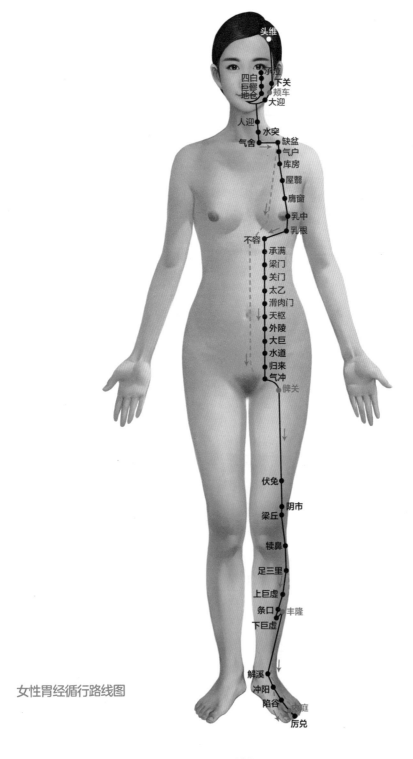

女性胃经循行路线图

098

一般都是先灸完阳经才能灸阴经，现在好多女性都是直接灸阴经。您本来就血亏、体虚、津液不足，直接灸阴经的效果是不好的。

在艾灸的同时，如果您还能养血、通络，则效果会加倍。

艾灸完督脉，您还可以灸胃经等，调整一下脾胃，增加正气的来源。

总体上来讲，我觉得阳虚的女性应该特别重视后背，您把后背灸好了，您的身体就会好很多。其他的穴位，您可以在医师的指导下，根据自己的情况，有选择性地艾灸。

为什么艾灸温阳的效果会非常好？因为艾灸本身就是火，以火温暖身体的经络和穴位，是特别重要的一个温阳方法。

❀ 要经常泡脚

您还可以经常用泡脚的方法来温阳，一方面泡脚的水本身就是温的；另一方面，在水里加点儿药物，经过皮肤吸收，效果也很好（我给人开的泡脚方，使用后见效都很快）。

我建议您在泡脚的时候，可以用艾附暖宫丸的方子。我就用此方来泡脚，您也可以把艾附暖宫丸一起煮了来泡脚（但我觉得这样有点儿浪费）。我还是建议您抓些草药回来煮完泡脚，药效会更好。

需要注意的是，对于女性来讲，单纯的温阳虽然也有助于气血生发，但只有用大剂量的药材，才能让气血真正生发起来。所以，我觉得对于女性来讲，最合适的方式就是在温阳的同时，能加点儿养血、通络、疏肝的药材，这样温阳的效果会更好。

因此，您在泡脚的时候，尽量不要只拿艾草，或只拿干姜泡。这都有点儿太单一了，就好像水壶里没水，您非要在底下点火使劲儿把水壶烧热一样，并不是什么好事，泡脚要考虑自身情况，尽量均衡地泡。

❀ 要经常吃一些药性温补的食物

在饮食上，您要记住别吃寒凉的东西，这个就需要您学习和积累了。如果您能控制住不吃寒凉的东西，同时再吃一点儿温补的食物，我觉得效果会很好。

需要注意的是，温补忌讳大热的东西。比如您阳虚，如果天天吃麻辣火锅，就跟壶里没水放在炉子上烧一样，火力太猛了，对身体起不到好作用。您应该用甘温的食物补脾，一点点用小火慢慢补，这样效果反而更好。否则，您天天吃一些热性很强烈的食物，就会导致腹泻、脸上长痘，这样一来您就把身体补乱了。

您可以在平时经常吃一些五谷杂粮粉。我讲过，北京有一位皮肤科名家陈彤云老太太，老太太年近百岁时，皮肤依然特别好。她有什么养生法则呢？她的饮食非常有规律，几乎每天中午都会吃一点儿鱼之类的食物补充营养。而且她的厨房里有很多瓶瓶罐罐，里面全是五谷杂粮，她每天都会用这些五谷杂粮来熬粥喝。这些粥都会慢慢地补脾胃（一般五谷杂粮的药性为平和或甘温），脾胃之气足了，肾气就会慢慢旺盛，气血也会逐渐旺盛——这种少火生气的状态是特别好的（少火，就是温煦的火，对人体特别有好处）。

❀ 要经常喝一些滋补汤

您在煲汤的时候，可以在里面放点儿滋补的食材，这样对身体是非常好的。当然，您在炒菜的时候放一些热性的食材，也很好。

去香港的时候，我注意到香港人每餐饭都会点老火靓汤。老火靓汤里都是滋补身体的食材，比如怀山药、莲子、猪肉、猪肺等，所以他们喝这个汤，就相当于喝补药。

我觉得阳虚的女性，如果能懂得喝汤的奥妙，经常补一补，对身体会特别有好处。**能把厨房里的东西掌握了，就说明您已经到了很高的境界，养生基本没什么问题。**

很多女性之所以阳虚，有可能是之前不懂这些，才把自己的身体伤害得一塌糊涂。现在我们学习了，就要从各方面开始调整，一点点调理。

❀ 起居要注意什么

除了以上提到的这些，还有几点需要注意的事项和大家分享一下。

（1）尽量睡阳面

在家里，尽量不要睡北面的房间，尤其是中国的北方。您如果居住在海南三亚就没什么事，因为当地气候很热，但如果您在北方，比如生活在华北、东北，则尽量不要睡阴面的房间。如果家里的阴面一定要住人，大家就轮班睡一下。

我所见到的北方人，因为住在阴面房间导致自己阳气不旺盛的人有很多。

为什么呢？我觉得这就是阳光的力量，阳光照到我们的房间里，墙壁会吸收它的光谱和能量。到了晚上，白天吸收的能量会慢慢释放出来。人住在阳面的房间，不会受到阴邪的伤害。而阴面房间见到的阳光少，吸收的能量就弱。到了晚上，还需要您的身体发出热量，去温暖墙壁和周围环境，这对您自身阳气的耗散比较大。

（2）不要睡特别大的卧室

现在有些人家里条件好了，卧室都特别大。《吕氏春秋》讲"先王不居大室"，意思是说皇帝拥有的土地再多，睡觉也不睡大宫殿。如果您一个人在大宫殿里睡觉，那您就等着身体不健康吧。

我见过这样的人，一个大老板很有钱，自己花钱盖了一栋房子。盖完以后，自己睡的卧室特别大，而且卧室镶的全是大理石，房间内还摆了很多青铜器。这些都是比较阴性的物质，您在里面睡觉，时间长了对身体的负面影响非常大。结果，他后来患了肝癌，不知道现在还在不在。

因此，建议大家在居住方面多注意一下。

另外，您居住的地方尽量选择离水远点儿的位置，这种地方阴气比较重。因为有水湿，容易困住您身体的阳气。

❀ 补足气血的同时要多运动

阳气虚弱的女性，可以在补足气血的情况下，适当多运动，尤其是能跟别人互动的运动。这种运动能够让您的气机生发，比如打羽毛球、打乒乓球等。尽量不要自己孤独地在一个开空调健身房里的跑步机上走，这样运动生发阳气的效果有限。

能够互动的、在室外的、玩起来很快乐的运动，提升阳气的效果会特别好。

有机会，您也可以约自己的朋友一起唱一些积极阳光的歌，宣发肺气，调整一下气机的状态。

这些都是能够帮助我们生发阳气、保护阳气的方法。您学会以后，一定要去应用。我们把阳气补足，不仅是为了自己，更是为了整个家庭和我们的下一代——很多人阳气不足，怀孕后生的孩子也遗传了阳虚体质，这种情况非常多见。

05 怕冷，并不单纯是受寒引起的

面对身体问题，我们一定要清楚患病的成因，这样您就可以防止继续受伤。很多人不懂，觉得自己怕冷就是单纯的受寒，有时会这边生着气，同时再去做艾灸，觉得只要温暖身体就行了。

实则不然，您现在的怕冷不单单是受寒所致，这里面还有肝气不舒的原因或血亏的原因。您了解清楚这几种情况后，就知道要如何防止，尽量让自己别再受伤。

您清楚患病成因后，在调理时考虑得也会比别人更周到一些。否则，为什么很多人有怕冷的问题，天天吃附子、干姜，也没有起色——怎么温阳，身体也温不过来；体内的湿气总是祛不掉……这都是因为还有其他因素没有考虑进来，比如情绪不好、血亏、瘀血、气虚等。

您了解了这些关系，就知道怕冷的症状原来要一点点调整，比如在平时多吃点儿五谷杂粮，或吃怀山药、莲子肉补脾胃，或经常吃些玉灵膏养养血等。情绪方面的调整，可以多听听《道德经》，再泡一点儿玫瑰花和陈皮水喝一喝……

只要您明白了调理身体的思路，无论您怎么调养，都是好事。您能把问题看全面，调理起来也一定会比别人更有效。

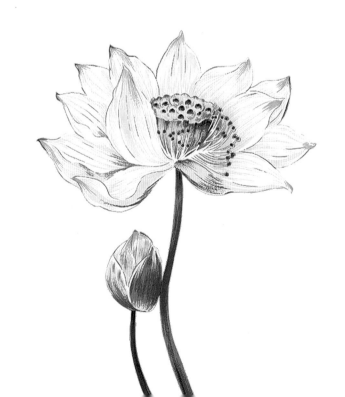

2
PART

逆生长篇

第五章

会吃的女人不会老

早衰是女性最烦心的问题，没有女性不怕衰老。在生活中血亏、肝气不舒等因素，都会使女性看起来比同龄人显老。会吃的女性，才能有效防止早衰——吃对阿胶，可以白发变黑发；吃对熟地，可以防面部衰老等。总之，会吃的女性，才能降低变老的速度。

01 阿胶这样吃，白发变黑发

❀ 90 多岁的老奶奶居然满头黑发，为什么

中央电视台的《中华医药》栏目介绍过一位老奶奶，她 90 多岁了，居然满头黑发，让所有人都惊奇不已，很多媒体都去报道。那么，她有什么养发秘方呢？

原来，她的秘方就是吃阿胶。起因是她在中年时生了孩子，然后身体垮了，非常怕冷，在夏天都要穿很多衣服。最后一个老中医告诉她一个服用阿胶的方法，她就一直服用，坚持了 53 年。不但身体好了，到了 90 岁，她的头发还全部是黑的，真让人惊奇。

这，就是阿胶的神奇功效。

中医认为"发为血之余"，血足了，头发才会好。

在中医最早的药物专著《神农本草经》里记载：

阿胶主心腹，内崩，劳极，洒洒如疟状，腰腹痛，四肢酸疼，女子下血安胎，久服轻身益气。

阿胶入肺、肝、肾经，具有滋阴、补血、安胎的作用，可以治疗血亏、虚劳咳嗽、吐血、衄血、便血、妇女月经不调、崩中、胎漏。那么，这位老奶奶到底是怎么服用呢？

❀ 阿胶的服用方法

阿胶方

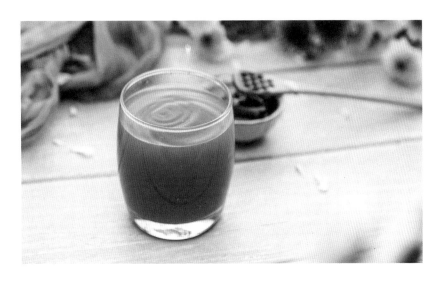

配方：① 黄酒、② 阿胶（图中用量仅供参考）。

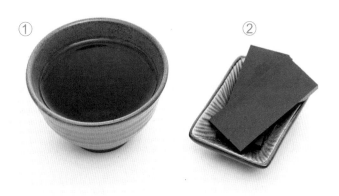

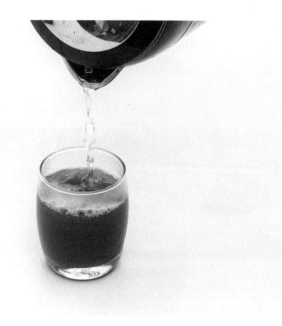

做法：1. 把阿胶放在大瓷碗里（瓷碗越大越好，要能够装下 1
瓶黄酒）。

2. 将 1 瓶黄酒（不能用料酒，料酒里面有花椒、大料
等）倒入放有阿胶的大瓷碗中，泡 24 小时。此后，
阿胶虽然没有化开，但是会变软。

3. 把盛有阿胶和黄酒的大碗放入锅内，小火蒸 3 小时。
此时，阿胶开始化开了，稍微搅拌，再蒸 1 小时左
右。这时，可以看到碗中气泡翻滚，说明阿胶已经全
部化开。

4. 把碗取出来，放冷，阿胶就会逐渐变成膏状。

如果单独服用阿胶，会有滞腻的弊端。 加入黄酒炮制之后，黄酒的流通之性会解决这个问题——黄酒在加热后，酒性基本消失，但通络之性还在，这就是中医的妙处。女性这样服用阿胶，绝对不会出问题。

❀ 服用阿胶的宜忌

（1）体内有湿气的人要慎用阿胶

通常，体内有湿气之人的舌苔会比较厚腻，这类人不能滋补，否则会滞腻不清。如果要使用阿胶补血，就要先祛除湿气。也就是说，必须是医生分析您有血亏的症状，才可使用。

（2）怕冷的人要辨证服用阿胶

怕冷的人有可能血亏，但同时也有可能阳虚。很多女性问："我怎么这么怕冷呢？为什么总比别人多穿很多衣服呢？"

血亏、阳虚的人都会比较怕冷，区别是血亏的人到夏天天热的时候手就热了；而阳虚的人到夏天天热的时候还是怕冷、怕风。

血亏的舌象和阳虚很像，不同之处在于：血亏的人舌象淡白，看上去比较淡嫩；阳虚的人舌苔是白的，看上去比较"苍老"。如果是阳虚的人，在补血的同时还要注意温阳。

（3）月经期间，孕妇不要食用

月经期间最好不食用阿胶，因为阿胶有止血的作用。

孕妇不要服用，必须有医生指导才可以。

02 肾虚的女人老得快，吃对熟地防早衰

❀女性衰老从脸开始，其根源就是肾气不足

早衰是女性最烦心的问题，没有女性不怕衰老。

其实，很多因素都会导致女性变老，比如血亏、肝气不舒等，这些都会使女性看起来比同龄人显老。

有一个特别有趣的生物问题——女性的魅力从哪儿来？对此，外国人做了很多研究。比如，为什么男性看到 17 ~ 20 岁的女性，会觉得有吸引力？因为这个年龄段的女性身体激素分泌旺盛，也就是中医说的肾气足。

她们的皮肤会发出光泽，因为这个年纪的女性处在最佳生育的年龄，这对于男性来讲是特别有魅力的。当女性衰老到一定程度的时候，脸上就会失去光泽，精力不旺盛，就没有这种魅力了——这就是激素分泌下降，肾气虚弱的缘故。

《黄帝内经》里讲，女性到了齿摇发落的时候，就不能生孩子了。这时候脸上会逐渐失去光泽，开始衰老。也就是说，**女性的衰老是从脸开始的，其根源就是肾气不足了**。

因此，如果您在平时注意保护肾精，让它少流失一些，从某种程度来说，就可以延缓衰老。

很多东西都有自己的节律，如果您认为"那我补肾精就行了，就不会老了"，其实这是不可能的。**我们只能尽量减少肾精的消耗，但无法把已损失的都补上。您不可能都120岁了，还想像20岁的小姑娘一样。**

我见过很多特别美丽的女性，都很害怕衰老。比如我认识的一位清华校花，长得很好看，像仙女一样。她在一次吃饭的时候跟我说："我特别害怕变老，怎么办？"

她恐惧衰老，是因为害怕自己失去美丽的容颜。衰老可能是所有女性的噩梦，很多人一看见自己头发白了，就使劲儿拔白头发，拔得都快秃了……

您要知道，抗衰老光靠拔白头发、打玻尿酸是不行的。这就好像花儿，如果它的叶子黄了，我们不会往叶子上刷绿油漆，而是给它浇水。

因此，延缓衰老的根本是要补足肾精。

肾精是什么呢？肾精指从父母那儿遗传的先天精气。这些精气被封存在肾里，与我们后天在饮食中吸入的精微物质（摄入的水谷等）、呼吸吸入的清轻之气结合成肾精。

有人问："罗博士，肾精亏虚就是肾虚吗？"

通常我们说的肾虚，涵盖范围非常广泛，比如肾精亏虚、肾气不固、肾不纳气、肾阴虚、肾阳虚等很多种证型。但是在这些证型里，

肾精亏虚是关键，因为肾精会化生阴阳，肾精亏虚就会引发肾阴虚、肾阳虚。所以，肾精一亏，则会引发其他问题。只是因为每个人机缘（所处环境、饮食习惯等）不同，会向不同的寒热方向发展而已。

肾精是人生长的原动力，但随着各种消耗，比如年龄越来越大、房事过多、熬夜、吃过多辛辣香燥的食物、殚精竭虑地思考问题，甚至久病卧床……这些消耗都会导致肾精越来越匮乏。尤其是现代人的生活节奏快，接受的信息刺激多。因此，肾精不足的人比比皆是。

❀肾精不足的人都有哪些特征

肾精不足的人，很容易出现早衰的情况。其表现为疲劳、健忘等，还容易出现眩晕、耳鸣、腰膝酸软、性功能减退等情况。甚至有的人夜尿特别多，一晚上起夜七八次，尿后余沥不尽，等等。同时，这样的人头发白得早、脱落得早，牙齿坏得早、摇动得早，这些都是肾精不足的表现。

肾精不足还有什么特征让我们去识别呢？

多数肾精不足的人，上焦（尤其是头面颈部）会突然出现热证，就是老百姓俗称"上火"的症状。这种症状往往是突然出现的，用一般清热解毒的方法根本无效，甚至越来越重。而在上焦热的同时，下焦却冰凉，比如脚踝、膝盖，都会感觉很冷。

这是一名中年女性的舌象，她的舌质稍微有些暗红，并不是正常

舌象所呈现的鲜活淡红，而
且她的舌苔比较薄。因此，
我判断此人是肾精不足，
偏向于肾阴亏虚。

　　结合以上身体症状与
舌象，您基本就可以判断
自己是否肾精不足了。

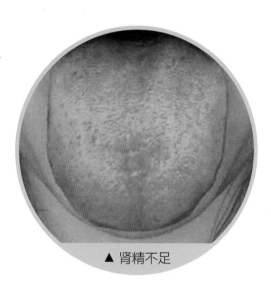

▲ 肾精不足

❀ 可用生熟地煲龙骨汤滋补

　　我以前讲过，有些中药虽然说起来用于滋阴，但也可以用来补精，
比如枸杞、山药、山萸肉等。但在滋补肾精的药材里，我认为没有能
超过熟地的，其他药材都是配合熟地来使用的。比如著名的六味地黄
丸，其中分量最重的药物，就是熟地。

　　其实，熟地有各种吃法，可以切小块泡水喝，或直接放一块在嘴
里嚼。下面我给大家详细介绍一下熟地这味药材：

　　熟地的原植物叫地黄，地黄始见于《神农本草经》，后世临床使用
有鲜地黄、生地黄、熟地黄。

　　鲜地黄是从地里挖出来的地黄根，颜色呈白黄，里面有汁液，有
清热、凉血、化瘀血、生新血的功效。因此，我们在调理一些外感病、

温病的时候，往往会用到鲜地黄，它可以在清热的同时清除邪气，且具有养阴生津之功。如今在药店已经很难买到鲜地黄。

我们平时用生地黄比较多，将地黄弄干了以后就是生地黄。生地黄可用于滋阴凉血，它的凉血功效很强，在调理血热阴伤及阴虚发热时，通常会用生地黄滋阴。

而熟地黄，俗称熟地，一般是经过九蒸九晒炮制而成，性味甘温，入肝肾，可起到养血滋阴、填精益髓的功效。**凡真阴不足、肾精亏虚者，在调理的时候，则一定要用熟地。**

《本草纲目》评价熟地：

填骨髓，长肌肉，生精血。补五脏内伤不足，通血脉，利耳目，黑须发，男子五劳七伤，女子伤中胞漏，经候不调，胎产百病。

《本草从新》评价熟地：

滋肾水，封填骨髓，利血脉，补益真阴，聪耳明目，黑发乌须。又能补脾阴，止久泻。治劳伤风痹，阴亏发热，干咳痰嗽，气短喘促，胃中空虚觉馁，痘证心虚无脓，病后胫股酸痛，产后脐腹急疼，感证阴亏，无汗便闭，诸种动血，一切肝肾阴亏，虚损百病，为壮水之主药。

熟地虽好，却黏腻，有的医家认为它有碍消化，所以凡气滞痰多、脘腹胀痛、食少便溏者，最好慎重服用。如果需要久服，最好与陈皮、砂仁等同用，防止黏腻碍胃。

我的观点是，熟地用于药中，一般大剂量应用，多是中病即止，用几服而已，不宜长期大剂量服用。否则，会有腹泻、胃胀等副作用，因为人体的耐受能力是有限的。长期服用，多是小剂量，甚至用丸剂，一般不会引起任何不适。

此外，我再给肾精不足的人推荐一道养生汤——生熟地煲龙骨。

这个汤特别适合肾精不足、肾阴不足的人食用。尤其在春季，如果您感觉自己心烦，身体燥热，皮肤开始出现各种问题，如果能每周喝2次，对身体会非常有好处。

其实，喝汤对滋补身体特别有效，这源于我去香港的感触——为什么香港住房条件不好，压力那么大，他们的人均寿命却排在全球第一呢？

这可能跟公共卫生做得好有关，比如给老人打肺炎疫苗等措施。但更重要的一个原因是他们的生活习惯。

我发现香港老人在家里吃饭的不多，大部分都是在外边吃，跟内地老人的生活习惯正好相反。香港经济条件是不错的，所以每天中午和晚上餐厅都爆满，很多老人都坐着轮椅在餐厅吃饭。

香港人吃饭有一个特点，就是要先喝汤。一家香港饭店即使菜做得再好，如果汤做得不好，早晚也会倒闭。只要把汤煲好，一家饭店就一定会经营得很好。而且他们的汤不是像我们东北那种，不管什么菜、肉都一起放进去乱炖。他们会在汤里加怀山药、莲子肉、花椒、当归等，这就相当于中医的补汤，其中最著名的就是我推荐的这道生熟地煲龙骨。

生熟地煲龙骨

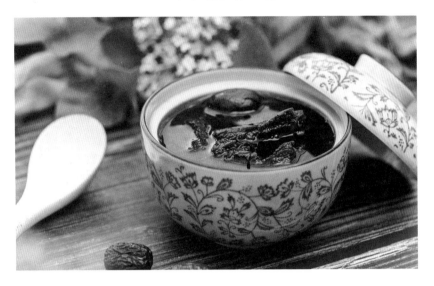

配方：① 猪龙骨（猪脊骨）带肉的 500 克、② 熟地 30 克、③ 生地 20 克、④ 蜜枣 3 个、⑤ 龙眼肉 3 个、⑥ 生姜 5 片、⑦ 盐少许。

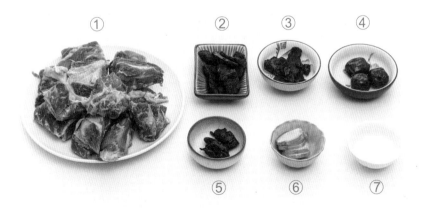

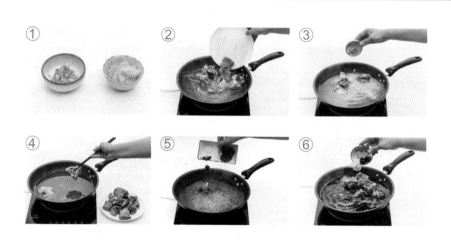

做法：1. 将生姜去皮，把去皮的生姜切片。

2. 将猪龙骨倒入水中煮。

3. 将生姜皮随即倒入锅内。

4. 关火，将猪龙骨捞出，扔掉生姜皮。

5. 将熟地和生地放入锅中，先煲半小时。

6. 在汤里下入猪龙骨、生姜片、蜜枣一起煲，再煲一小时左右。

7. 关火前 10 分钟左右，放入龙眼肉（有的煲汤方法不放龙眼肉）、少许盐（根据个人口味）。

叮嘱：阳虚之人、平时大便溏泄的人，不可服用此汤。

我建议大家都学学汤文化，平时您在家里可以一周喝两三次汤。不论您煲什么汤，都可以往汤里放一块熟地，15～30克即可，再加一大块生姜，滋补作用会非常强。

我建议中老年人，每周一定要喝一次有熟地的汤，这是对自己负责。这样喝了肯定会对身体有益。您没喝，说明您在养生方面没及格。此外，现在二三十岁的年轻人日常消耗也很多，也可以偶尔喝一次有熟地的汤。

这个方子里之所以配合了生地，主要是考虑南方天气比较热，津液易受到损伤，会出现伤阴的问题。此时如果将生地、熟地配合使用，效果更好。

吃素的人，在煮汤时可以不用猪肉，单独用熟地煲汤，放点儿莲藕、山药，也可以起到很好的滋补作用。

03 肾虚引起的脱发，要坚持吃黑芝麻粉

❀头发白和脱发的问题根源都是血亏

除了头发白的问题，脱发也是让女性特别苦恼的。其实，头发白和脱发的问题根源是一样的。脱发的原因有一部分可能是湿气重、肝火太旺所致。但是一般正常的自然脱发，跟头发白一样，都是由血亏导致的。这个过程是头发先变白，然后再脱落，解决的关键在于养血补肾。

养血补肾就是您要先把根给补足，通常我会给大家推荐用食疗方来循序渐进地调理。比如，您可以平时多吃一些黑芝麻、核桃、黑豆等补肾的食物。

很多人都问过我这样的问题："罗老师，吃黑芝麻、核桃、黑豆到底有没有用？"我可以告诉大家，确实是有用的。如果您是因为肾虚引起的脱发，坚持吃黑豆、黑芝麻，会发现脱发的现象很快就会得到改善。如果是情绪受到很大的刺激引起的斑秃，用这个方法就没什么效果。

著名中医张宝旬曾跟大家说，只要每天早上吃 7 颗黑豆，吃 2 个

月后您会发现，头发真的掉得很少了。这是一种道医的方法，其实也不一定非要 7 颗黑豆，您把黑豆、黑芝麻磨成粉，每天吃 1 勺也是可以的。

请记住，这是一个潜移默化的过程，根据我的经验来看，您吃上 2 周或 1 个月，可能改善没那么明显。但是您吃上半年，或者坚持吃整个冬天，一定会有效果的。很多人都向我反馈过自己脱发的情况改善得超级明显。

这种食疗的方法是有用的，而且非常有用，只是现代很少有人能坚持而已。

❀ 等老了再养，肯定来不及了

我曾经碰到过一位卖保险的老板，他的岁数很大了，但是看起来满面红光，头发都是黑的，气色比当时在座所有人都好。

我就问他："您怎么气色这么好，精力也这么旺盛呢？"他回答我："我的性格有点儿较真，我每天下午都要仔细查好自己吃多少粒枸杞子，多少颗核桃——每天都坚持，雷打不变，我现在至少坚持了 10 年以上了。**因为等老了再养生就来不及了，身体已经垮了，所以养生一定要在年轻的时候养。**"

他说自己是受到了刘德华的启发。之前有记者问刘德华，为什么您这个年纪还能像年轻人一样？刘德华说："等老了再养，肯定来不及了。"所以，刘德华年轻时就一直很自律，平时也会吃一些补品。等他年纪稍微长一点儿的时候，看起来还是非常年轻。

这个老板受到刘德华的启发之后，也是长期坚持养生。结果怎么样？他都60多岁了，头发还是黑的，而且面色红润，精力旺盛，看起来就像30多岁的人。

您看，黑豆、黑芝麻吃了到底有没有用？实际上，从营养学的角度来讲，这些食物里有大量人体所需的微量元素，尤其是生发所需的有用物质，而且这些食物也确实能起到补肝肾的作用。

❀核桃、黑豆、黑芝麻粉，
专治头发白、脱发、头皮痒

我向大家推荐一个方子，长期坚持吃可以帮您解决头发白、脱发、头皮痒的问题——将核桃、黑豆、黑芝麻研成粉（一般大型超市里会有将食材研磨成粉的谷物专柜），还可以加点儿阿胶，加入黄酒制作。将其搅拌成膏状，每天吃1勺，坚持下去就行。

中医认为，核桃可以治疗肾阳不足、腰膝酸软、阳痿遗精、小便频数等症，而且对于便秘也能起到很好的效果。黑豆则有补肾养血、清热解毒、活血化瘀、乌发明目、延年益寿功效。

据《延年秘录》记载：

服食黑豆，令人长肌肤，益颜色，填精髓，加气力。

黑芝麻具有"补肝肾、滋五脏、益精血、润肠燥"等功效，被古人视为滋补圣品。

因此，只要您长期坚持食用这几种食物，对身体定大有裨益。

需要注意，核桃和黑芝麻千万不要用变质的，质量一定要好。您将核桃、黑豆、黑芝麻研磨成粉以后，将其放置到封闭的瓶子里，放入冰箱冷藏即可。

04 由情绪问题引起的脱发、头发变白、斑秃，要调整情绪，再用柴胡加龙骨牡蛎加味方泡脚

　　除此之外，还有一种是由情绪刺激引起的脱发和头发变白的情况。比如伍子胥一夜白头。很多人都问，是不是真的有可能一夜白头，实际上这种情况是有的。有的人因为家里发生一些变故，导致头发迅速变白。

　　情绪刺激会导致神经系统紊乱、激素系统紊乱，从而导致生发功能出现障碍。因此，可能您两三天没见这个人，再见时他就已经白了头。

　　还有一种情况是，有的人头发会一块一块地掉，这就是我们常说的斑秃。斑秃的成因就是受了情绪的刺激，像这样的情况，就是要疏肝泻火，再补脾——补脾也是为了疏肝。

　　现在这样的情况有很多，有的人是因为长期慢性压力，导致自己一直处于焦虑状态。还有的人则是受到了突然的情绪刺激，比如家人突然病故、突然失恋……这些突然的情绪打击，给他的内心造成了剧烈的创伤，导致肝气不舒，从而头发一块一块地掉。

　　通常，这类人会感觉嘴苦，并伴有失眠、胸闷、心悸、恶心、呕吐、眩晕等症状，还有可能肋骨附近有不适的感觉。

有以上症状的人，基本就可以判断自己有情绪方面的问题。这种人的舌象可能看起来是胖胖的，有一种滞腻的感觉，这种舌象圆圆的，也是肝气不足的一种舌象。

由情绪引起的脱发，调理的方法就是疏肝，可以使用柴胡加龙骨牡蛎加味方泡脚。

❀ 如何使用柴胡加龙骨牡蛎加味方泡脚

柴胡加龙骨牡蛎加味方

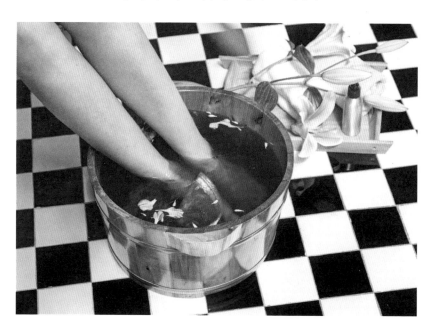

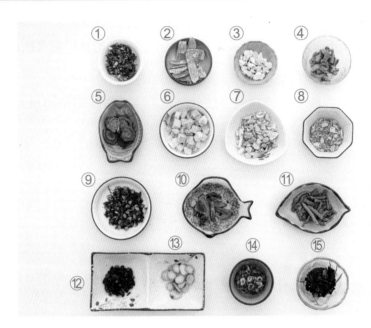

配方：① 柴胡 6 克、② 黄芩 6 克、③ 法半夏 6 克、④ 党参 6 克、⑤ 炙甘草 6 克、⑥ 茯苓 30 克、⑦ 煅龙骨 30 克、⑧ 煅牡蛎 30 克、⑨ 桂枝 6 克、⑩ 郁金 6 克、⑪ 远志 6 克、⑫ 香附 6 克、⑬ 白芍 6 克、⑭ 丹皮 6 克、⑮ 栀子 6 克。

用法：熬 40 分钟，将药汁分成 2 份。早晚兑入温水来泡脚，每次 20 分钟。水温不要太热，水淹过脚面就可以了。一般泡脚四至五周即可。

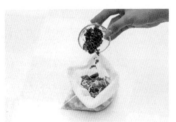

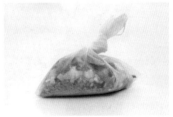

叮嘱：1. 如果需要口服，可以请当地的中医根据患者的体质稍做加减。

2. 口服要加上生姜 3 片，大枣 12 枚（掰开）。

3. 平时也可以服用一些加味逍遥丸来疏肝，也会起到一定的效果。

方中的丹皮和栀子可以起到祛火的作用。

需要注意的是，情绪引起的问题，其根本还是要调整情绪，要学会如何换个角度看待问题，然后找到问题的积极面。

平时可以练一练静坐，让自己的情绪安定下来，学会清空大脑。有空闲时间的人，还可以出去旅游，放松一下心情。一旦情绪恢复，再用药物来调理，脱发的情况就会得到改善。

现在社会上的人普遍焦虑，因为焦虑和情绪刺激引起的头发白和脱发问题也越来越多。因此，我给大家提个醒，您一旦碰到这样的事，可以照上面讲的方法来调理。

05 燕窝，既保命又抗衰

❀ 危重病人的妙品

多年前，一位宅心仁厚，常常留心医药以助他人的大姐，和我说她的老母亲年龄大了，患有尿毒症，正处于病危抢救的阶段。问我有没有什么调理方法。听了她母亲的情况，我觉得无从下手，因为老人年纪太大了，饮食不进，久病体虚，我又不在现场，真的很难给出合理有效的方子。

这件事过去了大约3年，一次我和大姐在聊其他事情时，突然想起了她母亲的事，就问大姐的老母亲怎么样了。她说："虽然仍在透析维持，但是状态一直不错。"

我听后大吃一惊，问她是怎么调理过来的。她说当时实在没有办法了，因为老人已经好几天没有吃东西了。正好家里有燕窝，她就每天都炖一盅，给老人鼻饲（人工把胃管置入鼻腔和食道中，并通过注射器和鼻胃管往患者胃中手动注入水和食物）。结果，没想到，老人服用了燕窝以后，血压就逐渐恢复正常，然后身体越来越好，搞得医生都过来问她给老人吃了什么药……到现在为止，老人也依旧每天服用燕窝。

然后，大姐又向我讲述了一位患肺心病的长辈的医案。这位长辈经医院抢救两次后，一直在住院。大姐去探望他的时候，就将燕窝推荐给他了。结果这位长辈吃了一段时间燕窝以后，居然康复出院了，到现在为止一切安好。

大姐对我说："罗博士，这只是我的例子，但是其中必有道理，希望你们多多研究，如果能够救人性命，功德无量啊。"

大姐的慈悲心令我非常感动。其实，我讲过的三七粉和西洋参粉冲服保护心脏的方子，也是这位大姐告诉我的，她希望我广为传播，造福大众。

❀ 乾隆皇帝的养生经——每顿饭都必须有燕窝

听完大姐介绍的病例，我不禁想起了一位和燕窝有关的古人——乾隆皇帝。

乾隆是中国最长寿的皇帝，他日理万机，却仍活到了89岁。纵观全世界，乾隆的寿命也是稳居世界帝王寿命排行榜第二名的。据记载，第一名是一位埃及法老，他的寿命只比乾隆长一年。

因此，乾隆的养生经是值得我们学习的。那么，他到底吃了什么好东西呢？

看了文献之后我发现，乾隆吃得最多的，居然是燕窝（我们现在都可以看到清宫档案，皇帝吃的每顿饭都记录在《膳底档》里）！

我们先来看看乾隆皇帝的习惯：每天早晨起床，第一件事就是吃一碗冰糖炖燕窝。乾隆三十年，即使在他下江南的途中，这个习惯也未中断。根据《乾隆三十年江南节次膳底档》记载，从正月十六日到四月二十日（含闰二月），一共124天里，乾隆每天早晨起床都只喝一碗冰糖炖燕窝，一天都没有少。而且，他平时吃饭也有一个规矩，就是每顿饭的第一道菜或第二道菜，必须有一道是燕窝。我随便选取一天乾隆的膳食给大家分享一下。

某日，在江南，乾隆的晚餐菜谱如下：

二月十五未正，崇家湾大营码头进晚膳，用折叠膳桌摆：肥鸡徽州豆腐一品、燕窝糟肉一品（张成、宋元做）。肥鸡攒丝汤一品。

后送：火熏摊鸡油攒盘一品、果子糕一品（张东官做）。猪肉馅伤包子一品、象棋饼小馒首一品。总督尹继善进：肉丝镶鸭子一品、燕笋熏白菜一品、腌菜花炒面筋一品、火腿一品（二品为五寸盘）。小菜二品：银葵花盒小菜一品、银碟小菜二品。随送：粳米膳一品，鸡肉攒丝汤一品。

额食（额外的食物）五桌，奶子四品，饽饽十二品，十六品一桌，饽饽四品，二号黄碗菜四品，内管领炉食六品，十四品一桌，盘肉八品一桌，羊肉四方二桌。上进毕，赏：皇后徽州豆腐一品，庆妃馕鸭子一品，令贵妃果子糕一品，容嫔攒盘片一品。

晚晌伺候（消夜）：酸辣羊肚一品、腌菜炒燕笋一品、燕窝炒鸡丝一品（此二品系宋元做）。总督尹继善进：糖醋萝卜干一品、火腿一品。

由这个菜谱我们可以看出，乾隆对燕窝是情有独钟的，一天要吃数次燕窝。

我的观点是，乾隆的长寿和燕窝有直接关系。因为在可见的文献记录中，乾隆服用最多的保健品就是燕窝，其次才是人参等药物。

❀ 燕窝到底有何神奇

现在有很多营养学专家认为，燕窝的主要成分就是蛋白质，和鸡蛋一样。所以吃燕窝和吃鸡蛋的功效是一样的。

事实真的如此吗？中医是怎么看待燕窝的呢？

清代王孟英在《随息居饮食谱》中说：

燕窝，甘平。养胃液，滋肺阴，润燥泽枯，生津益血，止虚嗽、虚痢，理虚膈、虚痰。病后诸虚，尤为妙品。

著名医家黄宫绣在《本草求真》中说：

燕窝，入肺生气，入肾滋水，入胃补中，俾其补不致燥，润不致滞，而为药中至平至美之味者也，是以虚痨药石难进，用此往往获效，义由于此。

可见，古人认为燕窝可以有效滋补肺、心、脾胃、肾，它的性味甘平，因此阴虚、阳虚之人都可以服用。但阴虚燥热之人服用更加适宜。也正因为燕窝特别平和，很多人在病情复杂，难以服用其他药物的时候，服用燕窝反而可以起作用。

现代中医对燕窝的应用经验并不多，我觉得原因是多方面的。其中一个重要的原因，就是燕窝的价格较贵，还没有进入日常保健的范围中。而多数中医对燕窝没有切身体会，因此对它的功用也不是很了解。

据现代研究证实，燕窝内含有丰富的水溶性蛋白质、碳水化合物、微量元素，如钙、磷、铁、钠、钾，以及人体必需的 8 种氨基酸等。

最重要的是，人们发现燕窝里富含一种叫"唾液酸（唾液酸可以阻止病菌入侵）"的东西，这种物质在燕窝里含量高达 7% ~ 11%，又称"燕窝酸"。燕窝酸是一种神经氨酸的衍生物，在生物界中是一种普遍存在的物质，人大脑中的燕窝酸含量最高，脑灰质（大脑皮层）中的燕窝酸含量大约是肝、肺等内脏器官的 15 倍。

那么，燕窝酸到底有什么作用呢？

研究显示，燕窝酸可作用于大脑细胞膜及突触，提高大脑神经细胞突触的反应速度，从而促进记忆力和智力的发育。

我看过一些外国的研究，给小白鼠使用燕窝酸。我发现这些使用了燕窝酸的小白鼠，在迷宫测试中成绩明显好于那些没有使用燕窝酸的小白鼠。

新西兰科学家的研究证实，给婴幼儿补充燕窝酸，可以增加其大脑中燕窝酸的浓度，从而提高他们的学习能力。

这就可以解释为何在动物的母初乳中，燕窝酸的含量非常高——要促进新生儿的大脑发育。因此，现在很多孕妇服用燕窝，是非常有道理的。

燕窝酸除了对大脑有好处之外，还可以调节肠道菌群，促进肠道对微量元素的吸收，提升身体的免疫能力。补充燕窝酸对于抵抗外部微生物的入侵有很大帮助。

看了这些研究成果，我认为，燕窝的价值远远没有被完全开发，古人提及服用燕窝是"病后诸虚，尤为妙品"。可见，燕窝有太多的作用，还有待现代人进一步研究。

❀ 吃燕窝，能促进表皮细胞修复，有效抵抗衰老

对于那些爱美、怕长皱纹的女性来说，更应该服用燕窝。因为它除了富含燕窝酸，还有两种物质比较特殊——表皮生长因子（EGF）和集落刺激因子（CSF）。

现代有大量研究证明，表皮生长因子可以抑制细胞的衰老，促进表皮细胞修复。所以，很多女性服用了燕窝以后，感觉自己的皮肤变好了，容颜也变得年轻了。

其实，古人仅仅用两句话就说清楚了这种功效的原理，燕窝"入肺生气"，而"肺主皮毛"。

坦白地讲，我所提到的这些研究和临床实践还是相距甚远的。通过这些数据，也无法解释这位大姐给母亲服用燕窝是如何将其身体调理好的。而且大姐特别向我强调：第一，当时只给母亲服用了燕窝，而且这3年，她没有给母亲服用其他药物；第二，她母亲的病例只是

个案，不代表所有人吃了燕窝都有效。

我认为，即使是个案，其中也有值得我们深思和发掘的内容。

❀ 服用燕窝，应该弄明白造假问题

（1）用药水泡

现在燕窝造假的情况很多，很多商家都会用药水泡燕窝。这是因为天然燕窝并不是雪白的，而且里面混有燕子毛。现在很多不法商家为了挑燕子毛方便，就用药水泡，比如用过氧化氢。这样一来燕子毛的颜色消失了，就不用挑了，非常节省成本，但是服用之后却会危害健康。

因此，在挑选燕窝的时候，不要买那种看似雪白的，要选用闻起来没有刺鼻药水味的。

（2）涂胶

还有很多商家为了给燕窝增重，会在燕窝上面涂胶，这也是一个很难处理的问题。

（3）走私严重

之前，燕窝走私非常严重。但近些年在国家的严格管理下，可能很少见了。

我建议您在购买燕窝时，还是要买正规渠道、带有溯源标记的燕窝。如果买炖好的成品燕窝，一定要选择大品牌。

（4）燕窝内含有激素的问题

大家要知道，所有的动物组织，都含有激素，您在超市买的排骨中也一定含有激素。激素是动物体的正常组成，不可能没有。但燕窝中所含的激素，一定比您买的猪肉、牛肉或萝卜、白菜低。所以，燕窝内含有的激素是可以忽略不计的。

❀ 儿童是否可以服用燕窝

其实，儿童是可以服用燕窝的，少量即可。**少量服用燕窝对于促进孩子的大脑发育有好处。**

总之，现代中医对燕窝的临床实践还太少，还需要医学工作者去深入发掘。但是，我根据已有经验，判断燕窝和其他古人推崇的药食同源之品一样，具有很强的力量。

希望大家都能开阔思路，如果真的有人病情危重，饮食不进，选用燕窝补充正气，也是为其增加一种调理的方向。

生命无价，竭力思考救人之道，不放弃任何可能有效的思路，这是我工作的全部意义。

06 服经方坤泰胶囊，拉长生命长度，降低变老速度

❀ 补足水分，用《伤寒论》中的经典名方——黄连阿胶汤

现代人生活压力大，工作节奏快，导致身体状况也随之发生变化。很多女性到了一定年纪，一照镜子就会感觉自己的皮肤暗淡，早上睡醒了还是浑身疲乏，情绪也变得越来越难以控制，有时没来由地就一阵心烦……

这些其实都是衰老的迹象，现代科学技术的发展，不知不觉中拉长了人类生命的长度，那我们怎样才能减缓变老的速度呢？

贾宝玉说："女人是水做的。"

补足水分，也许就是女性延缓衰老的法门之一。

应该如何补水呢？

首先，要生成水液的脏器充盛——滋补肾水；其次，要减少消耗水液的因素——降心火、疏肝气。

滋补肾水，可以食用熟地黄、阿胶；降心火，可以选择黄连、黄

芩，还有宁心安神的茯苓；柔肝气，可以食用白芍。

按照这个思路思考下来，医圣张仲景《伤寒论》中的一个经典名方——黄连阿胶汤，就呼之欲出了。

张仲景的《伤寒论》中记载：

少阴病得之二三日以上，心中烦不得卧者，黄连阿胶汤主之。

黄连阿胶汤这个方子的组成仅有五味药，却具有滋阴降火、养心安神的确切疗效。**临床中加减化裁可以调理更年期出现的失眠、心烦、烘热汗出，卵巢早衰，反复发作的口腔溃疡，流产术后阴道出血，老年失眠、健忘，糖尿病性功能障碍，中老年阳痿，抑郁等疾病。**

原方的组成包括黄连 12 克、黄芩 6 克、芍药 6 克、阿胶 9 克、鸡子黄（就是鸡蛋黄）2 枚。

黄连，味苦性寒，入心经，可直折心火；入胃经，可清降胃热。

黄芩，亦为苦寒之剂，可以配合黄连清热泻火除烦，又能清热燥湿，止血安胎，使得机体火热得解，湿邪得化，躁动离经之血得复。

阿胶，性甘平，入肺、肝、肾经，除了可以补血、止血，还可以滋补肾水，滋养肺阴。

鸡子黄，性味甘平，为鸡之胚胎，具有化育之功，敛阳之能，可使阳气不浮不越，使阴水上承以济心火，可以养心安中，与阿胶相合可以增强滋阴养血之力。

最后，少佐一些芍药，其酸苦微寒，可上行助黄连、黄芩清解心火，其味酸，又可下行敛阴补血，泻热和营，可增强阿胶、鸡子黄之力。正所谓，泻火而不伤阴，敛阴而不碍邪，说的就是芍药。

❀ 有以下症状的女性，可以服用黄连阿胶汤

（1）心肾不交的失眠

失眠是黄连阿胶汤的主要适应证，此方可广泛用于调理心肾不交的失眠。

这种失眠多表现为平时心烦气躁，口燥咽干，或伴有口腔溃疡的心火盛、腰膝酸软等症状。男性可能会有遗精的症状，女性则有月经提前的肾阴不足之候。

（2）经断前后诸证

女性月经淋漓不净，同时伴有潮热汗出、口干舌燥的症状，这种口干的情况，喝水也无法得到缓解。同时，还伴有心悸、倦怠乏力、心烦气躁等症状。通常，这类女性的舌体偏瘦，且舌质偏红。

（3）焦虑

黄连阿胶汤用于调理一些情绪不良的相关疾病，比如焦虑，也很有效。其症状表现为精神恍惚，心神不宁，多疑易惊，喜怒过极难以自控等。

此方中以黄连为君药，黄连有清心安神、燥湿解毒的功效，用来调理此种情绪问题，效果很好。

（4）出血

在《伤寒论》的原文中并没有记录黄连阿胶汤能治疗失血证。但无论从黄连阿胶汤的药物组成上（含有止血安胎的黄芩，养阴止血之阿胶），或是从少阴热化证传遍的规律来看，都可以推测出黄连阿胶汤能够治疗出血证之症。

经方专家黄煌也曾说过："黄连阿胶汤为古代的除烦止血方，适用于以心烦不得眠、心下痞、腹痛、舌红、便血、崩漏为特征的疾病。"

（5）口疮

这种口疮常反复发作，多发于唇、颊、舌、齿龈等部位，疮面呈黄白色，周围呈淡红色，疼痛感多为昼轻夜重，口干。通常，此症状多由心烦、失眠、劳倦诱发。

（6）面赤，皮肤干而脱屑

有些女性面部会出现皮损干燥、脱屑、红斑的情况，大多是因血亏风燥，阴血损耗无以濡养所致。

黄连阿胶汤中的阿胶与鸡子黄以养血消风见长，对于调理此种皮损效果甚佳。

日本汉方家大塚敬节，曾在其书《汉方诊疗三十年》中写道：

发疹主要见于颜面，隆起程度低而不甚显著。用指抚摸，有些粗糙，略带赤色且干燥，很少作痒，有糠状皮屑脱落，风吹或日照晒则恶化者。用清热泻火、活血祛瘀、利水渗湿等剂治疗，效果均不明显，唯有养血润燥的黄连阿胶汤治疗效果最为明显。

他在书中还写道：

妇女颜面患皮肤病，此方有良效。约30年前，余妻子为顽固皮肤病而苦恼。其疹稍圆，两颊中心向外扩展，瘙痒，略赤而干燥，可见小落屑。受强风吹或日光晒，色更赤，瘙痒加剧。投与大柴胡加石膏、大黄牡丹皮汤加薏苡仁桂枝茯苓丸、黄连解毒丸等，治疗百余日均不愈，反而病情恶化。因此，经仔细考虑，阿胶、芍药润皮肤之干燥，黄连、黄芩解赤热，故与黄连阿胶汤。用一服赤色消退，一周后痒止，约一个月痊愈。发疹主要见于颜面，隆起低而不甚显著，以指抚摸，稍稍粗糙。略带赤色而干燥，很少作痒。以有米糠状落屑，受风吹或日晒即恶化为目标，其后治愈数例妇女皮肤病。

✿ 经典名方黄连阿胶汤便携版——坤泰胶囊

《汉方诊疗三十年》中记载：

上五味，以水六升，先煮三物，取二升，去滓，内胶烊尽，小冷，内鸡子黄，搅令相得，温服七合，日三服。

这段话的意思是，黄连阿胶汤的煎服方法有些特殊，要先煮黄连、黄芩、白芍，煎汤去渣，然后将阿胶烊化（中药入汤剂的方法之一，将胶类药物放入水中或加入少许黄酒蒸化或已煎好的药液中溶化，再倒入已煎好的药液中和匀），兑入药汁中，静待药汁变温（40℃左右，不烫嘴为宜），最后放入2颗鸡蛋黄搅拌均匀。温服此药，每天3顿，连喝 7 天。

很多人看到这儿，可能会认为此方煎服的方法很烦琐，服用起来太麻烦了，其实此方现在已经有了中成药——坤泰胶囊。

此药是由国家药品监督管理局 2000 年正式批准的国家 3 类新药，2004 年 10 月被纳入国家《药品目录》乙类名录。

坤泰胶囊由黄连、白芍、黄芩、阿胶、熟地黄、茯苓组成。您乍一看这个成分，可能会有点儿疑惑，因为这个成分看起来与黄连阿胶汤有些像，但不是完全一样。这是因为，黄连阿胶汤共由五味药物组成，我们可以看成是用鸡子黄兑入了其余四味药物的汤汁。

而坤泰胶囊就是由这四味药加上茯苓与熟地黄而成。熟地黄，可以补血养阴，填精益髓，为补阴益精、养血补虚之要药；茯苓，可以利水渗湿，健脾宁心，在滋养气血的同时还可以消除寒热虚实所致的各种水肿。

因此，您在使用此方时，不仅可以选择黄连阿胶汤的原方，还可以冲一碗鸡蛋黄水来送服坤泰胶囊。这就是经典名方的便携版了。

07 代代相传的女性美白名方——
明成祖的御用驻颜食方琼玉膏

❀ 您能白到什么程度,
看看自己胳膊上最嫩的皮肤就知道了

很多人认为,欧洲人的皮肤属于非色素沉着加皱纹型,初老症的首发表现为皱纹;而亚洲人属于色素沉着加紧致型,肤色暗淡表现更为突出。中医认为:"上工治未病,见肝之病,知肝传脾,当先实脾,无令得受肝之邪,安也。"这句话的意思是,提前做好预防是最好的办法。

我们作为炎黄子孙,肤色天生自带微黄,但很多女性都会买各种护肤品美白。您可以伸出胳膊,看看胳膊上最细嫩的皮肤是什么颜色,对自己能美白到什么程度就有数了。

需要注意,无论是美白还是抗衰老,都要以不影响自身健康为前提。

❀ 明成祖朱棣御用的常葆青春妙方——
"益寿永贞"琼玉膏

我给大家推荐一个明成祖朱棣用于常葆青春的方子——"益寿永贞"琼玉膏。

明永乐年间，明成祖朱棣为了常葆青春，降旨太医院拟定服食驻颜专方。御医们经过集体讨论，决定在琼玉膏方中加入枸杞、天门冬、麦门冬三味药。调制成膏后，献给了明成祖朱棣。朱棣服食后，感觉效果十分显著，于是给该方赐予"益寿永贞"的美名。

这个方子源自《洪氏集验方》，本来是用来治疗肺气不足之气短、咳嗽。后来经金元时期名医王好古化裁（变化原来的方子，裁定一个合适的处方），扩大了其在养生方面的应用。

《古今名医方论》作者郭机评价该方为："起吾沉疴，珍赛琼瑶，故有琼玉之名。"

既然此方是补益脾肺的名方，为什么可以用来美容呢？为了证明琼玉膏的疗效，国家自然科学基金项目在广中医成立了实验组，专门选取了老年及青年小鼠进行试验，最终从基因层面证明了本方在延缓衰老方面的突出疗效。

"人参、茯苓春千下"，用木棍捣为细末，现在药店已可代为打粉。"蜜用生绢滤过"，现代蜂蜜可以略过此步骤。"鲜生地黄取自然汁"，古方采用鲜地黄，捣时还不能用铁器，若完全遵照古方这步很难做到。现在可用干地黄熬汁代之，熬煮后只留地黄药汁，不用地黄药滓。"药一处拌，和匀"，用地黄汁拌匀人参、茯苓、蜂蜜。"密封"，古时用纸将药材包裹、蜡封后沉于水中密封，而今可以直接放置于可密封的瓷器、砂罐内或以水封坛。"去火毒一伏时"，须密封放置10天，以祛除火毒之性。"取出再入旧汤内煮一日，以除水汽"，将装满药材的容器开封，以隔水炖的方式，小火慢熬约一天时间，至膏浓稠度。"每晨朝，以两匙温酒化服"，每天早晚各服5～10克为宜，用米酒、黄酒或温开水送服。

需要注意，如果完全依赖古方的剂量，药味过大，不易制备。我给大家在原方的基础上进行了加减，您可以参照此方使用。如果能找中医来根据个人的体质进行加减更好。

此方中的新罗人参，别名高丽参，此参对土壤和气候都非常敏感，生长于太阳斜射的朝鲜半岛，以6年自然生长的水参经复杂的选取、炮制加工而成。成分上与我国东北出产的红参相当，只是炮制工艺不同。

经现代药理学对人参成分的深入研究，也证明了此方在美容养颜、延缓衰老方面的确切疗效——人参作为美容护肤佳品，不仅能够提高皮肤抗氧化酶活性、增加胶原蛋白含量、减少皮肤皱纹，还能保护紫外线引起的角质层细胞以及真皮层纤维细胞损伤，并且能抑制黑色素生成，达到美白作用。

琼玉膏

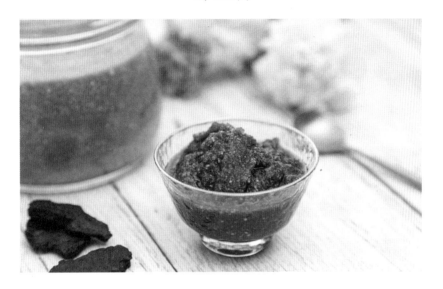

配方：① 高丽参（粉）75克、② 生地黄800克、③ 茯苓（粉）150克、④ 白蜜500克（图中用量仅供参考）。

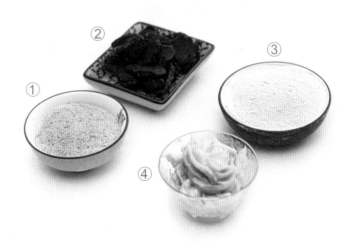

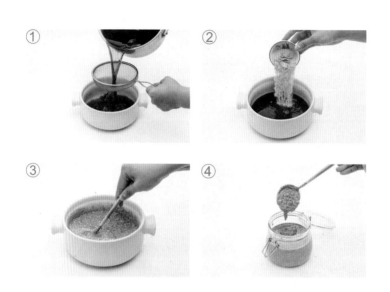

做法: 将高丽参与茯苓按克重在药店打粉,买不到高丽参也可用西洋参代替。用生地黄熬汁,熬煮后只留地黄药汁,不用地黄药滓。用地黄汁拌匀高丽参粉、茯苓粉、白蜜。拌好后将其放置于可密封的瓷器、砂罐内或以水封坛。放置10天后开封,以隔水炖的方式,小火慢熬约1天时间,至膏状。

用法: 每日早晚服用,一次服用10克左右。

叮嘱: 1. 方中的用量约为单人1个月至1个半月的服用量。

2. 睡眠不佳者,可在原方的基础上加沉香30克、琥珀30克。

3. 老年阴虚重者,可参照"永乐皇帝食疗方"所列,加天冬25克、麦冬25克、枸杞子25克。

　　方中配伍的茯苓、生地，有益气补脾、滋阴润肺的功效，用于滋养是再好不过的佳品。又采用膏剂之工艺制作，缓缓以补之，可起到培土生金、金水并调之效。

　　明代著名医家李中梓先生认为：

　　丹溪以地黄为君，令水盛则火自息；又损其肺者益其气，故用人参以鼓生发之元；虚则补其母，故用茯苓以培万物之本；白蜜为百花之精，味甘归脾，性润悦肺，且缓燥急之火。四者皆温良和厚之品，诚堪宝。

08 让妈妈轻松度过"更年期"

❀ 一旦进入绝经阶段，
就代表妈妈身体真的开始老了

很多人都看过《黄帝内经》，在这本书的开篇，黄帝问岐伯："人年老而无子者，材力尽邪？将天数然也？"——人年纪大了之后，不能生育子女，是由于精力衰竭了，还是自然规律呢？

岐伯回答：

女子七岁，肾气盛，齿更发长；二七而天癸至，任脉通，太冲脉盛，月事以时下，故有子；三七，肾气平均，故真牙生而长极；四七，筋骨坚，发长极，身体盛壮；五七，阳明脉衰，面始焦，发始堕；六七，三阳脉衰于上，面皆焦，发始白；七七，任脉虚，太冲脉衰少，天癸竭，地道不通，故形坏而无子也……

什么意思呢？岐伯说，女孩子到了7岁，肾气慢慢旺盛起来，头发开始浓密茂盛，牙齿也开始更换成会陪伴自己一生的恒牙。

到了14岁的时候，任脉通畅，太冲脉旺盛，就开始有月经了，也具备生育子女的能力。

等到 21 岁时，肾脏之精气强盛，恒牙就都长全了。

很多人都说"女子十八一枝花"。可中医认为，女性到 28 岁时才是筋骨最为强健鼎盛之时，这时头发应该是茂盛浓密的。

等到 35 岁时，阳明经脉（足阳明胃经、手阳明大肠经）气血逐渐衰弱，面色开始暗淡，头发也逐渐开始脱落。

等到 42 岁时，主管身体阳气的经脉都开始衰弱，气血亏虚，面色无华，气色差。可能偶然往镜中一瞥，会发现代表年龄的银丝已经爬上了鬓角。

等到 49 岁时，主管阴经的冲、任二脉气血也虚弱了，此时女性已经进入了绝经阶段，一旦绝经，就意味着失去了生育能力，身体就真的开始老了——"天癸竭，地道不通，故形坏而无子"，更年期就这样来了。

❀ 为什么月经将竭的妈妈，情绪更加难以控制

女性在青春期时，肾中精气，由不足到充盛，再到随月经而下，建立月经的周期变化。中医认为"阴平阳秘，精神乃治"，建立月经周期时，肾中的精气会存在相对不足的状态，由此会导致阳气失于潜藏。这种状态下其他脏腑还好，肝脏则会有些受不了。因为肝阴、肝血常不足，"肝有余便是火"，肝阳亢盛，自然就会影响情绪，这就是很多人在青春期时叛逆的生理原因。

更年期则更是如此，月经将竭的女性，肾精不足的状态愈加明显，情绪更加难以控制，因为"五脏相移，穷必及肾"。再加上常年的身体劳累，50 岁左右时发病则更会累及肾脏，此时调节肾中之阴阳平衡就成了当务之急。

那么，有什么简单的办法可以调节肾中的阴阳之气呢？

❀ 妈妈有更年期综合征，服用二仙汤可以有效调节

早在南北朝时期，有一位十分喜欢中医药的道家中医陶弘景，他的名字或许您没有听过，但是他编著的《本草经集注》，是继《神农本草经》后的中药学之大成。

由于陶弘景酷爱中药，他开启了"神农尝百草"一样的丛林探险之旅。一日在采药途中休息时，他遇到了一位放羊的老人，他很好奇为什么这个人放的羊比别人多。于是，他就问这位放羊人："老人家，为什么您放的羊，好像比别人要多一些呢？"放羊老人回答："年轻人，你看到那片状似杏叶的草了吗。我家的公羊每日食其草，与母羊交配次数就明显比别人家的多，自然羊群就壮大了。"

说者无心，听者有意。陶弘景凭借着对于草药天生的敏感，深觉这是一味还没被发掘的补肾良药。后经他反复验证，确认了此药不同凡响的补肾壮阳之效，并将此药载入药典，取名为"淫羊藿"。

二仙汤

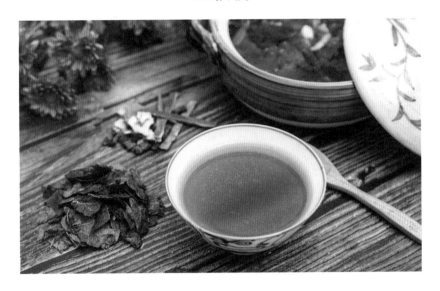

配方：① 仙茅9克、② 仙灵脾9克、③ 巴戟天9克、④ 当归6克、⑤ 知母9克、⑥ 黄柏6克。

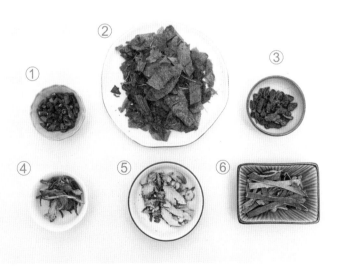

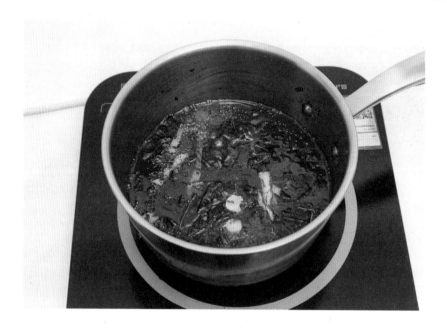

用法：日服一剂，水煎取汁，分两次服。

叮嘱：1. 方中药物的用量最好请附近的中医根据个人的情况适当加减为宜。

2. 药方不分男女，60岁左右的男性如果出现腰膝酸软、遗精滑泄等症状也可以使用此方。

3. 人流后出现月经不调、情绪烦躁的年轻女性也可以使用此方。

4. 青春期孩子不建议使用，若情绪烦躁，身体疲乏，月经不调明显者，可适当服用丹栀逍遥丸或红花逍遥丸。

5. 此方为平衡阴阳之剂，若体内痰火、瘀血较重者，不建议单独服用本方。

《本草汇言》曰：

淫羊藿，强阳起气，发郁动情之药也，此药辛温发达，鼓动相火。凡意索情疲，欲子而无其为者，宜加用之。

《本草备要》言：

治绝阳不兴，绝阴不产。

《本草撮要》述：

功专益精气，强心力。

后代医家根据陶弘景对此药的研究，制出了一个可用于温肾阳，补肾精，泻肾火，调冲任，治疗女性月经将绝未绝的药方——二仙汤。

此方可用于女性月经周期或前或后，经量或多或少，头眩耳鸣，腰酸乏力，两足欠温，时或怕冷，时或烘热的情况。现在此药临床多用于女性更年期综合征、高血压、闭经，以及其他慢性疾病见有肾阴、肾阳不足而虚火上炎的情况。

此方中仙灵脾、仙茅、巴戟天性味皆属辛温，归肝、肾二经，均有温肾壮阳之功，但又略有区别。

巴戟天，质柔润，温而不燥，尚有益精之效。仙灵脾，补命门之火，温燥之性强，又可祛风除湿。仙茅，为补阳之峻剂（猛烈的药剂），其性最为燥烈，若想久服此方，可用鹿角霜替代仙茅（鹿角霜，为血肉有情之品鹿角熬膏所存残渣，入肝肾之经，壮肝肾之阳，力量较鹿茸和缓，又具有收敛之性，对于遗精、崩漏效果更佳）。

黄柏、知母是临床常用的药物之一，这两药均味苦，性寒，入肾经，同时都具有清热泻火之功，两者相须伍用（指两种药一起使用），则可增强清相火、退虚热之功效。

《医方集解》中记载：

水不胜火，法当壮水以制阳光，黄柏……补肾水不足，入肾经血分；知母，润肾燥而滋阴，故二药相须而行，为补水之良剂。

此方中的当归性辛甘温，归心、肝、脾经。可调摄冲任，平衡肾中之阴阳，又多涉及此三脏。此处选取补血调经、活血止痛的当归，再恰当不过。此外，当归还可润肠通便，散寒止痛，对于年纪大之人的肢体麻木、肠燥便秘的效果也是很好的。

总体来说，全方的配伍性温而不燥，用寒而不滞，此六药相合共奏调和阴阳之功效。对绝经前后诸证（阴阳失调）引起的身体不适状态，都十分有效。

比如，有的女性早上醒来就觉得骨关节像粘了胶水一样，腰背酸胀酸胀的。走进厨房给家人准备好餐点后，发现家人还没起床，立刻莫名心烦，又觉得烘热汗出，口燥咽干。于是拿起凉水开始喝，又觉牙齿不适，想要上厕所（尿频），这时又发现自己稍微见红（月经非时而至），并且觉得手脚和肚子都开始发冷，头也晕晕的，什么也不想做……如果您感觉自己的状态如同描述这般，则可以服用二仙汤来调理一下。

如果您的身体症状为更年期前后月经不调，则可在原方的基础上加紫草、益母草各9克。

症状为更年期烘热汗出，可在原方的基础上加桑叶30克，生龙骨、煅牡蛎各20克。

　　症状为更年期胸闷失眠，可在原方的基础上加龙眼肉 15 克、龙齿 6 克、云苓 15 克。

　　症状为更年期筋骨酸疼，可在原方的基础上加白芍、木瓜、炙甘草各 9 克。

　　症状为更年期心烦易怒，可在此方基础上配合温胆汤泡脚。

　　您要注意，身体的平衡不可完全依赖药物的调节，心态的放松、家人的体谅、儿女的陪伴，才是轻松度过更年期的关键。

3
PART

由外调内篇

第六章

"面子"问题，
特别需要对症调理

痘痘、黑眼圈、口气、肥胖等问题，不仅让"面子"受损，也影响了情绪。其实，只要对症调理，这些问题都会解决，如果您不了解脸上长痘痘，或肥胖的成因，是无法将症状彻底调理好的，就算暂时见效，之后也会复发。

01 这样做，再也不用担心痘痘不消

❀ 但凡是脸上的痘，就不要随意挤压

（1）大部分女性长痘痘都是肝气郁结化火所致

现代女性承担的社会角色很多，每天要应对的琐事一件接着一件，而女性大脑中主管舒缓压力、平复情绪的血清素比男人分泌得慢。所以，女性往往更容易被焦虑情绪影响，出现忧思、烦躁不安、心绪不宁等状态的概率也更大。

其实，大部分女性生病都是生气所致。中医认为："女子以肝为先天，阴性凝结，易于怫郁，郁则气滞血亦滞。"其中，肝负责疏泄和调畅情志。如果您长期情绪不好，就会肝气郁结，郁而化火，最终熏蒸于面，引起痤疮，也就是我们常说的痘痘。

（2）脸上的痘痘，为什么不能挤压

痘痘长在脸上的确影响美观，但如果将其挤掉，非但挽救不了颜值，还很危险。很多人都听过，面部有一个范围被称作"危险三角区"，就是鼻根和两侧口角连线形成的区域，这块区域非常容易长痘。

您要是哪天早上起来一照镜子，看见鼻子旁边长了一颗痘，就随意将其挤爆，轻则会导致皮肤深部蜂窝组织炎，严重的还有可能引起颅内感染，危及性命，这绝对不是危言耸听。

有的朋友会问："有您说的这么严重吗？那我不挤危险三角区的痘，我挤额头上的，总行了吧？"

您一定要记住，但凡是脸上的痘，就不要随意挤压，以免疔毒走黄。

简单来说，脸上的这些痘都带有毒热之邪，中医称其为"疔"。皮肤为了对抗这颗疔，就在它的周围形成一圈"护场"，把它圈定在一个范围内。您如果在这个疔的毒邪还没有完全消退时就将其挤爆，皮肤形成的护场就会消失，毒热之邪蔓延形成肿满，逐渐侵染周围皮肤。

因此，发现自己长了痘之后，最要紧的就是先控制住您的手。

❀ 长痘的原因不同，调理的方法也不同

在生活中，脸上有痘痘的人有很多，但是不同人长痘痘的原因却不一样，我将常见长痘的情况分为以下几种：

（1）体内有热

您会发现有些人吃点儿辛辣的食物，第二天脸上就长痘了。这种人长痘是因为体内有热，平时要注意清解胃热。

（2）血亏

还有一些女性在月经期也容易长痘，这种情况是由于女性在月经期间机体会处于一种相对亏血的状态。这类人可以在非经期适当服用玉灵膏来调整气血，这对于治疗痘痘的效果也很好。

（3）寒痰困阻

还有一些人的痘痘属于寒痰困阻型，痘痘很小，色白，不冒头，稍微擦一点儿隔离霜就可以盖住。这种痘属于典型的阴性痘，治疗起来也比较慢。要在平时多注意散寒化痰，喝陈皮煮水代茶饮是一个不错的调理办法。

陈皮煮水代茶饮

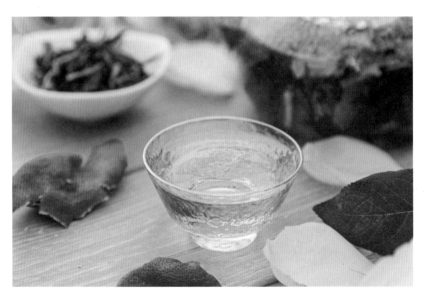

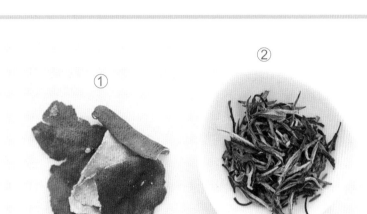

配方：① 陈皮、② 茶叶。

用法：1. 先将陈皮和茶叶一起放入茶杯中，用开水冲入，盖上杯盖焖 10 分钟左右。

2. 接着去渣，放入少量白糖。可根据自身喜好决定，也可放入适量的蜂蜜，待稍凉后即可饮用。

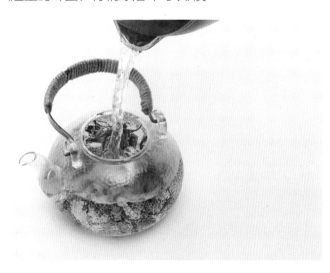

（4）多囊卵巢综合征

这类女性的痘痘多出现在面部及前胸、后背，通常她们的皮肤会比较油腻，且伴随着闭经或崩漏，体形微胖。后脖子部位的皮肤颜色会有些重（黑棘皮症），体毛也较为浓密，多表现在唇周和生殖器附近。

此种情况的痘痘是现代医学中的"多囊卵巢综合征"的外在表现，有多囊卵巢综合征的女性在育龄期会较难怀孕，调理的根本在于月经，不要从痘痘下手。

其实，对于女性身体的调理，首先要重视气机的梳理，可以先适当服半个月中成药红花逍遥丸。

（5）您的另一半长痘痘怎么办

男性素体（机体自身的机能状况）阳盛，又嗜好吸烟、饮酒，食辛辣油腻之物，极易出现胃火炽盛之证。胃肠一旦湿热蕴结，蕴蒸（积聚）皮肤就会长痘，其实就是脾湿不化，湿聚成痰，凝滞肌肤所致。因此，男性的痘痘一般会偏红、偏脓或者有硬结，调理这类痘痘，首先要清胃火，淡渗利湿。平时可以煮些蒲公英水代茶饮，以清解胃热。

❀ 长痘的位置不同，说明长痘的根源不同

中医认为"视其外应，以知其内脏，则知所病矣"。内脏的问题我们不容易发现，但反映在外的症状，我们却能看到。也就是说，长在不同位置的痘痘，其实就是我们身体不同问题的映现。

（1）痘痘长在额头，说明心火很旺

如果痘痘长在了额头，舌尖总是溃疡，并伴有小便发黄的症状，就说明您现在心火很旺，应该考虑降降心火了。

在症状初起的阶段，可以煮黄连水喝。如果您怕苦，还可以用栀子、竹叶、郁金三味药一起煮水，代茶饮。

（2）痘痘长在面颊，说明肝胆火旺

如果痘痘出现在面颊，就说明您的肝胆火旺，因为面颊是足少阳胆经巡行的区域。如果您感觉自己经常莫名心烦、口苦、爱叹气，就说明需要疏肝灭火。

此时，您可以使用柴胡、黄芩引入胆经，再加用野菊花、青黛等清肝火的药物。

（3）痘痘长在鼻子周围，说明肠胃有热

如果痘痘长在鼻子周围，说话时还经常有口气，并伴有便秘的症状，这说明您的肠胃有热，津液不足。

此时，您需要及时清理胃火、通肠腑。您可以先用薏苡仁、白扁豆、白芷、白茯苓煲粥服用。

（4）痘痘长在下颌，说明阴虚火旺

如果您的痘痘多发于下颌，说明您体内阴虚火旺，可以服用中成药知柏地黄丸来滋阴降火。

需要注意，一旦您发现自己长了痘痘，那些护肤品和美妆产品，就尽量先不要使用了。无论哪种痘痘在调理时都需忌口——忌食辛辣、油腻食物，戒烟，勿贪寒凉。

❀ 痘痘也分阴阳

（1）阳性疮疡用"仙方"活命饮调理

除此之外，痘痘也分阴阳。如果您长的痘颜色偏红，个头稍大，有脓头，且多个痘痘一起出现，除了脸上，后背等部位也有，就说明您得了典型的阳性疮疡，此时可以喝"仙方"活命饮来调理。

仙方活命饮出自明朝的薛己（薛立斋）的《校注妇人良方》，为"治一切疮疡，未成者即散，已成者即溃，又止痛消毒之良剂"，而且它能够"治一切疮毒肿痛，或作痒寒热，或红丝走彻，恶心呕吐等症"。

这个方子被誉为"疡门开手攻毒第一方"，所谓"疡门"就是痈、疽、疮、疡，我们身上的痘痘也都在疖、疔、痈、疖、疽之列。"仙方"活命饮这个方子被薛太医灵活地运用于各科治疗中。

仙方活命饮

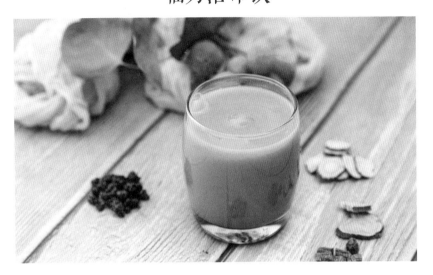

配方：① 金银花 25 克、② 陈皮 9 克、③ 白芷 6 克、④ 浙贝母 6 克、⑤ 防风 6 克、⑥ 赤芍 6 克、⑦ 生归尾 6 克、⑧ 甘草节 6 克、⑨ 皂角刺（炒）6 克、⑩ 天花粉 6 克、⑪ 乳香 6 克、⑫ 没药 6 克、穿山甲（炙）。

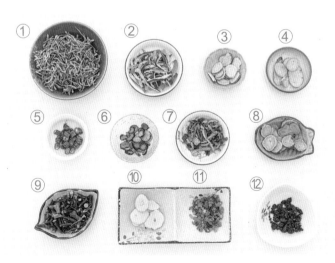

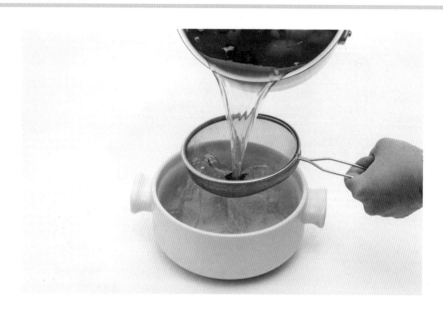

用法：煎煮时须用白酒或米酒一杯，煎煮至水沸腾5～7次，就可以服用了。

叮嘱：1. 善于饮酒的人可以按照上述方法操作。不善饮酒的人，用清水煎煮此方，效果也很好。

2. 方中穿山甲已禁止入药，使用此方前最好请附近中医帮忙加减。

曾有医案记载：

一小儿头面患之，服清胃之药，肿痛益甚。余谓毒气炽热，而瘀血不散也，用仙方活命饮，二剂而愈。后因伤食，朝寒暮热，头面仍患之，服降火之剂，口舌赤肿，手足并冷。余谓胃气复伤而虚寒也，用五味异功散而愈。

一小儿头患疖甚多，寒热作痛，时季夏，乃形病俱实。先用人参败毒散加黄连、香薷一剂，其痛顿止；次用仙方活命饮末三服，大者出脓，小者自消。后食厚味复发，用清胃散、活命饮各一服而愈。

此方被称为"疮疡之圣药，外科之首方"，集清热解毒、消肿溃坚、活血止痛诸法于一方，在临床中的疗效非常好，对症使用之后见效很快，不良反应较少。

★金银花的妙处

此方中药物组成较多，但我只想着重说一味药，方中君药——金银花。

《洞天奥旨》中记载："疮疡必用金银花，不分阴阳，皆可治之。疮疡初起，必用金银花，可以止痛；疮疡溃脓，必用金银花，可以去脓；疮疡收口，必用金银花，可以起陷，然此犹补阳症之疮疡也……"由此可见金银花对治疗疮疡的功效，薛太医也曾在他的书中提到过一个单用鲜金银花一味药白酒送服治疗疮疡的案例。

这种阳性痘痘大多是由于体内有热邪瘀滞、热瘀血凝所致。在治疗期间可以配合少量三七粉冲服，疗效事半功倍。外调则可以使用刺血拔罐、埋线等方法，或找当地的医生辨证治疗。

（2）阴性疮疡用理中丸调理

除了阳性痘痘以外，还有阴性痘痘，这种痘痘通常呈白色，个头偏小，此起彼伏，不易祛除。患此类痘痘的人不宜用上面的方法调理，应以温阳扶正为核心，此时可以选择四逆汤或者阳和汤为基础方，予以加减。

此类疮疡较难调理，需要在当地医生指导下治疗。

如果患者阳气虚损较轻，平素容易手脚凉，稍微吃一些凉性的食物就拉肚子，可用理中丸调理，此药在药店均有售卖。

理中丸的组成很简单，人参、白术、干姜、炙甘草各9克。服用此方既可温中祛寒，又可补气健脾。

需要注意，痘痘消失后也不能掉以轻心，如果您不及时调整体质，强健脾胃，益气养血，远离助生内热、痰湿之物，您的痘痘是会反复的。只有将根本调整好，才可做到"治未病"，防患于未然。

<u>02</u> 没找对方法，当然祛不掉黑眼圈

很多爱化妆的女士看中医时，从来不卸妆。我一直强调，如果您在眼部周围画了深色的眼影，中医看了之后很可能会由此导致判断失误。但有的人说，我即使卸妆了，还是有一双乌黑的眼圈，怎么办？

确实，对现代人来讲，黑眼圈十分常见，很多人都深受其扰，即使擦了眼霜也毫无成效。

有黑眼圈，不仅影响美观，更是健康出现问题的一个外部显现。

那么，黑眼圈究竟是哪些因素导致的呢？什么样的人会有黑眼圈呢？

我将易有黑眼圈的人群分为以下三种。

❀ 睡眠不足引起的黑眼圈，补觉就可以了

由缺乏睡眠引起的黑眼圈，是最常见的。

我见过的95后年轻人，能在晚上12点前睡觉的几乎很少，这已经成了这个时代的一个特点。

睡眠不足就会导致眼部血管无法休息，一直处于持续充血的状态，最终引起黑眼圈。这种黑眼圈是若隐若现的，比较容易调理，不用吃药，只要好好补觉，保持睡眠充足就可以了。

需要注意，睡眠不足会消耗肾精，导致肾气不足，也会产生瘀血，这是一个不好的开端。

很多人都意识不到睡眠不足的危害，他们认为白天睡觉和晚上睡觉是一样的——我可以晚上不睡，白天睡。但实际上，这是绝对不一样的。中医认为，这会让人处于一种阴阳逆乱的状态；西医认为，每个人的激素分泌跟自然节律和光线的强弱是完全吻合的。如果您反过来了，就会造成激素分泌紊乱。总之，最后身体一定会出现问题。

保持生活节律，是一个非常重要的养生习惯。要想追求有智慧的人生、追求健康的人生，首要的就是自律，特别是在睡眠上要有所保证。

严格地说，很多人的疾病，我认为即使不吃什么药，只要稍微通过食疗调一调，好好保证睡眠，慢慢身体就会恢复如初。

实际上，好睡眠才是真正的大药。很多人都和我反馈过这样的问题，本来自己身体不好，出现了各种问题，出去旅游一段时间回来，什么问题都好了。为什么呢？因为出去之后，您的心情放松，精神放松，也没什么工作压力，晚上睡眠也很好，所以一段时间之后，身体就自愈了。

我建议那些有健康问题的人，一定要相信睡觉的魅力。**睡觉是身体修复的时刻，只要您每天早睡，有充足的睡眠，身体就会自己修复。**

以前我没有意识到这个问题，是在让大家喝中药的时候逐渐发现，起重要作用的就是晚上睡前喝的那服中药。这是因为晚上人在睡眠状态下，身体开始修复的缘故，由此就可以看出睡眠的重要性。

要知道，人类每天是用大约三分之一或一半的时间来修复自己。没有人能将这段时间全部节约出来，如果您将这部分时间减少，就是在减少自己的生命。等于您本来想节省时间，最后反而缩短了生命。

❀ 如何改善睡眠：
制定节律，把床具搞好，睡前让自己安静

睡眠实际是人生中一种最重要的治疗方式，而且睡眠是人生中最享受的事之一，只是很多人没去享受它。睡得好，或做个好梦是非常舒服的，醒来之后伸个懒腰也会特别舒服。

我建议所有身体失调的人，都可以照下面的方式改善睡眠：

第一，一定要制定节律。

每天晚上 9 ~ 10 点之间睡觉。甭管自己能不能睡着，您先躺着放松，让自己什么都别想，早晨 7 点起来。试 1 周看看，您可能会发现很多症状不用吃药就消失了。

第二，把床具搞好。

很多人睡不好，是床具的问题。其实，您可以换一个稍微有点儿硬度的床具，不要让自己陷在里边，否则您的身体是无法完全放松的。

然后再调整好枕头的高度，找到适合自己睡眠的方向。因为每个人体质不同，都有自己适合的方向，您的头朝哪边睡是很重要的。

我曾经见过这样的人，头朝西边睡不好，调到朝北边睡之后，当天晚上就睡好了，血压也下来了。

到目前为止，睡眠朝向的奥秘，我们还不能完全掌握。众说纷纭，可能跟磁力线、经纬度、所处房间的光照口的位置有关……

我建议您自己试一下，朝哪个方向睡得好，您就睡哪边。

第三，睡前让自己安静。

睡前尽量不要剧烈运动或看电子设备，这些都会让大脑兴奋起来，让人难以入睡。

睡前可以静坐 3 分钟，排除杂念。或者安静地躺一会儿，做一下腹式呼吸，等等，这些都是调整睡眠的方法。

❀ 瘀血引起的黑眼圈，
服用三七粉，或用桃红四物汤泡脚

中医认为，人体内的血液循环状态不良，就容易形成瘀血。这和西医对于黑眼圈的描述"静脉血管血流速度过于缓慢，眼部皮肤红细胞供氧不足，静脉血管中二氧化碳及代谢废物积累过多，形成慢性缺氧，血液较暗并形成滞流以及造成眼部色素沉着"的说法比较接近。

通常，这种由瘀血引起的黑眼圈不是短期形成的，而是体内长期瘀血所致。基本上年轻女性有这种情况的不是很多，大部分都是上了点儿年纪的女性。这种人的面色看起来无光泽，黑眼圈又干又黑，好像有很多皱纹似的。

体内有瘀血的人会有哪些表现呢？其中一个重要的指征，就是眼眶黧（lí）黑干涩（脸色暗淡无光泽）。如果瘀血淤积到一定程度，脸上会出现黯黑色斑点。同时，嘴唇颜色变深，记忆力下降，咽喉干（不是口渴），以及身体表面出现红血丝或青血丝的现象，甚至有些身体部位还会有痛感。

通常体内有瘀血的女性月经量很少，且有黑色血块，甚至长期痛经。有些女性还会严重月经不调。需要注意，气血亏虚的中老年女性也会出现这种情况。

这种人的舌头上会有瘀斑、瘀点，如右图所示。

体内有瘀血的人，往往跟受寒有关，时间长了就会导致身体整个功能的紊乱。这其实是一种长期性、全身性、慢性病变。这种类型的黑眼圈想要恢复过来会有些慢，需要一点一点养。要先养血，再化瘀，否则单纯化瘀，效果不佳。

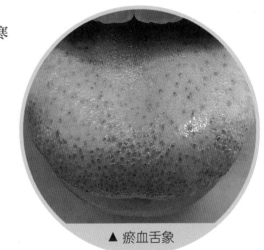

▲ 瘀血舌象

我建议您可以坚持每天服用两三克的三七粉来活血化瘀，或者使用桃红四物汤泡脚。

桃红四物汤

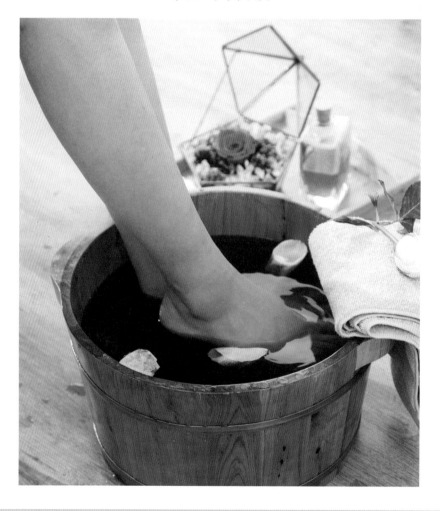

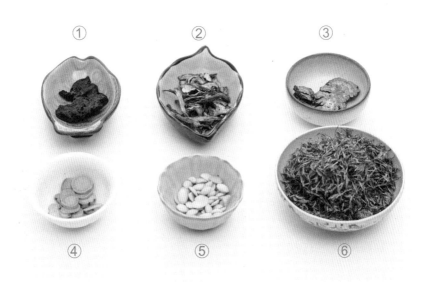

配方：① 熟地 6 克、② 当归 6 克、③ 川芎 6 克、④ 白芍 6 克、
⑤ 桃仁 6 克、⑥ 红花 6 克。

用法：将上述药物放入水中熬开锅 20 分钟，将药汁兑入温水，
泡脚。每天泡 1 ~ 2 次，每次泡 20 分钟，水不可太热，
覆盖脚面即可。

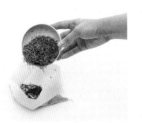
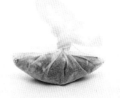

有些严重疾病发展到后期，也会出现瘀血的情况，导致出现黑眼圈。比如，肝功能长期不正常、肝肿大的患者，大约有 20% 的人会在身体的暴露部位，如眼眶周围有色素沉着。还有某些患肾病的人病情加重后，也会出现黑眼圈，这与瘀血和肾虚有关。

其实，很多人没有给我看舌象，我也能判断出她的体内有瘀血，为什么？因为很多症状都"写"在脸上。我在全国各地做过很多场健康讲座。几乎每一场健康讲座，我都会看到这样的人，大多数都是四五十岁的女性。一看她的脸，我就知道这个人体内有瘀血——因为她的脸是晦暗的，脸上有黑斑（尤其在眼眶部位），黑眼圈非常明显，不是隐隐的那种黑色，而是黑色浮于表面。这种黑眼圈，是需要用药物来调理的，很难自然消除。

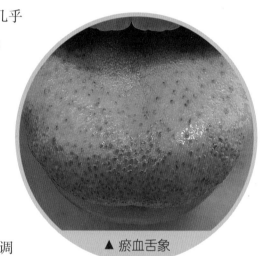

▲ 瘀血舌象

❀ 肾虚引起的黑眼圈，服用中成药金匮肾气丸

这种人出现黑眼圈的原因基本是肾精损耗所致，从而引发肾阳虚。一旦肾的黑色浮越于上，就会呈现出双目无神、眼圈暗黑的状态。

而且这种人的面色，通常会显得苍白或黧黑，神情比较疲惫。另外，精神萎靡不振，总是想睡觉，双目无神，四肢清冷，小便清长，腰酸无力，容易出现浮肿。表现在舌象是舌质淡白、舌苔白厚，脉象迟弱。

❀ 糖尿病、哮喘、过敏性鼻炎、纵欲过度，都会有黑眼圈

我曾见过一个糖尿病患者，面色黧黑，尤其眼圈很黑，舌淡白，苔白厚。当年中医治疗糖尿病的思路，是用生地、玄参、花粉、葛根来调理。如果患者觉得口渴，就是阴虚，用滋阴的方子。但这个人用了很多类似的方子，都没有什么效果。我觉得她是肾阳不足，建议她服用金匮肾气丸。后来，她的病情明显缓解。

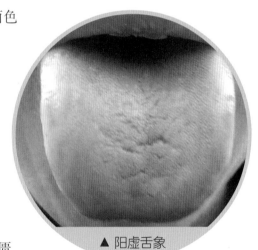

▲ 阳虚舌象

现在肾阳虚的人特别多，这类人基本都怕冷，因为体内寒湿蓄积。

有一次，我在冬天去了游泳馆。我就观察，在冬天还能坚持游泳的人，肯定是特别喜欢游泳的，那这样的人他的身体会有什么改变？

仔细观察之后我发现，冬天去游泳的男性好多都是大胖子，身材像海豚一样，而且脸色发黑，嘴唇颜色很深，有黑眼圈。

那天，我看到了几个这样的人。他们可能很喜欢游泳，觉得游泳对身体有好处，但实际上他们自己也不知道体内的阳气不足，寒湿重。

当然，不是所有阳虚的人都会发胖，有的人也很消瘦，这种是属于已经消耗得很厉害了。

很多患哮喘的人也有黑眼圈，一方面是气血流通不畅的原因，尤其是跟呼吸系统有关；另一方面就是阳虚引起的黑眼圈。哮喘患者的状态跟过去吸大烟的人有点儿相似——眼圈发黑，脸色苍白，且上面有黑斑。

另外，有些心脏病患者，比如心衰、心阳不足的人也会如此。阳气不足的根源在肾，因为心肾是相交的。如果一个人阳虚得很明显，也会肾气不足，从而致心脏出现问题。

因此，如果是肾虚引起的黑眼圈，而且长期存在的话，就可能身患疾病已经一段时间了。

当然，有个别人是消耗过度、纵欲过度引起的黑眼圈。这种情况是暂时的，养一养可能会恢复。

但如果您发现自己有黑眼圈，且有腰膝酸软、怕冷、精力不足、嗜睡、小便清长等症状，那真的要引起警惕了，赶快养生或找中医调理一下。

有些过敏性鼻炎的患者，也会有黑眼圈，这是因为鼻部与眼部位置比较接近。但究其根源，过敏性鼻炎也多是阳气不足引起，所以根源还是肾阳亏虚。

这种情况，算是虚损得比较严重了，所以必须服药调理。除此之外，还要注意改变自己的生活习惯。

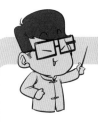

罗博士叮嘱

① 本文中的金匮肾气丸不是桂附地黄丸，购买时一定要区分好。

② 保险起见，三七粉不要在经期使用。

③ 以上所有药物，孕妇忌用。

03 为何我嘴里的味道这么大？
如何调理见效快

✿ 口腔疾病会让人有口气

有一次我坐飞机出行，途中觉得周围的气味难闻到了掩鼻欲呕。我环顾四周，发现座位后面坐着一位大胖子，一直在张着嘴睡觉，嘴里呼出了非常难闻的气味。我估计坐他旁边的乘客比我还痛苦。

当时我深深感叹：一个人身体欠佳，不但会影响自己，还会影响别人。那么，到底为什么有些人的口气会这么重呢？经常有朋友在网络上询问："为何我嘴里的味道这么大呢？"

其实，口气重的原因分几种。第一种原因，就是有口腔疾病。如果一个人有龋齿，或者有牙周炎等口腔疾病，就会出现嘴里有味的情况。这种情况也比较多见。

❀ 胃气上逆导致脾胃失调，可以常喝玫瑰花陈皮茶

有时，口气重的关键原因是脾胃功能失调所致。中医认为，口为肺胃之门户，脾气通于口。正常情况下，胃气下行，脾气左升，所以浊气向下，清阳之气上升，这是正常的脾胃运化规律。

如果人体气机逆乱，就会导致脾气不升、胃气不降。本来一个人的胃气是向下走的，一旦胃气不降，就会上逆，从而出现有口气的情况。

肝气不舒是导致胃气上逆的一个重要原因。所谓肝气不舒，就是情绪不佳、情绪郁闷、肝火旺所致。

什么原因会导致胃气上逆呢？如果一个人肝气不舒，则会影响脾胃，导致脾胃的气机郁滞，从而出现水湿淤积的情况。因为土克水，如果土气壅滞，则水湿泛滥，这样脾气就无法升清，脾气不升，则导致胃气不降。

所以，这种由胃气上逆引起的口气重，一般多责之于胃火（多数的胃火是虚火），此时疏肝理气、清降胃气是很重要的。

那么，到底有什么样的调理方法呢？

❀ 常喝玫瑰花陈皮茶，口气如兰

在中医里，藿香、佩兰、白蔻仁都能起到往下收敛气机的作用，

同时还可以打开脾胃。这些药在古人看来都是香草。但现代人都受不了这种香味，闻一下就觉得"我的妈呀，什么味儿"，熬药的味道闻时间长了都会恶心想吐。

这就是现代人与古人的差异。我们不觉得这是香味，因为现代的香水已经把大家的嗅觉审美引导走了。

玫瑰花陈皮茶

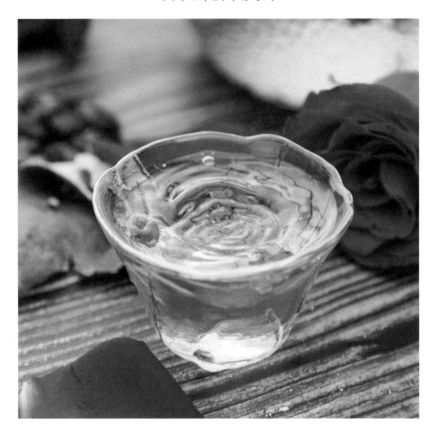

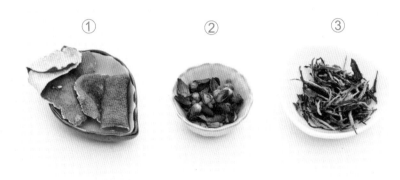

配方：① 陈皮 3 克、② 玫瑰花 3 克、③ 白茶。

用法：泡水代茶饮。

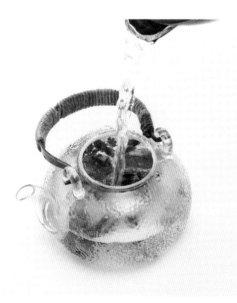

陈皮是一种非常好的芳香祛秽的食物，广东新会的陈皮是全国最好的。为什么广东人都那么瘦？通常，广东人体内的湿气都很重，也不吃麻辣的食物，那么他们是怎么祛湿、怎么保持这么好的身材的呢？

我去了广东之后发现，他们无论煲什么汤都放陈皮，广东最道地的陈皮在新会的几个村子里，他们管陈皮叫"杆"。这里的干陈皮，只要一打开盖儿，就能闻到非常香的味道。

陈皮是越陈越好，这也是陈化，所谓陈化就是一种发酵过程。而且陈皮越陈，味道越香。它可以起到芳香祛秽的作用，帮助我们打开脾胃功能。

其实，广东人吃肉的量非常大，他们吃完往往是用陈皮泡水喝，或喝陈皮茶，有助打开脾胃，起到消积的作用。

而玫瑰花本身也有芳香祛秽的作用，可以祛污浊、秽浊之气。同时，玫瑰花也有疏肝理气作用。帮助我们把中焦的气机打开，让它慢慢往下降。

因此，您平时也可以喝一点儿玫瑰花配陈皮泡的水。如果积食严重，可以再配点儿山楂来消食，效果会更好。如果您观察到自己舌根部的苔特别厚，也可以配点儿炒莱菔子，不用太多，3克即可。

此外，您还可以每天喝一杯杏仁饮料，比如杏仁露。这是一种特别好的饮料，我还经常用它来调理便秘，它具有开肺气、通大肠的作用。肺气如果能够下行，则胃气也会下行，所以杏仁是一味降肺胃之气的非常重要的中药。

使用这个方法，坚持一段时间，就可以逐渐改善口气重的情况。当然，如果能请中医给您用具体的方剂来疏理肝气、清降肺胃之气，是最好的。

❀ 积食后口气重，可服用中成药保和丸

现代人的饮食太高级了，经常食肥甘厚味。所以，不仅仅是孩子，连大人都经常出现积食的问题。

有积食的人，中焦脾胃壅滞堵塞，引起胃气上逆。此时患者口中就会有酸腐臭秽之气，大多数还伴有脘腹胀满疼痛、消化不良、不思饮食、嗳气（打嗝）吞酸、脉滑等症状。并且这种人的舌苔非常厚腻、黏腻，甚至颜色发黄。

这种积食，就是由于平时吃得太好，过饱伤胃、宿食停滞所致。如果不及时调理，还会郁而化热，导致湿热蕴积，从而出现胃火上逆的情况。

那么，这种情况到底该怎么调理呢？

我推荐一款中成药——保和丸。

只要您判断自己有以上的症状与舌象，即可使用保和丸。坚持服用一段时间，把舌苔厚腻的情况改善了，您的身体状态也就恢复了。

当然，也有个别情况，比如体内的实火很大，就会有口舌生疮、大便干燥，或面红目赤的症状。有这种情况的人，也可以使用中成药

牛黄解毒丸或者黄连上清丸等。但您一定要判定这确实是由实火所致，才可以使用。

❀ 阳虚湿气重导致的口气，服用附子理中丸

阳虚湿气重，以前我没有重视过，但现在发现这种人非常多。

一次，我在给一位患者诊断时，发现他口气一喷出来，我得躲着他。这给我的印象很深，当时我看了他的舌象，发现就是典型的阳虚舌象。

他的舌头胖大，上面唾液很多，舌苔铺满了舌体，舌质颜色淡，如右图所示。

这是阳气不足、体内湿气重导致的。因为浊气在上，湿气弥漫三焦，导致下面的清窍不利，就容易引起口气的问题。

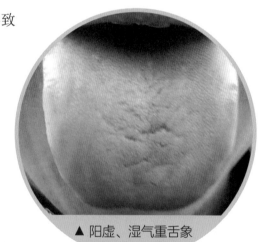

▲ 阳虚、湿气重舌象

通常，这类人是因为自身受寒，爱喝冷饮，爱吹空调，或吃过一些寒凉药等，导致了自身阳气不足。

这样的人经常被认为是体内有火。其实恰恰相反，有火的人并不多，基本上都

是体内瘀阻了，其实是阳虚的人居多。如果一个人体内有火，他自己也会感觉嘴里难受。因此，如果没有上火的感觉，就说明还是阳虚的缘故。

像这样的人，可以使用温阳祛湿的方法——服用附子理中丸。如果不温阳，单纯祛湿，效果不佳。只有温阳了，慢慢把湿气化掉，上焦清了，九窍通利了，口气才会消失。

附子理中丸是一味温阳效果很好的中成药，里面的干姜和附子，可以使脾阳振奋起来，从而将湿气祛除。

严格地讲，口气重并不是一种病，它只是身体失调的一个症状。

如果发现自己的口气重了，需要调理的是我们脾胃的功能。脾胃的功能一旦恢复正常了，那您身体的各方面问题都会有所改善。

04 靠谱的减肥方法不是不吃，而是正确地吃

❀ 肥胖引发的健康问题，才是女性的大忌

之前，我听很多朋友说，春天是减肥的季节，因为随着穿的衣服逐渐减少，冬天暴饮暴食的结果会显露出来。尤其是女性，穿裙子的时候一旦发现腿变粗了，就会立刻"崩溃"，从而发誓减肥。

一般情况下，多数人关注减肥，是因为肥胖影响了美丽。比如，过去买的衣服，现在穿不进去了；或者穿上衣服，小肚子鼓出来一块，看上去确实不那么美观。相比之下，那些身材好的人，处处散发着健康的魅力。

您知道吗，**身材的臃肿，只是外表不美观，由肥胖引发的健康问题，才是真正的巨大隐患。**

现在肥胖问题是发达国家面临的重要健康问题之一，很多美国人胖得只有起重机才能拉得起来。而这种肥胖的问题也即将在中国爆发，为什么？

现在中国的"吃货"开始增加了，"吃"已经逐渐变成了一种文化。现在人每天就研究哪儿有什么好吃的，然后大家约着一起去吃。吃法越来越多，"吃货"也越来越多。人们的生活方式也开始以享受为主，很多女性都是因为胖而患病，胖人脏器的负担很重，继续这样下去，最后会导致身体的崩溃。

因此，肥胖不是美的事，而是健康的事，肥胖与我们的寿命息息相关。

❀ 这些身体问题都与肥胖有关

在北方的冬天，我经常看到一些身材肥胖、呼吸吃力、咳喘不止的人。这些人心肺功能的问题非常多，调理起来也特别困难。下面我来介绍一下由肥胖引发的健康问题都有哪些。

（1）肥胖的人，心血管疾病的发病率比正常人高出 5~10 倍

通常这类人都有痰湿淤积、气血瘀滞的问题，所以心血管疾病，如冠心病和高血压的发病率，比正常人要高出 5 ~ 10 倍。从解剖学的角度来看，心血管疾病发病率升高是因为肥胖导致心脏肥大——心脏的后壁和室间隔增厚，从而使得伴血容量、细胞内和细胞间液增加，心室舒张末压、肺动脉压和肺毛细血管楔压均增高，导致猝死发生率升高。

（2）肥胖的人，呼吸系统极易出现问题

这类人由于痰湿阻肺，呼吸道容易受阻，肺活量也会随之降低，导致多种肺功能异常，如肥胖性低通气综合征（有气喘困难，甚至睡眠中呼吸暂停等症状），严重者可致肺心综合征（有不能平卧、心悸、口唇发绀、全身浮肿、呼吸困难，甚至心力衰竭等症状）。

（3）肥胖的人，易患代谢类疾病

由肥胖引起的代谢类疾病多如牛毛，其中最常见的就是糖尿病（尤其是大肚子的人）。其他身体疾病，实在是难以尽述，比如关节问题、闭经、多囊卵巢综合征、不孕等，都和肥胖息息相关。

由此可见，女性在任何季节都要控制体重，因为肥胖所带来的健康问题，绝对不容忽视。

想一想，我们所见到的百岁老人，基本都体形偏瘦，您很少会见到身材肥胖的百岁老人。

因此，控制体重是一个大问题。

那么，我们为何会变胖呢？又应该如何正确瘦身呢？

❀ 绝大多数人变胖是因为摄入过多，消耗减少

绝大多数人变胖，就是因为摄入增多，加上消耗减少。所谓摄入增多，就是吃得太好了。现代人摄入的营养，可能是人类有史以来最

多的。当人类还是猿人的时候，每天上蹿下跳也找不到多少食物。但是现在，我们坐在家里动动手指就可以点外卖，任何美食都唾手可得。

因此，稍微不慎就会摄入过多营养，从而将这些多余的营养转化为脂肪。**尤其是现在的动物大多用激素喂养，吃过多的肉就相当于摄入过多的激素，这会令我们增肥。**

我看过一些介绍美国历史的书，一百多年前的美国是在贫穷和饥饿中度过，大部分人都饿死了。而在中国，也只有唐宋时期这种稳定的朝代，人民才能吃得饱饭。我们国家的粮食种植，早期很匮乏，很多粮食都是后期移栽进来，比如玉米、土豆等。

因为粮食很少，那个时期的人大部分时间都在挨饿。所以人们一有机会就赶快吃点儿，储备起来。**我们的身体里遗传了饥饿基因，现在我们突然开始能吃饱了，大家都拼命吃，可是我们的身体本不需要这么多营养。一直没有节制地吃，又怎么会不发胖呢？**

而且我们现在运动的机会减少很多，消耗就减少了。比如洗衣服用洗衣机、上楼乘电梯、出门就坐车……能量不断蓄积，人自然会变胖。记得我父亲说他当年上大学时，为了省车票钱，下了火车后会从沈阳南站步行到辽宁大学。

您到农村也会发现，农民的体形都偏瘦，为什么？田地需要耕作、浇水、除草、施肥……每天这样大的体力消耗，怎么会有胖人呢？

我以前也很瘦，但自从买了车以后就胖了——这和走路减少是有关的。所以，**有规律地运动，万分必要！**

在各种运动里，我最赞成走路，走路调整气血的效果非常好，而

且避免了剧烈运动带来的伤害。 中医大师赵绍琴老先生曾特别强调过走路的好处，他建议肾病患者一定要多走路。现在想想，非常有道理。

❁ 摄入过多油和糖分也会让人发胖

有的朋友说："我都吃素了，可还是很胖，这是为啥？"我觉得原因是很多人在烹饪素食的时候，为了味道更好，会加很多油——摄入过多油也会增肥。

此外，吃甜食也会让身体摄入大量热量，导致肥胖。 现在很多人已经不习惯喝白开水了，渴了就喝饮料。其实，饮料所含糖分较大，这也是导致很多人肥胖的原因。

在我读博士期间，有一个台湾师妹跟我讲，她刚来大陆食堂吃饭的那段时间变得很胖，胖到别人都不认识了。然后她就分析自己变胖的原因，后来她发现食堂炒菜用的油特别多，她就开始自己做饭吃。

台湾人做菜很简单，她说自己就是把菜放到锅里，放水，再放几滴油，然后把锅盖盖上一焖，熟了就可以了。所以，她后来就又瘦下来了。台湾人平时吃东西清淡惯了，一旦摄入太多油，当然就胖了——比如炸茄子，那就相当于油焖茄子，您想想得用多少油！

摄入过多糖分也一样会令人发胖。有些人天天喝饮料，1瓶500毫升的可乐大约相当于11.7粒方糖。如果拿可乐当水喝，每天喝几瓶，那您的身体一定会崩溃。

因此，您看，很多人年纪不大就患上了糖尿病，这都是需要我们注意的。

❀ 寒凉食物吃多了也会变胖

现在因为阳虚而导致肥胖的人也很多，在生活中您可能会看到这种胖人——特别胖，腰围很粗，身上全是肉。实际上这种人的胖，是阳虚导致的。

比如美国人吃的东西都很寒凉，他们还特别爱喝冷饮。当然不是所有外国人都爱吃凉的，不吃热的。有些外国人也会喝热水、热咖啡、热茶等。但俄罗斯人就很爱喝冷饮。很多人可能都有印象，这个民族的人年轻时身材都特别好，小伙子长得帅，姑娘简直像仙女一样。但是我们观察他们的饮食——早上起来就喝冷饮、吃西瓜。结果是什么呢？**随着年纪的增长，他们很快就会变胖——正气稍微不足，就会开始变胖。**所以，俄罗斯的 40 多岁女性很少有不胖的。

此类变胖的原因就是阳气不足，吃了很多寒凉的食物，导致体内湿气很重，这种胖是身体失衡的一种表现。

很多小胖子，您一看他们的舌象，都是舌头很胖，而且呈白色，有齿痕，就是典型的阳虚舌象。而且这些小胖子的皮肤会变黑，比如额头是黑色的——他们会产生一种皮肤病变。

中医认为，这实际是阳气不足的表现，阳气不足会导致体内寒湿重，这种问题与我们的饮食习惯息息相关。如果您长期喝冷饮、食生冷，就会脾胃麻木。吃饭的时候不知道饱，使劲儿往里吃。喝水也是，"咕嘟咕嘟"往肚子里喝，越喝越觉得痛快，但实际上寒湿也越来越重。

这样的人会有阳虚的症状，但是未必那么明显，不像别的阳虚之人那么怕冷。因为有厚厚的脂肪在那儿，他就不那么怕冷。但是您一看他的舌头，就知道他是阳虚的。

对于这样的人，我们的调理方法就是给他温阳。通常，我们会用干姜、附子这类药给他们温阳。大部分人补进去以后，会有泻肚子的症状，然后会发现肚子开始慢慢有点儿瘪了的感觉。因为他体内的寒湿化

▲ 阳虚舌象

开了，所以就会开始泻肚子，这是往外排寒湿的过程，但是这个过程会很缓慢。如果能在温阳的同时配合运动，效果会更好。

我看过很多想通过健身来减肥的小胖子，怎么减也减不下来，虽然他们每天使劲儿运动。说实话，我认为那些动作就是身材正常的人做一套下来都得累坏了，胖人做真的会很疲惫。

因此，我认为根据个人体质来调整身材效果会更好。

比如阳虚的人想减肥，就要温阳，再配合运动才好。单纯地运动，则效果未必佳，因为体内的寒湿化不开。

❀气虚、水湿重的人，通常会腹部肥大、松软

气虚之人，身体无力运化，则水湿容易蓄积。这类人，通常会腹部肥大、松软，经常感觉浑身无力，容易自汗，动辄气喘，容易大便溏泄。

气虚之人的舌头会胖大，舌边有齿痕，这是由于肿胀的舌头一直压在旁边的牙齿所致，正常人的舌头是没有齿痕的。

▲ 气虚舌象

如果您发现自己的舌头上铺满了舌苔，就说明您体内的湿气很重。同时，您还可以观察自己舌苔的薄厚。舌苔薄的时候，即便舌苔布满舌头，也说明体内湿气没那么重。舌苔越厚，说明湿气越重。如果厚到一定程度，湿气会凝结成一种黏稠状的物体，也就是痰。这个时候，舌苔就会又白又厚。

▲ 水湿舌象

舌苔薄的时候，我们体内的湿气还比较

容易去掉。如果舌苔很厚，祛掉湿气的难度就增加了。所以舌苔越厚，我们就越需要重视。

（1）气虚之人可以早上服用补中益气丸、晚上服用归脾丸来减肥

我建议气虚之人每天早上服用补中益气丸，晚上服用归脾丸。

在服用的时候，可以用荷叶3克熬水，送服药丸。荷叶可升清降浊，具有清浊祛湿的作用，与补脾的药物配合使用，可以提升疗效。

因阳虚导致肥胖的人，可以把晚上服用的药物改为金匮肾气丸。

（2）湿气重的人可以这样吃

① 服用张仲景的平胃丸

在宋代的《太平惠民和剂局方》里面，有很多精彩的方子。因为这些方子是当时皇家组织编写的，很多方子都非常精到，其中平胃散就是一个祛湿良方。现在这个方子已经有了中成药——平胃丸。

平胃丸，具有燥湿运脾、行气和胃之功效，主治湿滞脾胃导致的脾土不运，湿浊困中，胸腹胀满，口淡不渴，不思饮食，或恶心呕吐，大便溏泄，困倦嗜睡，舌不红，苔厚腻。

需要注意的是，这个方子里的苍术药性燥烈，因此没有水湿之气的人或阴虚之人，症见舌红少苔，口苦而渴，或脉数者，都不能服用这个方子。此方孕妇忌服。

② 食用薏米茶树菇排骨汤

薏米茶树菇排骨汤

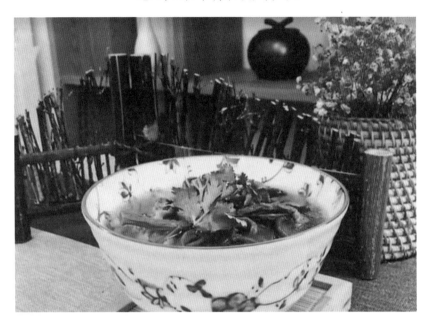

原料：① 排骨 500 克、② 茶树菇 1 把、③ 薏米 20 克、④ 芡实 20 克、⑤ 莲子肉 20 克、⑥ 山药 2 小段、⑦ 生姜 1 片、⑧ 香菜少许。

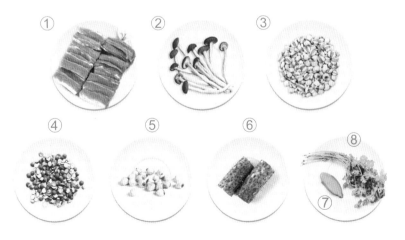

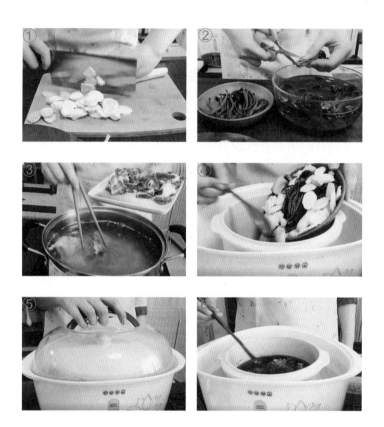

做法: 1. 把所有的食材清洗干净，山药去皮、切片。茶树菇用清水浸泡1小时，薏米、芡实、莲子肉可以放在一起浸泡半小时。

2. 将浸泡好的薏米、芡实、莲子肉沥干水，把泡好的茶树菇的根部剪掉。山药去皮切成片状。

3. 烧开水，排骨下锅焯水，3 ~ 5分钟后焯好捞出。

4. 用隔水炖的方法，把薏米、芡实、莲子肉、茶树菇、山药、生姜、排骨全部倒入锅中，填好温热的水。

5. 给外锅加水，选择煲汤模式定时 1 个半小时（如果您用的是砂锅，放入食材后调至大火开锅后，转小火慢炖 1 个半小时即可）。

6. 时间到了，加入适量食盐和胡椒粉调味，搅拌均匀即可（可以根据个人的喜好选择是否加香菜）。

薏米有健脾止泻、除痹、排脓、解毒散结的功效。芡实性平味甘、涩，归脾、肾经，有益肾固精、补脾止泻、除湿止带的功效。

莲子肉性平，味甘、涩，归脾、肾、心经，也有补脾止泻、止带、益肾涩精的作用。除此之外，莲子肉还有交通心肾、养心安神的功效，对虚烦、心悸、失眠都有调理的作用。

山药性平，味甘，归脾、肺、肾经，有"益肾气、健脾胃、止泻痢、化痰涎、润皮毛"的功效，对脾胃虚弱、泄泻、体倦、食少、虚汗等病症有很好的疗效。

茶树菇是一种营养价值很高的菌类食物，味甘，性平，归脾、肾、胃经，功效是滋阴补肾，益气开胃，健脾止泻，利尿渗湿。另外，还有美容养颜的作用。这是一道口感十分丰富又低油低盐、清甜可口的靓汤，非常适合女性食用。

罗博士叮嘱

这款药膳用到的薏米性凉，孕妇最好不要食用。阳虚体质的人可以将薏米炒过之后再服用。

❀ 体内有痰湿、痰热，就会壮实而肥胖

体内有痰湿和痰热的女性，身体壮实而肥胖，总是感觉身体油腻，出的汗也比较黏。通常她们脾气烦躁，容易有口气。

体内有痰热的人舌头会胖大，且舌质色红，舌苔黄腻。这类人的肥胖，是营养过剩所致，她们看似健康，但实际上身体隐患很多。

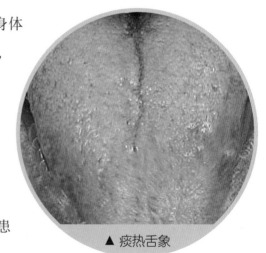

▲ 痰热舌象

（1）体内有痰热的肥胖之人，可以服用行气化痰的代茶减肥饮

对于这类人，可以服用行气化痰的代茶减肥饮。

代茶减肥饮

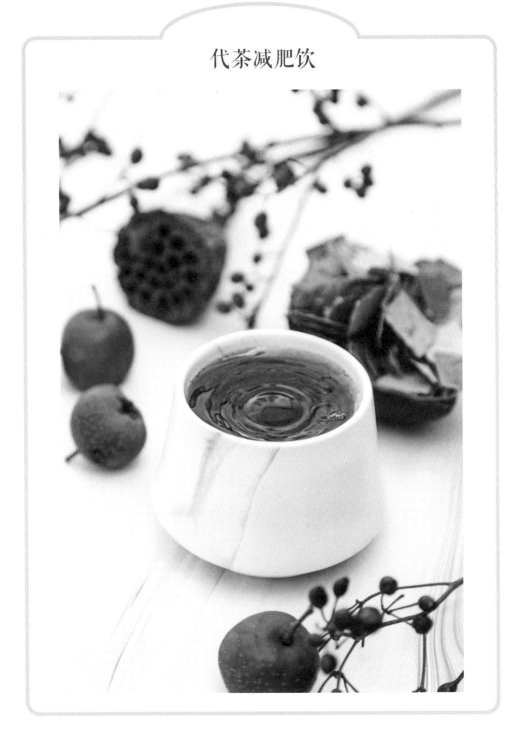

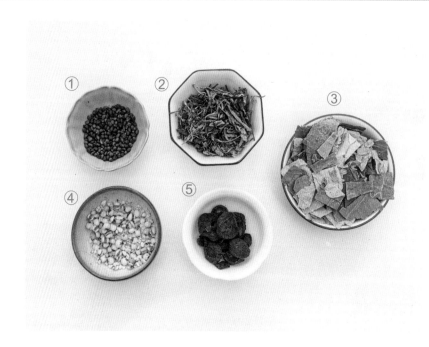

配方：①炒莱菔子3克、②蒲公英3克、③荷叶3克、④薏苡仁9克、⑤炒山楂6克。

用法：熬水，代茶饮。

（2）用祛湿化痰的温胆汤泡脚可减肥

痰热体质的人，也可用祛湿化痰的温胆汤来泡脚。

温胆汤泡脚方

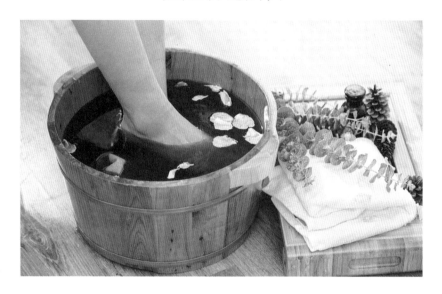

配方：① 茯苓 30 克、② 陈皮 9 克、③ 法半夏 6 克、④ 竹茹 6 克、
⑤ 炙甘草 6 克、⑥ 枳实 6 克。

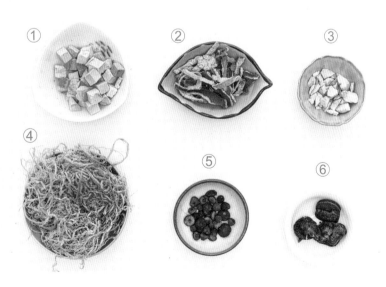

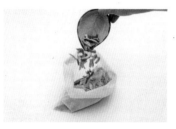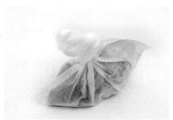

用法：熬水，然后把药汁倒入温水中，用此水泡脚。每天 2 次，
　　　　每次 20 分钟。

叮嘱：水不必太热，水量淹没过脚踝即可。一般泡几天痰湿就会
　　　　逐渐松动，舌苔变薄，就不必再泡了。

（3）常喝荷叶茶，可以有效减肥降脂

荷叶的作用有很多，其中最被人关注的，就是它具有减肥、抗氧化、抗惊厥以及保肝的作用。但对于女性来说，荷叶最突出的贡献莫过于可以减肥降脂。

我建议您买一些荷叶茶来饮用。当然，在药房买干荷叶来泡水喝也可。

需要注意，喝荷叶茶是有讲究的：

1.最好在饭前空腹喝下，这样最有利于排便、消除水肿。

2.一天可以喝 3 ~ 4 杯，分时间段喝，三餐前和下午茶时间喝。

3.喝的时候不用煮，直接冲泡，焖 5 分钟左右即可。另外，不一定要喝热茶，凉了也不影响效果，夏季冰镇后饮用味道更好。但荷叶茶不适宜脾胃虚弱的人，冬天不宜凉了喝。

荷叶茶

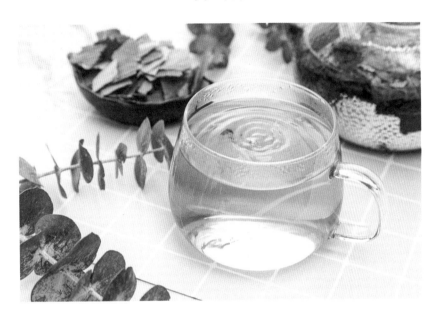

配方：荷叶适量。

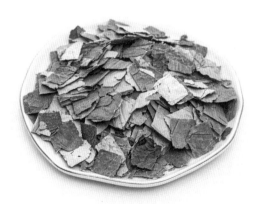

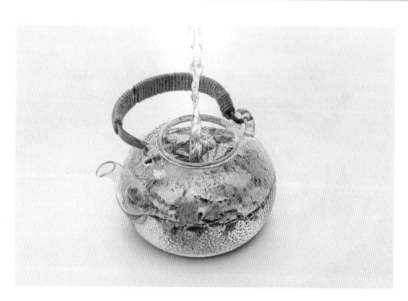

用法：泡水喝即可。

（4）喝酵素、艾灸痞根穴也可以减肥

此外，我再给大家推荐一个很好的减肥方法：喝点儿酵素，配合灸。

酵素是调节肠道的食物。我们喝酵素，并不是喝里面的益生菌和酶（当然会有一部分可以通过胃酸进入肠道），我们摄入的主要成分是益生菌分解过后的食物成分。供给肠道里有益菌的食物，叫益生元，它可以改善肠道菌群。

很多网友服用了酵素以后留言说大便通畅了，次数增多了。尤其是便秘的患者，喝了之后效果更好（这就是肠道菌群改善后的反应）。

　　我自己服用酵素后，明显感觉大便通畅了，排除积滞的效果非常显著。之前我经常到各地讲课，当地的朋友都会推荐很多美食给我，美味诱惑之下，我也没能控制住自己（必须先检讨一下），导致有些发福。震惊之下，开始自我调理。除了喝酵素，我还配合了艾灸，大肚子很快就消下去了。下面，我就把艾灸的穴位介绍一下。

　　这是明代张景岳的经验，这个穴位名叫"痞根"，取后背脊柱的两侧，从肚脐的位置向后平移，然后和脊柱交会，在交会点旁开，左右各3.5寸的位置（张景岳说可以用手摸，能感觉到动脉跳动的位置最佳）。找到穴位后，就艾灸这里，每次20分钟左右，一天灸两三次即可。

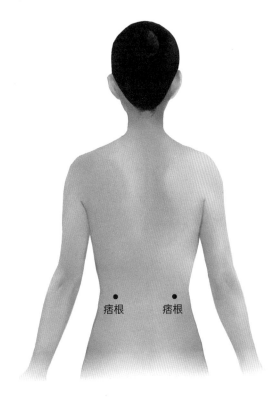

　　注意，这里说的3.5寸，以自己的身体为准。具体方法是食指、中指、无名指和小指，这四指并拢，以中指中节横纹高度为准的四指宽度为3寸，拇指中节宽度为1寸，一半为0.5寸，这种取穴方法叫"手指同身寸法"。张景岳就用这个穴位治疗痞满之病。

　　我用艾灸此穴位的方法来调理腹部肥胖，效果还不错。如果加上运动，配合补气养脾的中药，效果会更好。

痞根　　　痞根

❀ 肝气郁结会导致肥胖

由肝气郁结导致肥胖的女性有很多。很多女性失恋后，心理状态就改变了，她需要有个东西来替代，帮助她分散注意力。通常，她们会选择吃东西来分散自己的注意力，使劲儿吃，这其实是一种感情替代。

中医认为，这类女性就是肝气不足，横逆克脾土，导致脾土紊乱，从而导致人的食欲异常。

也有的人正相反，一直不吃东西，越来越瘦。

总之，这两种做法都十分伤害脾胃，需要及时调理。

通常，这种人会经常情绪郁闷，不开朗，也很少运动，女性多为月经不调。此时，一定要疏肝理气，慢慢恢复心神。

这类人的舌苔很薄，舌体胖大，舌质颜色暗淡。

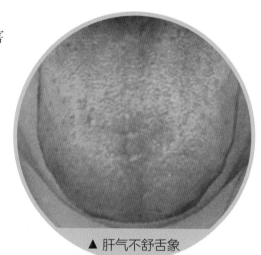

▲ 肝气不舒舌象

❀ 肝气郁结而肥胖之人，可以喝行气代茶饮来调理

这个行气代茶饮是一个很著名的方子，尤其对于情绪郁闷的女性，

行气代茶饮

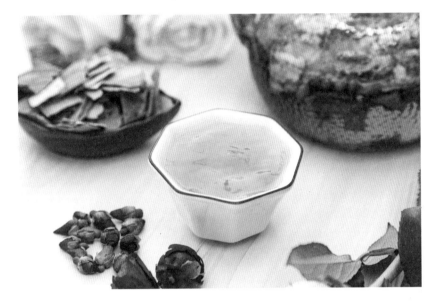

配方：① 月季花 3 克、② 荷叶 3 克、③ 玫瑰花 3 克、
④ 代代花 3 克。

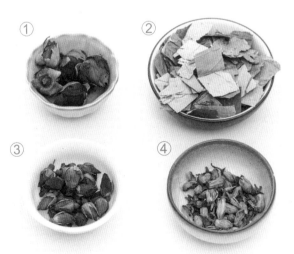

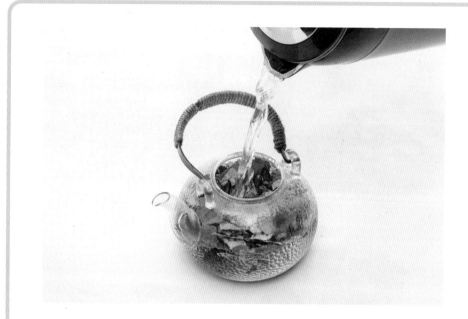

用法：泡开水饮用即可。

可以起到行气祛湿的效果。

总之，在身体失调的时候，我们可以使用一些药物来调整身体。**但是，稍微调整过来以后，则要谨记四点：减少摄入，增加消耗，培养正气，排除痰湿。**

需要注意，很多人认为增加消耗，就是使劲儿运动。其实，当您气虚血亏的时候，我建议您补足了再运动。否则，您本来就气虚，气就上不来，您再运动，身体再一消耗，有可能伤了元气。

一般体质平和的人，或者是体内有点儿瘀阻的人，多运动没有问题。因此，运动是根据个人体质来进行的。

要记住，我们调理身体，不是为了拥有多么曼妙的身材，而是要通过调整自己的身体与生活方式，拥有健康的体魄。

❀ 不断往您碗里夹肉的人，未必是真的对您好

以前我一直觉得日本人的食量偏小。其实，这是因为他们力主控制饮食的生活方式。在日本公务员系统里，体重超标的人会被惩罚，甚至辞退。他们一旦患病，会花费纳税人的钱。最开始大家都以为这是开玩笑，但是后来有人专门查过，确实如此。就连日本的孕妇，都严格控制食量，不许多吃肉，所以产妇和孩子的体重基本都能处于正常范围。

日本人在这种生活方式下，心脑血管类疾病的发病率都不高，医疗费用也在下降。据说，有的日本医生来中国参观心脏手术后，无比羡慕地说："这么严重的心脏病患者，这么高难度的手术，你们一天居然能做几台。在日本，一年都见不到几例啊！"这就是预防的结果。

因此，**不断往您碗里夹肉的人，未必是真的对您好。整天让您吃萝卜、白菜的人，才是真正为了您的健康着想。**

现代人大多是"吃货"，但我觉得遇到美食，品尝就可以了，一定不可以饱食。**人一定要克制自己的欲望，过去有欲望无条件，所以无**

害；现在条件好了，欲望很轻松就能满足，如果跟着欲望走，那是死路一条。

我有一次赴宴，桌子上满是美味佳肴，正好有一位太极拳师坐在我旁边，人家吃完一碗面，就不再吃了，一边聊天一边看着大家吃。我一直劝他多尝尝，他向我道谢，但就是不吃。再看看他的身材，那叫一个标准。我顿时感慨：晚饭岂不真的是一碗面就够了！多吃的全都贴肚子上了，成了痰湿。

摆脱肥胖，绝对不是不吃饭，而是少吃热量高的食物，正确地饮食。

您如果有条件辟谷或者针灸减肥，在专业人士的指导和操作下，也可以。

需要注意，千万别不吃东西。那种每天吃两根黄瓜的减肥方式，只会损伤自己的气血，最终危害更大。

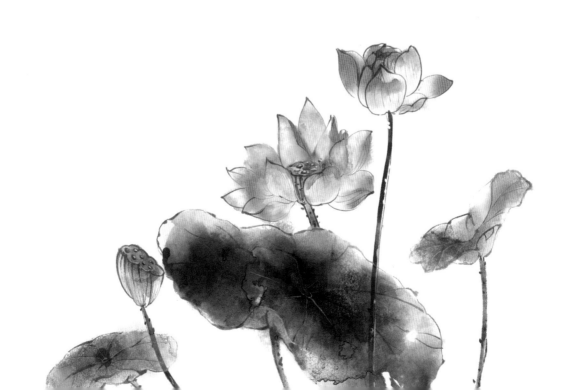

4
PART

难言之隐篇

第七章

难言之隐，自调自愈

很多女性得了妇科疾病后，会变得情绪无常，一方面妇科疾病难以启齿，另一方面调理起来也烦琐不堪。在本章中，对女性常见的妇科疾病，如月经不调、阴道炎、白带异常、乳腺增生等问题，均给出了有效调理方。

01 月经正常，让人欢喜不让人忧

　　经常有女性朋友向我咨询关于月经的问题。通常，讲起月经不调，是一项很大的工程。老话讲："宁治十男子，不治一妇人"，说的就是其复杂性。

　　为什么说它复杂呢，因为它的症状有很多。比如月经是否准时，月经量是否适当，月经时间是否过短或过长——很多女性都会出现闭经或月经淋漓不尽的情况，还有一个最常见的痛经问题。

　　月经的问题如此复杂，但归根结底，是您的身体失调了。月经不调，只是一个结果而已。所以女性朋友要保持警觉，一旦发现自己月经不调，就要及时调理，让身体恢复正常。下面，我给大家简单介绍一下女性常见的几种月经问题。

❀ 月经前或月经第一天头疼，可服用玉灵膏调理

　　月经前头痛是一种非常顽固的病症，很多女性都深受折磨。

　　女性的经、带、胎、产等生理状况，无不与血液的状态有关，甚

至有这样的说法——女人靠血养，如果血亏，女性的生理活动就会受到影响。现在很多女性都处于血亏的状态，一旦月经来临，身体中的血液处于与平时不同的状态。血亏之人就会出现各种问题，头疼是比较典型的一种。

中医认为肝藏血，如果肝血足，肝经得养，那么这些问题就会迎刃而解。此时可以服用玉灵膏来调理。

很多女性在服用玉灵膏之后，都反映自己不仅头痛的情况消失了，而且气色也变好了，也是气血上荣于面的缘故。

❀月经不畅、量少，可在经期服用同仁堂的益母丸

一般来说，女性月经不畅的原因大部分是由于体内有瘀阻，造成体内瘀阻的原因有很多，比如生气、气虚、受寒等。

要是女性的月经量不大，在月经期间化瘀的效果就会特别好。因为这个时候女性身体里面有一种溶血的机制，要把血排出体外。所以，女性在月经期间稍微服用一点儿活血化瘀的药，效果就会很好。

这类体内有瘀阻导致的月经不畅、量少的女性，我会让她在经期服用同仁堂的益母丸。只要在月经来的时候吃几天，就能把瘀血给化掉，让气血通畅。但是如果月经量特别大，就不能用这个方法。

此外，一些气血亏弱，体内又有瘀血的女性，如果不及时调理，会导致闭经。此时可以服用八珍益母丸来养血。这样的女性平时可以

服用同仁堂的中成药八珍益母丸，月经前3天停止服用，开始服用益母丸，持续整个月经期，直到月经结束，再服用八珍益母丸养血。按照这个周期往复。

❀ 瘀血引起的痛经和月经推迟，可以这样吃

（1）吃山楂红糖膏，可有效祛除体内瘀血

这种方法从名医张锡纯那里借鉴而来，张锡纯认为山楂"善入血分，为化瘀血之要药。能除疟癖症瘕，女子月闭，产后瘀血作疼"。张锡纯当年用山楂来治疗女子闭经。他说："女子至期月信不来，用山楂两许（约50克）煎汤，冲化红蔗糖七八钱，服之即通，此方屡试屡效。若月信数月不通者，多服几次亦通下。"

当然，张锡纯所讲的月经不来，其主要还是瘀血所致，山楂有化瘀的作用，因此会有效果。山楂的活血化瘀作用，对调理妇科疾病很有帮助，因瘀血导致的痛经可以用山楂来调理。

通常，这种人的症状为行经第1～2天或经前1～2天发生小腹疼痛，待经血排出流畅时，疼痛逐渐减轻或消失，且经血颜色暗，伴有血块。如果您符合此症状，就可以服用山楂红糖膏。

山楂红糖膏

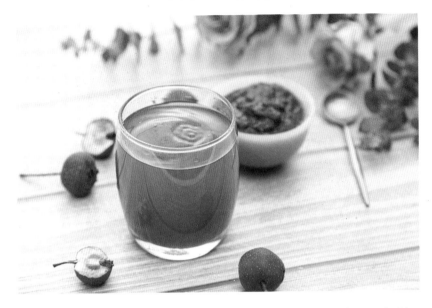

配方：① 红糖 3 勺、② 完整带核鲜山楂 200 克（图中用量仅供参考）。

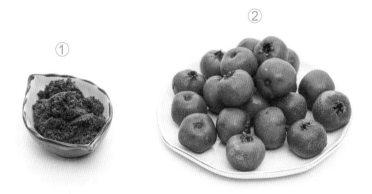

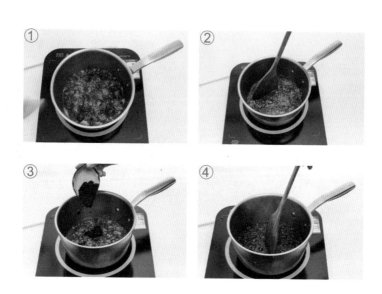

用法：山楂洗净，加入适量水，文火熬煮至山楂烂熟，加入红糖，搅拌均匀即可。经前 3 ~ 5 天开始服用，每日早晚各食 1 勺，也可以用开水冲饮，直至经后 3 天停止服用。

（2）食用益母草龙眼鸡丝汤，可有效缓解瘀血导致的痛经

此外，由瘀血引起的痛经和月经推迟，也可以食用益母草龙眼鸡丝汤。

益母草这味中药，可能大家都听说过。而且从名字来看，就是指对女性有好处的草药。但事实上，每一种中草药都要辨证使用才行。益母草味苦、辛，性微寒，归肝、心包、膀胱经，其辛散苦泄，主入

益母草龙眼鸡丝汤

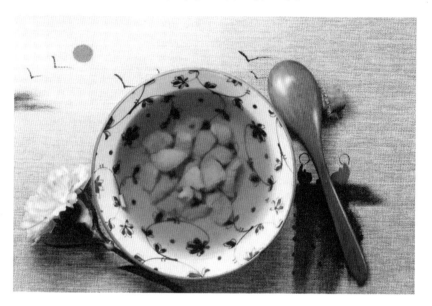

配方：① 鸡胸肉 100 克（这是 1 人份的量）、② 枸杞子 9 克、
③ 大枣 6 枚、④ 龙眼肉 9 克、⑤ 益母草 3 克。

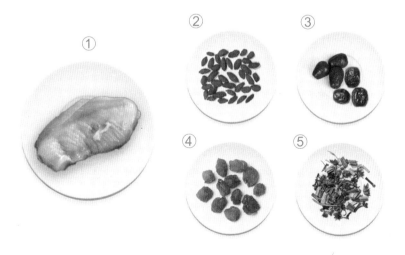

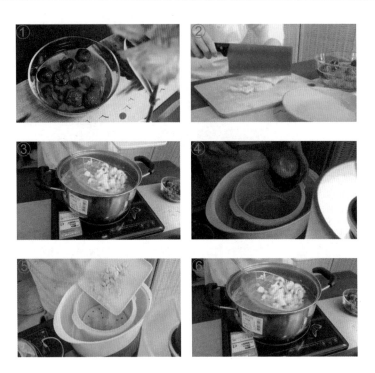

做法：1. 把所有食材、药材清洗好，浸泡一会儿。鸡胸肉清洗干净，切丝或小块。

2. 烧开水，鸡胸肉下锅焯水，除去浮沫和腥味后捞出。把泡好的大枣掰开。

3. 用隔水炖的方法，把所有的药材倒进锅里，放上隔帘。

4. 把鸡胸肉倒进锅里，添入适量水，毕竟是一人喝，所以水不必放太多，没过鸡胸肉即可。我们添的是温水，以免鸡胸肉被冷水激回生。外锅也填好水，盖上盖子。

5. 选择快炖模式，定时煲一个半小时即可。如果您直接用砂锅煲汤，大火烧开后用文火慢炖一个半小时就好。时间到，调入一点点食盐就可以喝汤了。

血分，善于活血调经，祛瘀通经，可以治疗血瘀导致的痛经、经闭，中成药益母草膏即是取其功用；此外，益母草还能治产后恶露不尽，是妇科经产病的要药。所以，即使益母草的名字寓意很好，也是有偏性的，不是任何人、任何体质都适合服用它的。

汤里还用到了龙眼肉，其性温，味甘，归心、脾经，有补益心脾、养血安神的功效，既不滋腻，也不壅滞，可以治疗气血不足、心悸怔忡、健忘失眠、血亏萎黄，是滋补良药。王孟英的养血名方玉灵膏，就是以龙眼肉制成。益母草与龙眼肉配伍煲汤，活血、养血之功兼备，对血瘀经痛的女性来说，是值得选择的食疗方法。

罗博士叮嘱

这款药膳的配方只适合因瘀血导致的月经不调、痛经、经血颜色暗、有血块等情况，其他情况导致的月经问题均不适用。

❀ 由受寒导致的痛经、闭经，可以这样吃

现在由于受寒导致痛经，甚至闭经的女性非常多。我见过一些年轻女性，她们的生活非常"现代"，夏天必须在空调房间里生活，热一

点儿都不行，这迟早要受寒。冬天，为了看起来瘦，穿的衣服薄薄一层，或者裸露着脚踝。还有就是爱吃寒凉的饮食，比如喝冷饮等，这些都会让自己受寒。

而女性受寒，最容易受影响的就是子宫。女性生殖系统的生理功能，最容易受温度变化的影响。很多女性反映，来月经了，冲个澡，月经就停止了。还有一些女性来月经了，洗了头发，月经就停止了。其实这就是受温度变化影响出现的后果，因为您洗的时候感觉热，但是一旦停了热水，身体就会开始感觉凉。

（1）由受寒导致的痛经、闭经，可以吃艾附暖宫丸

这类由受寒导致痛经、闭经的女性，通常会出现月经推迟、月经量少、有血块、痛经等情况。而且月经期间腹部喜欢温暖，一旦受寒，疼痛还会加重。同时，还有腰膝酸痛、肢体冰冷等症状。有这些症状的女性，可以服用中成药艾附暖宫丸。

此方对于调理女性温经暖宫的效果非常好。方子的药物组成以养血的思路打底，配合补气理气的药物，然后重用温阳之药，祛除子宫的阴寒，思路清晰，用药精准，是妇科中成药里面的典范。

（2）由受寒导致的痛经、闭经，还可以吃当归生姜羊肉汤

此汤是医圣张仲景在《金匮要略·腹满寒疝宿食篇》中记载的一道药膳，是一个沿用了2000多年的食方。从冬至到立春前，很适合食用。

当归生姜羊肉汤

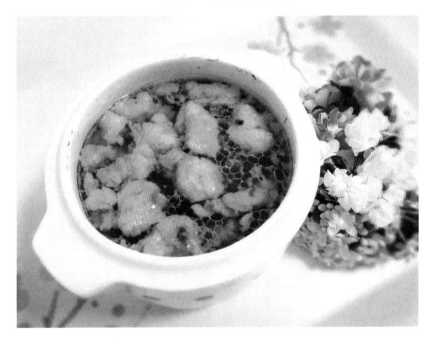

原料：① 羊肉 200 克、② 当归 20 克、③ 生姜、④ 食盐适量。

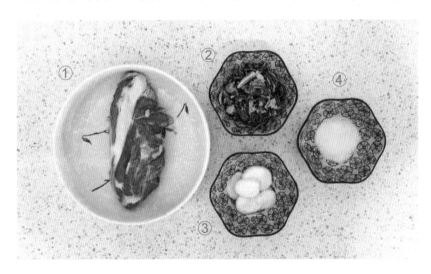

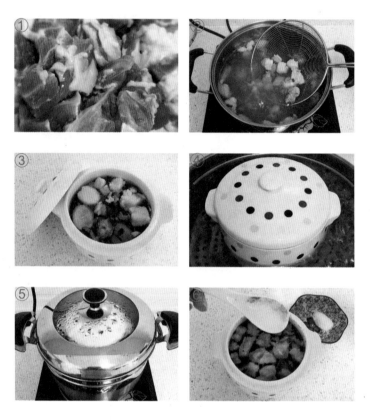

做法：1. 将羊肉、当归洗净，切成小块；生姜洗净，切片。

2. 羊肉切好后用沸水焯一下，去掉腥膻味，焯好后捞出。

3. 把处理好的当归、羊肉、生姜片全部放入小炖盅内，加满水。

4. 将小炖盅盖好盖子，放入大锅中，隔水炖。

5. 调至大火待水烧开后，再调至小火慢炖 3 小时（注意大锅里的水，水少了要及时添水）。

6. 时间到了之后，在出锅食用前加入一点点食盐即可。

当归被称为"补血之圣药"，性温，归肝、心、脾经，具有补血活血、散寒止痛、润肠通便的功效。羊肉更是肉类中被用来温补阳气的首选，其性温，归脾、肾经，有益气温中、补肾壮阳的功效，对阳气不足导致的四肢不温、畏寒、虚弱无力有很好的治疗作用。《名医别录》记载羊肉可治"虚劳寒冷""补中益气，安心止惊"。孙思邈在《千金食治》中说羊肉"主暖中止痛，利产妇"，羊肉还有通乳的功效，对于产后气血亏虚、缺乳的产妇来说，羊肉也是上佳的调补食材。

同时，汤中的生姜也是温通散寒的良药。在寒冷的冬日里，这道当归生姜羊肉汤，我们要特别推荐给血亏、怕冷、有痛经的朋友们。根据张仲景的原配方，我们改良了一下，使它更加适合日常食补。

罗博士叮嘱

这款药膳适合各种血亏内寒体质的人群与阳虚体质之人。阴虚有热、痰热壅盛者不适合本方，否则会加重病情。

❀ 过度减肥导致的闭经，要赶快调理脾胃

现如今，减肥已经成了当代女性的一种潮流，好多女孩子觉得自己瘦一些才漂亮，所以追求骨感。有的女孩子，一天就吃一根黄瓜——早上嚼三分之一，中午嚼三分之一，晚上把剩下的三分之一给吃了。过两天体重下来了，但脾胃受伤了。很多女生都因此患了厌食症，什么都吃不下。

脾胃一旦受伤，血液的来源就断了，这个时候月经量就会越来越少，甚至闭经。

很多女生闭经之后，开始吃各种活血化瘀的药，想通经，您说这能管用吗？血都没了，还怎么活血？

此时，可以服用张锡纯的醴泉饮，此方主要是为了用山药来开启脾胃功能。此外，一定要调整饮食，让身体强壮起来。脾胃功能恢复了，月经才会逐渐恢复。

02 男人无法理解的痒——
阴道炎内服外用好得快

❀ 大约 75% 的女性，一生中至少会患一次阴道炎

据流行病学调查，有大约 75% 的女性一生中至少会患一次阴道炎，而感染者治疗后再次发病的概率为 84%。

在西医学中，阴道炎属于泛指，其主要症状为外阴干涩、瘙痒难耐、灼热不适、阴道分泌物增多，或伴有颜色异常、气味异常等。

阴道炎包括细菌性阴道炎、霉菌性阴道炎、滴虫性阴道炎、萎缩性阴道炎，等等。一旦您感觉不适，就要去医院做阴道分泌物分析和妇科彩超等相关检查，再根据致病菌的不同，有针对性地选择抗菌药物（也就是抗生素）进行治疗。说到这里，大家不免会有些蒙，这真的是太难了！

那中医治疗能简单吗？中医治病是从宏观的角度出发，通过调整人体阴阳平衡，依靠人体的自愈力来达到治疗的目的。也就是说，调理这方面疾病时，中医不需要像西医那样去细致区分致病菌群，而是通过分析症状上的差异，司外揣内（观察外部的表现，可以测知内脏

的变化）地探究内在原因和整体情况，辨证治疗。

中医称阴道炎为"阴痒"，早在东晋葛洪的《肘后备急方治卒阴肿痛颓卵方》中就有所记载：

阴痒汁出，嚼生大豆黄，涂之，亦疗尿灰疮。

这里的"大豆黄"可不是我们家里吃的黄豆，而是经过炮制后的一味中药，为豆科植物大豆的种子浸水、发芽、蒸罯（yǎn）加工而成。这味中药又叫大豆黄卷，此药在药店均有售卖。

由此可知，从那个时期开始，就已经有医家注意到这种妇科疾病了。那么这种疾病究竟是如何引起的呢？

❀ 阴道炎要分虚实，对症调理止痒迅速

为了方便您理解，我大致将阴道炎分为虚、实两种。

（1）实证阴道炎

实证者多为年轻女性，大部分都是因肝经湿热下注，浸渍阴部，从而导致阴道炎。

其实，现在年轻人的工作压力很大，尤其是办公室一族，长时间超负荷的大脑运转面对各种挑战，思虑过度，已经在不知不觉中伤了脾气（"忧思伤脾"）；再加上年轻人大多爱吃油腻辛辣的食物，内热逐渐积蓄。一旦再遇上情绪不畅，调摄失当，则容易肝气郁结，进而肝

郁化火，从而引起湿热纠结缠绵，肝胆郁火夹湿邪下注阴部，大部分女性的阴道炎正是由此而生。

这类女性会出现肝经湿热的表现，以外阴瘙痒为突出表现，伴有白带量多，色黄而有异味。平时也会伴有口苦、口臭、咽干，心烦易怒，情绪不宁等表现。

这类女性的舌质发红且舌苔黄腻。

这种情况在调理时主要以清肝泄热、除湿止痒为主，可以选择中成药龙胆泻肝丸。这个药具有清肝胆，利湿热的功效。

（2）虚证阴道炎

虚证者多为绝经期前后的女性或大病后期、产后的女性，这类女性通常因肝肾阴虚，精血亏损，外阴失养而发病。

人体五脏的阴精，全靠肾脏的滋养，天癸（月经）将竭时，肾中的精气和五脏的阴气都会开始衰减。肝藏血，肾藏精，肝与肾的精血是相互滋养的。《黄帝内经》记载："年四十而阴气自半也。"所以女性年过 40 以后，肝肾阴虚的症状是最为明显的。

通常，绝经前后及产后的女性，精血亏虚，下焦精血不足，则会导致血亏生风，风盛则痒，精血亏，无以濡养外阴而发病。

这类女性一般以肝肾阴虚为主。其主要表现为阴部干涩不适或灼热感明显，尤其在夜间瘙痒感会加重，外阴皮肤变白，外形增厚或萎缩。症状严重者会伴有外阴处皮肤破损，烧灼疼痛，且平时会出现五心烦热，烘热汗出，腰酸腿没劲儿等伴随表现。

这类人的舌质发红，且舌苔少而黄。

这种情况在调理时要以调补肝肾、滋阴降火为主，可以选择中成药知柏地黄丸。

❀ 阴道炎的三种外用法，外洗之后疗效佳

下面我分享一个记载于《全国中医妇科流派名方精萃》的医案，患者朱某，50岁女性，因外阴瘙痒难耐就诊，就诊时自述："外阴瘙痒疼痛反复发作，平时白带量大，黄色黏稠，异味明显，发病时坐卧不安，难受异常。"

患者已经多次多处求诊，但治疗效果均不明显，平时经常有口干口苦，爱喝水的现象；观察舌象发现其舌质红、苔黄腻，脉弦数。

西医的专科检查显示：大阴唇皮肤粗糙肥厚，色素减退，伴有湿疹样改变。阴道黏膜有散在红点，黄色脓性分泌物。就诊时复查白带常规检查：清洁度Ⅱ°，白细胞++。

医案中记载的处方如下：蛇床子9克、苦参15克、黄柏12克、白鲜皮9克、地肤子9克、土荆皮9克、冰片6克。煎汤熏洗坐浴即可。

连续用这种方法治疗1周后，患者自述灼热瘙痒感明显减轻，改为2天熏洗1次。1个月后这位女士再去妇科专科检查时，结果表明除大阴唇皮肤略有色素减退，其余问题都已恢复正常。

由此可见，对于此病的调理，用中药熏洗外用治疗，疗效也是很

明显的。

　　现在绝大多数超市中的中药合成外用洗剂，大都是以清热止痒为主，下面我介绍几个适合外用的方子，可以根据自己的症状配伍加减用药，针对性更强。

　　（1）用蛇床子散蒸熏

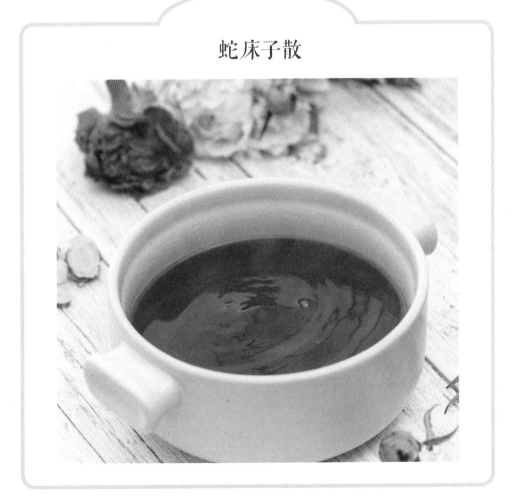

蛇床子散

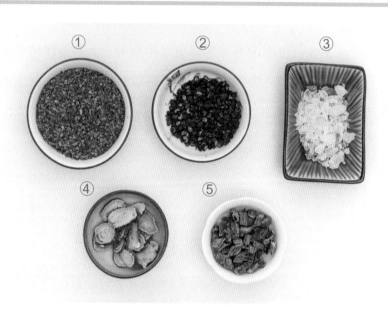

配方：① 蛇床子 15 克、② 花椒 15 克、③ 明矾 15 克、④ 苦参 15 克、⑤ 百部 15 克。

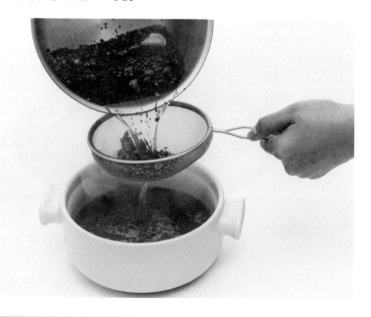

用法： 1. 将煮好的药汁置于窄口盆内，先蒸汽熏蒸外阴（窄口盆以防药气外溢）。

2. 待水温近皮温后擦洗外阴，每次 10 分钟为宜；若当地温度较低，可适当缩短时长。

3. 一服药物可煎煮 2 次，每天熏洗 1 次（若不适症状明显者，可酌情调整早晚各熏洗 1 次）。

4. 也可 1 次煮取 1 周剂量，放入冰箱，密封保存，用时加热熏洗。

叮嘱： 1. 经期停用。

2. 大家可以找附近的中医根据自身情况，有针对性地对药物进行加减。

在此方中，君药为蛇床子，虽然叫蛇，但它和动物的蛇没有什么关系。它是一种伞形科植物蛇床的成熟果实，具有杀虫止痒，燥湿祛风，温肾壮阳的功效。在孙思邈《千金方》的 30 多个治疗肾虚阳痿的方子中，用蛇床子的方数可达半数以上（内服、外用均有），其功效可见一斑。而且现代药理研究也证明了这味药确切的止痒作用与拮抗组胺（当组织受到损伤或发生炎症和过敏反应时，都可释放组胺）释放有关。

方中的明矾为矿物药，是硫酸盐类矿物质明矾经加工提炼制成，又叫白矾、枯矾。外用可解毒杀虫、燥湿止痒。此药对于痔疮、脱肛、子宫脱垂亦有不错的疗效。

花椒，就是家中厨房必备的佐料，以四川产的为上品，又名川椒、蜀椒。单用一味花椒煮水外用，可以治疗脚气病；组方配伍后，可温中止痛，杀虫止痒的效力更强。

苦参为清热解毒、祛风止痒、燥湿止带之妙药，外用有抑制霉菌和抗炎消肿的作用，对于多种皮肤真菌有着明显的抑制作用。

百部这味药，内用止咳，外用可杀虫止痒，可用于治疗各种头虱、疥癣（皮肤病）。

（2）如果您的症状较轻，可以用椒芷汤进行熏洗

症状较轻者，可单用花椒配白芷熏洗，即古方"椒芷汤"。

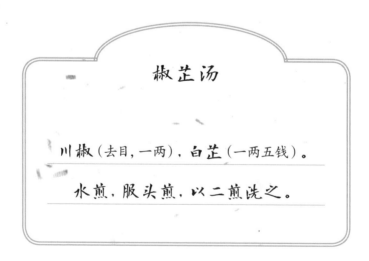

椒芷汤

川椒（去目，一两），白芷（一两五钱）。

水煎，服头煎，以二煎洗之。

《竹林女科证治妊娠阴痒》中载：

妊娠受妊后，不节房劳，阴精留蓄，因而作痒，宜椒芷汤，内服外洗。

方中的川椒就是四川的一种辣椒，有散寒燥湿、除湿杀虫、止痛等功效。

白芷则有祛病除湿、排脓生肌、活血止痛等功效。

（3）如同时伴有外阴肿痛，阴疮坚硬未溃，可用如意金黄散外敷

如意金黄散的配方包括生大黄、黄柏、姜黄、白芷、胆南星、陈皮、苍术、厚朴、甘草、天花粉。您可以用香油与其调匀后，外敷于不适处，可起到清热除湿、散瘀消肿、止痛的功效。

除此之外，生活中您也须适当调整：少食辛辣荤腥助生湿热之物，多吃蔬菜、水果。在治疗期间选择一些宽松、纯棉材质的贴身衣物（合成材料容易刺激局部皮肤，会加重不适感）。

需要注意，此病具有传染性，在调理期间禁止同房。

03 白带异常，用易黄汤可有效调理

❀"黄带"：白带呈黄色、黏腻、有异味

现在不少女性都受"带下病"的困扰。"带下"一词，最早出现于《黄帝内经·素问·骨空论篇第六十》：

任脉为病，男子内结七疝（皆由寒气内积，血气凝涩，不得通利，冷剧则痛，故皆谓之疝），女子带下瘕聚（为腹部脐下有硬块，推之可移，痛无定处）。

明末清初妇科名医圣手傅青主认为：

带下，女子生而即有，津津常润，本非病也。

若带下量明显增多，或颜色、气味、质地异常，就是"带下病"。

在带下病的调理过程中，傅青主以色论带，将带下证分为白、青、黄、黑、赤五带，如今在临床中最常见的就是白带色黄，也就是"黄带"。

什么是"黄带"呢？傅青主的书中记载：

妇人有带下而色黄者，宛如黄茶浓汁，其气腥秽，所谓黄带是也。

女性正常的白带是透明、无刺激性气味的，一般随着月经周期的

变化，白带的性状会稍微有些变化。**如果您发现自己的白带呈黄色，黏腻，且有异味，就说明已经患了"黄带"。**

❀ 为什么白带会变成黄色

夫湿者，土之气，实水之浸；热者，火之气，实木之生。水色本黑，火色本红，今湿与热合，欲化红而不能，欲返黑而不得，煎熬成汁，因变为黄色矣。

由此可见，黄带是由于湿热伤害了体内的津液造成的；一旦津液受到损伤，就无法化精以充养肾经，而致肾中阴虚火旺。

我在前文中也提到了，"带下"是任脉出现了问题。可是任脉本不能容水，为什么湿热之气却可以入侵，从而化为黄色的带下病呢？傅青主给出了明确的解答。

任脉是与督脉相对的贯穿于人体前正中线的经脉，与腹部横行的带脉相交，任脉直上走于唇齿。唇齿之间，原有不断之泉（也就是我们日常所摄入的饮食物质），这些物质下贯于任脉以化为肾脏之精，使任脉没有热气之困。但如果肾脏中有热邪存在，这些向下游走的精微物质就不能化为肾脏之精，会反化成湿邪。

任脉一旦受到湿热侵袭，发为女子，则成带下证；发为男子，就成了尿热、尿频、尿痛之证。如果不及时调理，就会导致湿热侵袭精室，灼伤肾阴，出现小便淋沥涩痛的症状。时间长了，则会阴损及阳，阳虚则气化失常，导致膀胱开合失度（主要表现为尿失禁或者尿不出来），小便频繁的症状。

❀ 有带下问题，可服用傅青主的易黄汤

您一旦发觉自己得了黄带，要如何调理呢？在此我给您推荐一个调理女性白带异常的方子——傅青主的易黄汤。

此方仅由五味药物组成，重在补涩，辅以清利，使下焦湿热得以祛除，脾肾之脏元气得以恢复，则带下之证自愈。**且傅青主特意在书中写道，这个方子不是特意治疗黄带，其余的带下病，均可以使用，只是黄带之人使用后效果最好。**

此外，海南省中医院前院长林天东教授也曾将易黄汤引入治疗男性慢性前列腺炎，颇有疗效。

方中重用山药、芡实以补脾益肾，固涩止带。《本草求真》中曰："山药之补，本有过于芡实，而芡实之涩，更有胜于山药"，故山药与芡实共为君药。

白果收涩止带，兼除湿热，为臣药。用少量黄柏苦寒入肾，清热燥湿；车前子甘寒，清热利湿，均为佐药。

易黄汤

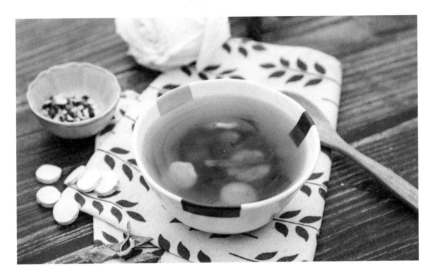

配方：① 山药 30 克、② 白果碎 10 枚（10 ～ 15 克）、③ 芡实 30 克、④ 黄柏 6 克、⑤ 车前子 3 克。

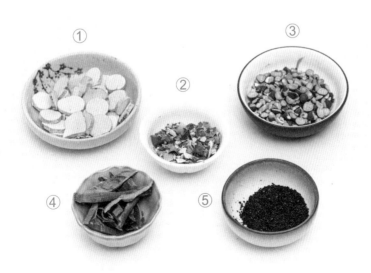

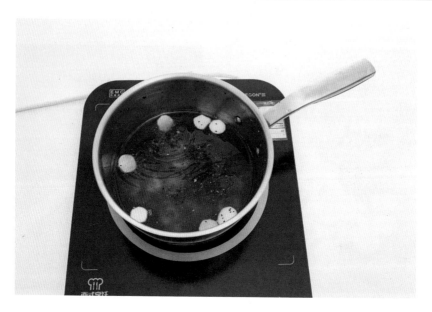

用法: 将上述药材加水,大火开锅后,小火熬一小时。熬好的汤
为一天用量,分两次服用。

叮嘱: 1. 若口渴、烦躁、便秘、排尿感觉热、舌质红,是热重于
湿,可于原方加知母 6 克;若口干又不爱喝水、不爱
吃饭,肚子又有些胀、时常腹泻、舌苔厚腻,是湿盛于
热,可在原方基础上加生薏苡仁 15 克;若白带色黄且
量大者,可加椿根皮 10 克、萆薢(黄山姜)10 克。

2. 最好找附近的中医帮您根据自身情况进行加减,对症
调理。

★为什么银杏树又叫"公孙树"？

很多人不知道白果是什么，白果就是银杏树的果实。银杏树又被称为"公孙树"，"公孙"其实就是老公公与乖孙子的意思。由于其生长极其缓慢，寿命却很长，从栽种到结果，需要历经30年左右的时间，常常是年轻时种下一棵树，待到儿孙绕膝之时才可品尝丰收的果实，是真正的"公公种树，孙子得果"，故此得名"公孙树"。

银杏树是地球一亿七千万年前，第四纪冰川时期的孑（jué）遗植物，也被人们称为珍贵的"植物活化石"。无论是银杏叶，还是银杏果，都是绝佳的中药材。民间一直流传着"银杏苦甘肺肾经，镇咳祛痰定喘灵"，说的就是银杏的果实——白果。

白果对于敛肺化痰定喘，止带缩尿的功效甚佳。需要注意，白果虽好，但却有毒，在服用时一定不要用量过大；生白果则毒性更大，以绿色胚芽的果实为最毒。但其毒性成分能溶于水，加热可被破坏。因此，善用银杏果之人，一定要注意充分煎煮此药，方可服用。

04 调理乳腺增生，离不开逍遥丸

❀ 乳腺增生的罪魁祸首是不良情绪

乳腺增生是当代社会非常普遍的一种疾病，经常有女性朋友问我："罗博士，乳腺增生到底是怎么产生的，生活中有没有什么注意事项？"

估计大家都想不到，**乳腺问题真正的罪魁祸首是我们的不良情绪。**

简单地说，心情不好、郁闷、焦虑、紧张、压力大等，都是乳腺增生的致病根源。西医认为，不良的精神因素（精神过于紧张、情绪过于激动等）会使可能复原的乳腺增生组织得不到复原或复原不全，久而久之，便形成乳腺增生。而且这些不良的精神刺激还会加重已有的乳腺增生症状。

此外，引起乳腺增生的因素还有生育年龄晚、流产次数多、雌激素摄入多等，但是情绪因素的致病率，绝对是有压倒性因素的。

❀乳腺增生危险吗？发展下去会怎么样

古代也有很多患乳腺增生的女性，那时的乳腺增生被称为"乳癖"，古人很早就认识到此病与肝气不舒有关。如清代的《疡医大全乳癖门主论》中曰：乳癖……多由思虑伤脾。怒恼伤肝，郁结而成也。

清代高秉均在《疡科心得集辨乳癖乳痰乳岩论》中指出：

乳癖，良由肝气不舒郁结而成；若以为痰气郁结，非也。夫乳属阳明，乳中有核，何以不责阳明而责肝？以阳明胃土最畏肝木，肝气有所不舒，胃见木之郁，唯恐来克，伏而不扬，气不敢舒。肝气不舒，肿硬形成；胃气不敢舒，而畏惧之色现，不疼不赤，正见其畏惧也。治法不必治胃，但治肝而肿自消矣。逍遥散去姜、薄，加瓜蒌、半夏、人参主之。

很多医家都意识到了乳腺增生与不良情绪息息相关。清代高秉均指出，如果木土失和，肝与脾胃失调，则会出现乳癖，也就是乳腺增生（乳头属肝，乳房属胃）。

我曾经讲过，找我调理身体的人，80%的病都是情绪失常引起的。当代人的压力和焦虑是前所未有的，大家每天脑袋里想的事特别多，比如谁的老公又升职了；谁的孩子出国留学了，我的孩子怎么就考不上大学呢；谁家新买了一辆大奔，我家这辆车什么时候能换呢……总之，各种比较，各种焦虑。

人一旦有了这些不良情绪，非常容易引起肝气不舒，从而引发乳腺增生。

其实，乳腺增生调理起来，比较复杂。那么，中医都是怎么调理这个病的呢？一般情况下，中医会将此病大致分为四种类型。

（1）肝郁气滞导致的乳腺增生

女子以肝为先天，肝藏血，主疏泄，且女子情绪敏感，易生忧郁，所以乳腺增生患者的致病因素里，最主要的原因就是情绪不佳。对于这类情绪不佳的患者，如果单靠药物调理，效果是非常有限的。因为这边吃药，那边郁闷，则永无解脱之期。

因此，除了用药物来帮助患者疏肝理气、调畅气机外，还要对患者进行心灵上的疏导，让患者保持乐观的情绪，遇事不要纠结，应该随缘、放下。

（2）肾气不足，冲任不调导致的乳腺增生

一个人如果肾气虚弱，则无法填充天癸；冲任二脉不盛（冲任二脉属于奇经八脉，冲任受损是妇科病的主要发病机理），则导致胞宫和乳房受累而发病。身体上的表现为月经失调、闭经，甚至不孕，表现在乳房上的症状则是出现肿块、胀痛等。

（3）脾胃失调导致的乳腺增生

冲任为气血之海，脏腑之血皆归冲脉。脾胃为气血生化之源，脾胃一旦失调，会导致生化之源不足，不能生血。气血如果不充，则导致肾气不足、肝失所养。肝脏的疏泄如果失职，冲任则会失调，导致无法灌养经脉而生乳癖。

因此，临床不能只从软坚消肿的思路开方子，应该从健脾养胃着手，以滋生化之源。

（4）痰气郁结导致的乳腺增生

这个证型是肝气不舒的延伸，由痰凝与肝气不舒结合而成。最妥当的方法是找当地中医根据您的具体情况来进行调理。

❀ 乳腺增生的辅助调理方案

我给您推荐一个辅助的调理方案：

（1）经前一周，服用中成药逍遥丸到月经结束

逍遥丸是宋代政府刊发的医书《太平惠民和剂局方》里的方子，原方叫逍遥散。因为它在调理情绪、疏肝解郁方面有着特殊的作用，所以成了千古名方。

但如果您的舌质红，就是有肝火——这是多数现在人的状态；肝火旺，容易生气。此时，您可以服用加味逍遥丸。加味逍遥丸在逍遥丸的基础上，加了丹皮用于泻肝火和栀子用于泻心火。

（2）下个月经周期的前一周，再继续服用此药

等到下个月经周期的前一周，再继续服用此药。我建议情绪不佳的人，可以在月经前服用逍遥丸或加味逍遥丸。逍遥丸有疏肝、补血、

养脾的作用，尤其适合情绪不佳的女性服用。这种月经前使用的方法是由中医同仁研究出来，我经常向周围的人推荐，效果非常好。

当年我有一位朋友出国前患了此病，回国后兴高采烈地说："我终于知道乳腺增生怎么治疗啦，原来吃加味逍遥丸就可以好啊！"

她服用了半年加味逍遥丸，增生就全部消失了。

这是一种非常实用的辅助方法，如此应用，一定会起到增强调理效果的作用。

如果经常用玫瑰花、月季花泡水代茶饮，也有作用。对于肝肾亏虚，冲任不调的人，也可以少量服用乌鸡白凤丸。

不过，您要记住：情绪的乐观、豁达，不仅可以防治乳腺增生，也会令您的人生备感幸福！

05 一通为快——便秘这种难言之隐，越不重视越影响生活

❀ 便秘分虚实

我经常遇到很多咨询都是很小的问题，但这些问题常常让大家感觉生活充满了不快乐，比如便秘。

现在，便秘已经成了一个普遍存在的难言之隐，患病率逐年上升，严重影响着人们的生活质量。**长期患便秘，不仅会引发其他肛周、结肠疾病，还会增加心肌梗死、脑血管意外等疾病的发病率。**

所以，一旦您发现自己有便秘的问题，就要重视，及时调理。

中医认为，便秘分为虚与实。

实证分为热秘与气秘，热秘指确实有热、有燥结在肠道里，往往由外邪所致，调理需要清热通便；气秘，是由气机阻滞的肝气不舒所致。在实证里还包括受寒导致的便秘，这类情况不是特别多见。

❀ 体内有实热的热秘之人，可吃牛黄解毒丸

热秘是实秘的一种，即胃肠积热型。在过去，热秘被称为阳明证，大多数人的成因是由外感所致。而现在的人经常吃肥甘厚味的食物，导致积滞化热等问题，从而引起热秘的情况也比较多见。

通常，热秘表现为大便干结，腹中胀满，疼痛拒按，面赤身热，口干口臭，心烦口渴，渴欲饮冷，小便短赤。舌象为舌干、呈红绛色，苔黄燥。

对于这种便秘，必须用泻热导滞、润肠通便的方法来调理。判断自己的便秘确实属于热秘的人，可以吃点儿牛黄解毒丸等清热泻火的中成药来调理。或用 10 克左右蒲公英泡水代茶饮，起到通便的作用，而且还不伤正气。

需要注意，身体壮实且确实有实热症状的人，才可以用苦寒泻火的方式来调理便秘。

❀ 气郁的气秘之人，可服加味逍遥丸、双花陈皮茶

气秘，即气机郁滞，也是实秘的一种，这种情况是比较多的（女性患者多见），其主要成因就是由情绪导致的气机瘀阻。

气秘的临床表现为大便干结，或不甚干结，欲便不得出，或便而不爽，腹中胀痛，肠鸣矢气（从肛门排出气体），嗳气（打嗝）频频，

纳食减少，胸胁痞满胀痛，或经期乳胀，或呕吐上逆。舌象为舌苔白腻。

对于这种情况，可以用柴胡疏肝丸或加味逍遥丸等中成药调理。如果气郁积滞严重，也可以用木香槟榔丸等中成药调理。

对于患气秘的人来说，情绪的调理非常关键——情绪对肠道有直接的影响作用。如果能够转移注意力，放松心态，对恢复十分有益。

我建议气秘的女性，用玫瑰花、月季花、陈皮各3克，泡水代茶饮，常喝可以起到疏肝理气的作用。

❀ 虚秘之人，如果强行通便会伤害正气

曾经有药店的朋友和我聊天，他说番泻叶和大黄卖得不错。因为很多老人只要便秘了，就会去药店买回家泡水喝，来给自己通便。我听后不禁愕然，老人的身体十分虚弱，使用番泻叶和大黄属于泻法，老人喝了它们泡的水后，身体反而会受伤。

大多数人只要一提到便秘，就觉得是实证，要用大黄、番泻叶来泻，这种想法是不全面的。其实，虚秘的人更加常见，而且对于虚秘之人，越是强行通便，越容易伤害自身的正气。

虚证里的气虚秘是由正气不足所致，其临床表现为大便艰难（临厕努挣而汗出气短），而且便出来后，会发现大便并不干硬，便后乏力，面白神疲，肢倦懒言，语声低怯。

通常这类人的舌淡嫩，苔薄白，且舌边有齿痕。

需要注意，气虚秘的人不要着急通便，要缓缓补气，将正气补足后，则可以通便。感觉身体无力的人，可以每天早饭后服用补中益气丸，午饭后服用逍遥丸，晚饭后服用归脾丸，按说明书服用即可。

气虚秘的人，通常都是正气不足导致无力推动气血运行，且无力行舟于肠道。**调理这种情况的便秘之人，千万不可轻易使用泻药，此时越泻就会越伤正气，日后反而会更加麻烦。**

对此，明代中医张景岳说：

秘结证，凡属老人、虚人、阴脏人，及产后、病后、多汗后，或小水过多，或亡血、失血、大吐、大泻之后，多有病为燥结者，盖此非气血之亏，即津液之耗。凡此之类，皆须详察虚实，不可轻用芒硝、大黄、巴豆、牵牛、芫花、大戟等药，及承气、神芎等剂。虽今日暂得通快，然重虚其虚，以致根本日竭，则明日之结必将更甚，愈无可用之药矣……故病家医家凡遇此类，切不可性急欲速，以自取其败，而致悔无及也。

我之所以建议服用补中益气丸和归脾丸，是因为明代御医薛立斋曾说，对于便秘的调治，"脾肺气虚者，补中益气汤。脾经郁结者，加味归脾汤"。古代医家对调理便秘早有成熟的经验，多读古书，自然会向前人学习到这些经验。

❀气血亏损导致的便秘，可服用玉灵膏

在女性便秘的案例里，我一直认为由肝气不舒导致气秘的人较多。但我慢慢发现，由血亏导致便秘的人居然也不少。

这种血亏的便秘者，表现为大便干结，面色无华，头晕目眩，心悸气短，失眠健忘，口唇舌淡，爪甲苍白，这类人的舌质颜色非常浅，甚至有一点儿透明的感觉。

如果您发现舌苔并没有把整个舌头铺满，舌质的颜色非常浅，甚至有一点儿透明的感觉。说明您的舌黏膜里毛细血管的血液充盈状态不好，而且舌体内部肌肉的气血充盈状态也是不好的。右图就是一个非常典型的血亏舌象。

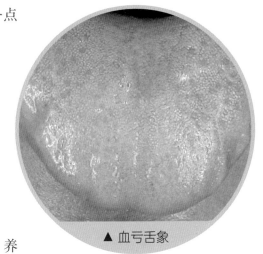

▲ 血亏舌象

至于调理，我觉得最好的方式就是服用玉灵膏。此方由清代的王孟英创立，能起到很好的补血、养血作用。

很多女性在生孩子后会出现便秘的症状，非常痛苦。其实，这种情况多数与失血过多有关，古人管这种调理方法叫"增液行舟法"，意思是肠道如同河道，河里有水，船才能走。如果一个人血液亏虚，肠道滋润不够，就像河里无水，船怎么能走呢？

玉灵膏

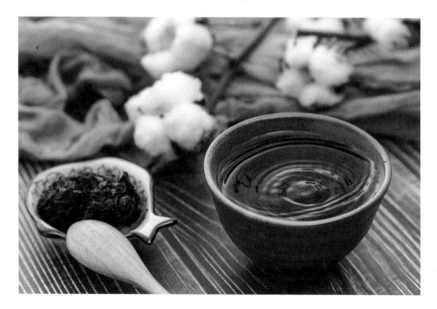

配方：① 龙眼肉 300 克、② 西洋参 30 克（西洋参可在药店打粉）。

①   ②

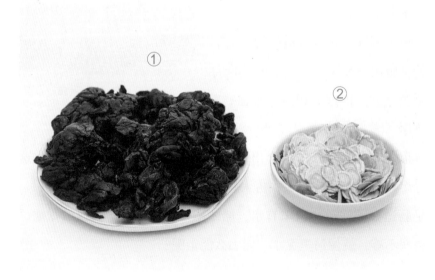

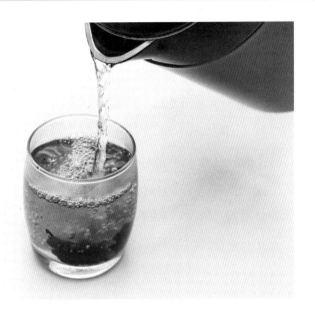

用法：将二者搅拌均匀，放到碗里，上锅隔水蒸，蒸 4 小时以
上。每天 1 勺，开水冲泡服用。

叮嘱：1. 怀孕期间不要服用玉灵膏。

2. 产后恢复时服用，效果甚佳。

　　玉灵膏服用起来十分便利，而且几乎没有副作用。服用玉灵膏可
以充分"增液行舟"，帮助产妇调理便秘，还可以起到补气血、恢复体
力的作用。

　　这个方子补血力道非常大，寻常的补血之剂不起作用时，用这个
方子会很快见效。

❀ 体内液体匮乏的阴虚秘之人，可吃六味地黄丸

阴虚秘是由体内液体匮乏所致，其临床表现为大便干结，如羊屎状，口燥咽干，渴不欲饮，头晕耳鸣，两颧红赤，手足心热，心烦少眠，潮热盗汗，形体消瘦，腰膝酸软。舌象为舌红少苔，或者无苔。

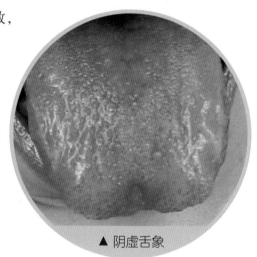

▲ 阴虚舌象

据我观察，孩子患阴虚型便秘的情况比较多见。

中医调理这种类型便秘的方子比较多，通常我会推荐大家吃六味地黄丸。名医张景岳有一个独特的服用方法，就是用肉苁蓉 6 ~ 9 克熬水，冲服六味地黄丸，服用后效果更好。

❀ 患阳虚秘的人，配合艾灸调理更有效

我们要重视阳虚秘，这种阳虚的便秘，很容易被当成实秘来调理。

表现为大便干或不干，排出困难，面色㿠白，腹中冷痛，四肢不温，或腰膝酸冷，小便清长。舌象为舌淡苔白。脉沉迟。

这种阳虚的便秘，急症可以服用附子理中丸。病程较久的人，可

以服用金匮肾气丸，这是治本的方法。对于患阳虚秘的人，能同时采用艾灸的方法，调理起来会更加有效。

希望所有患便秘的人，都能够找到适合自己体质的方法，一通为快！

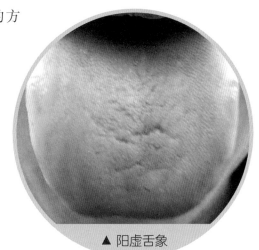

▲ 阳虚舌象

06 痔疮发作，吃地龙粉很快消除

❀ 痔疮是一个很奇怪的病，只有人类才有

我曾经跟大家讲过，痔疮就是瘀血。人直立行走以后，臀部盆腔血液回流，静脉回流不畅的话，就会导致静脉丛膨大——就是我们常说的痔疮。痔疮的类型很多，按发生部位的不同，可分为内痔、外痔、混合痣。

痔疮的治疗，一般是通过手术的方法，直接切掉。这种方法比较痛苦。我去肛肠医院的时候，有患者对我说："每次换药都像是上刑，下辈子都不希望再来一次了！"现在还有一种电切术，是在打麻药后，用电把痔疮烧掉，术后也很痛苦。

中医一直在尝试用吃中药的方法来解决这个问题，但是效果很不稳定。比如这个方子对某个人有效，对别人就无效了。秘方大师许叔微就曾患痔疮，他也承认，药方这次有效，下次就无效了……

我们家里以前主治肛肠科，也有几个方子。据我的母亲说，有一个以大黄蛰虫丸为基础方的方子使用起来很有效，但做工复杂，再加上门诊限制院内制剂，后来就不做了。此后，我就经常收集各种方子，

有不少是患痔疮的朋友提供给我的，我都记下来了。下面是我总结的三个简便方，大家可以参考。

❀ 调理痔疮的三个简便方

椿根消痔止血方

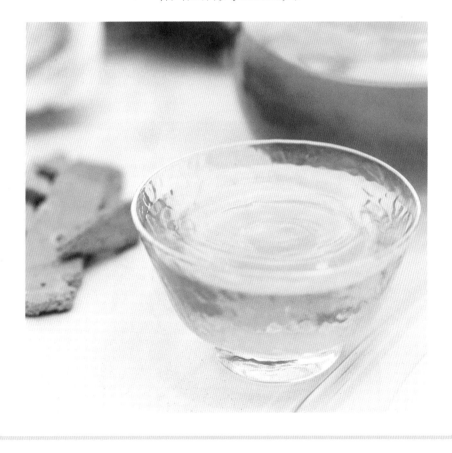

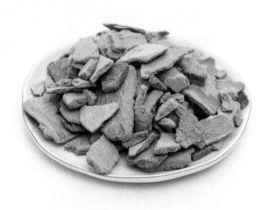

配方：椿根皮 200 克（图中用量仅供参考）。

用法：每次用 30 克椿根皮熬水，熬出 2 碗，熬好后放入红糖 1
匙，早晚各喝 1 碗。

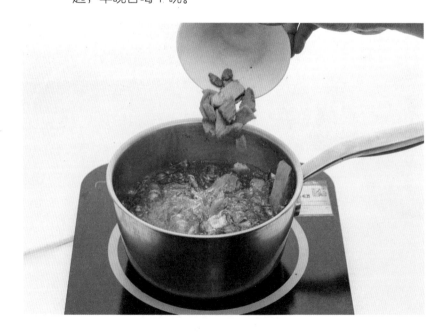

这个方子是一位老师提供的，当时我在给中医院学生上课，他在后面听。我讲完了痔疮这个病，下课后他就对我说，他以前患痔疮，便血很严重，什么药用了都不行，后来他用了这个椿根皮，就痊愈了。

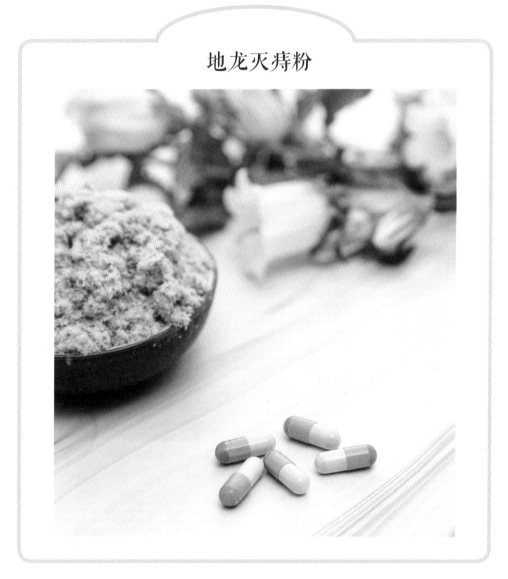

地龙灭痔粉

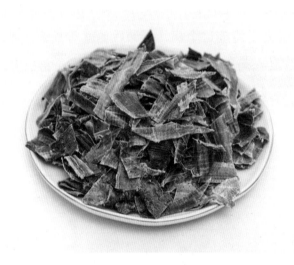

配方：地龙 50 克。

用法：去药店买中药地龙，让药店研成粉末后装入胶囊（在家打
　　　粉也可以），每次服用 6 颗，早晚各 1 次。

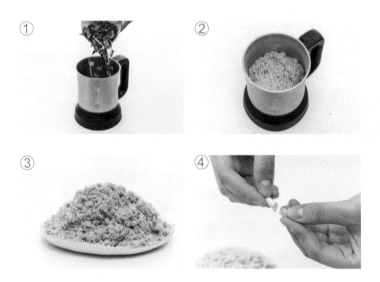

地龙饺子

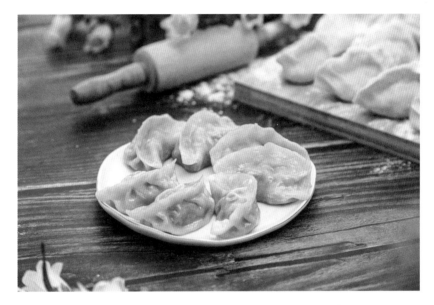

配方：① 瘦猪肉馅、② 地龙、③ 饺子皮。

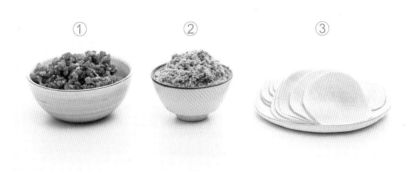

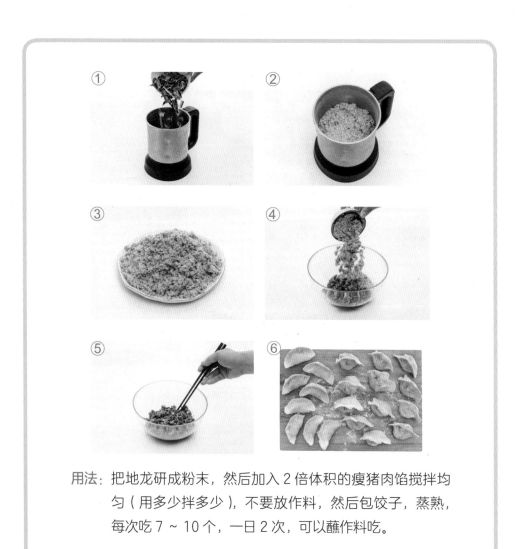

用法：把地龙研成粉末，然后加入 2 倍体积的瘦猪肉馅搅拌均
匀（用多少拌多少），不要放作料，然后包饺子，蒸熟，
每次吃 7 ~ 10 个，一日 2 次，可以蘸作料吃。

地龙饺子就是味道怪些，但是效果不错。一般连吃四五天就可以
达到收缩痔疮的效果。这个方法在各地的民间验方中都有，书籍中记
载的也比较多。还有的是用地龙和猪肉做成丸子，味道也很怪。

　　另外，我还检索到一些医学论文，也提供了相关的证据，有的医生对地龙进行了临床观察，发现治疗痔疮的效果很好。在国外某些地区，地龙就是食物，常用来做菜，所以大家也别因为味道奇怪而讨厌它。

　　地龙中的一些有效成分，可以对血栓起到消融的作用。如果当地的中医，能够针对体质，加上些口服的中药，那就更好了。

　　网络上很多朋友都用上述的方法，摆脱了痔疮。但是在轻松之余，千万记住，蚯蚓为您牺牲了自己，感恩一下吧。

罗博士叮嘱

　　直肠癌有的时候也便血，和痔疮很类似，二者有类似症状。所以，一定要先检查，不要把直肠癌当作痔疮治疗，切记！等确认是痔疮了，才可以对症调理。

07 带状神经性皮炎，
可服用补肾精的引火汤

❀ 皮肤问题也可能是肾精不足的虚热所致

有一位朋友带着孩子大老远跑到海南找我，这个孩子正在上大学，满脸痤疮，他服用过很多清热解毒的中药，都毫无效果，家长非常困惑。

皮肤问题是令人比较头疼的。很多人长期服用清热解毒的中药，但皮肤问题不见好转，最终还变成了顽疾。

通常，有这种情况的皮肤表面会出现红色的皮损，一般会被诊断为热证，也就是热毒导致的皮肤问题。因此，大部分医家在调理的时候往往用清热解毒、祛湿凉血的中药。

有些人用这种调理方法可以很快痊愈，但有些人则效果不佳。长期用下去，甚至还会导致皮肤问题越来越重。

我一般在调理这类皮肤问题时，也会首先想到其缘由是热毒壅滞。

但一位朋友问我，自己的孩子已经吃过很多解毒的药物，为何都无效呢？

我看了孩子的舌头后，发现他的舌头颜色淡嫩，于是想到了肾精不足。考虑到现在小伙子消耗比较多，而他的脉象也确实不是热毒的征象，所以我建议他们用引火汤调理。结果几服药下去就见效了。

其实，在没有领悟到肾精不足会导致各种虚热的表现前，我也是"见火治火"的人，一旦清热解毒的方法无效，就束手无策，让人另请高明。后来了解了此证的机理后，感觉像突然打开了一扇大门，我发现，似乎很多热证都是肾精不足引起的。这类病看似非常严重，热势炽盛，实则非常具有迷惑性。

❀ 由肾精亏损导致的皮肤问题，可用引火汤调理

在此，我给大家推荐一个调理皮肤问题的新思路——某些湿疹，甚至带状疱疹、神经性皮炎等皮肤问题，有可能是由肾精不足导致的龙雷之火外泄所致。

如果您仔细观察有皮肤问题的人，会发现他们的舌质呈现一种暗淡或者泛白的状态，舌边会出现齿痕。

此外，他们还会有下肢怕冷（腿脚感觉是凉的）的体征，这就是比较明显的上热下寒表现。

一旦出现了以上症状，就可以考虑他们的皮肤问题是否为肾精不足、龙雷之火外泄所致。

什么是龙雷之火？指的就是肾里所藏的一点点真阳，对于肾精亏

虚之人，会导致阴阳俱虚，出现浮游之火。**龙雷之火一旦上奔，会导致上焦头面的问题，比如牙痛、咽喉痛；龙雷之火外泄，则会导致皮肤问题。**

现在，有的医家把李东垣的"阴火"概念引入，将龙雷之火说成阴火，也可以。

总之，这是一种在身体虚弱的情况下，脏腑失调而产生的虚火。但我们必须清楚，这种虚火是在肾精不足的情况下产生的。

此时，如果您单纯用滋阴或温阳的方法调理，效果均不明显。只有用滋补肾精的熟地，再搭配其他药材调理才能见效。

❀ 如何使用引火汤

下面以陈士铎的引火汤为例。

这个方子原本用于调理由肾精不足引起的龙雷之火上奔导致的咽喉肿痛，但是现在我们用此方来调理龙雷之火外泄导致的皮肤问题，效果一样很好。

明末，在张景岳与陈士铎等医家的努力下，对龙雷之火的调理和熟地的运用已经取得了丰富的经验，同时也在理论上奠定了基础。他们的经验表明，很多表现严重的热证，实质是肾精不足所致。

但是到了清代，温病学说兴起。医家对清热解毒的药物更加重视，因此，对熟地的运用，难免有些矫枉过正。很多温病学派医家抨击张

引火汤

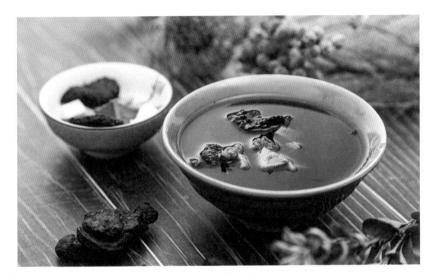

配方：① 熟地 90 克、② 巴戟天 30 克（我一般用 15 克）、③ 茯
苓 15 克、④ 麦冬 30 克（我一般用 15 克）、⑤ 五味子 6
克、⑥ 肉桂 3 克（通常我在此方后面会加上肉桂 3 克，因
为阳虚者多）。

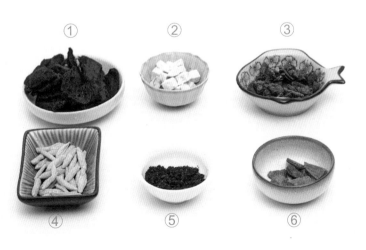

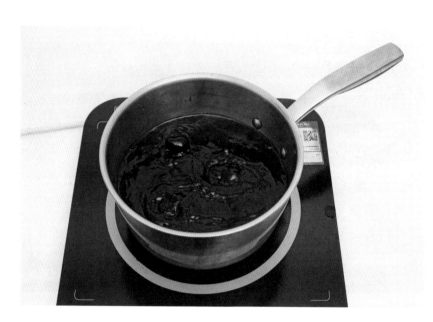

用法：将上述药材兑入 4 碗水，大火开锅后，熬成 2 碗水即可。
一日服用 3 次，饭后服用。

景岳，认为他滥用温补，结果此类疾病的调理方法并未得到很好的推广。而在清代，也很少能见到热证被数剂而愈的医案，清热解毒的医案却非常多见。虽然我们无法复原当时患者的具体情况，但我认为，其中有相当多的患者被误治了。

因此，我觉得由肾精不足导致的龙雷之火上奔或者外泄的理论，还需要大力研究，积累经验。我相信这个思路会解决很多人的身体问题。

　　《黄帝内经》曾言："言不可治者，未得其术也。"其实，之所以有那么多疑难杂症，是因为我们的思路还没有充分地扩展。

　　如果您以后遇到类似皮炎、湿疹等皮肤疾病，用了清热解毒的药无效，身体感觉上热下寒，或者外热里寒，观察舌象发现舌质不是鲜红的，且舌边有齿痕，在过度劳累后还有身体不适加重的感觉，就可以考虑用此思路来调理。

　　皮肤的问题恢复只是表面现象，肾精充足了，才是真正幸运的事。

第八章

帮助您的爱人
消除"男言之隐"

现在有"男"言之隐的男性越来越多，不仅影响了
身体健康，使自信屡屡受挫，也影响了另一半的身
心健康。一般的男性不如女性关注自己的身体，很
多病症都要女性帮忙为其寻求解决之法。在本章
中，针对男性不育、阳痿、痛风等常见病，在讲清
病因的同时，均给出了分证调理的有效方。一段和
谐的关系，需要双方共同的努力。

01 男性不育，
服用"古今种子第一方"可有效调理

❀ 能抱得一个胖娃娃的原因

目前，不孕不育的发生概率呈显著上升趋势，有环境的原因，也有人体内在因素的影响。从中医角度来看，主要与以下三种原因有关：

第一点，要有健康的精子。

不能有生精障碍与输精障碍，比如内分泌异常、输精管梗阻、性交或射精障碍、精索静脉曲张（精索内蔓状静脉丛的异常扩张、伸长和迂曲，可导致疼痛不适及进行性睾丸功能减退）和生殖道感染等问题。

第二点，要有健康的卵子。

不能有排卵障碍，比如无排卵、多囊卵巢综合征（多个未成熟的卵）、卵巢早衰、高泌乳素血症等。

第三点，确保受精卵结合的畅通。

清理精子与卵子会合道路上的阻碍，比如输卵管阻塞、盆腔炎症、子宫内膜异位症、子宫肌瘤等。

具备了上面三点，基本上就可以准备"抱得一个胖娃娃了"。但这三点说起来容易，做起来还是有些困难。

❀ 中成药五子衍宗丸——古今种子第一方

世界卫生组织 1986 年人类生殖研究发展和培训特别规划署研究报告中指出，发达国家不孕不育的夫妇占已婚育龄夫妇的 15%，其中男性不育又占不育夫妇总数的 43%。这一数据让我们不得不重视起男性的健康问题。

《灵枢经集注》曰：

男子冲任不盛，宗筋不成，则须不生，是以四时之草不生，以应人之无子。

肾乃先天之本，主藏精，主生殖，为作强之官；肝主疏泄，主藏血，主宗筋。**精血同源，肝肾同源，故中医认为男子不育与肝肾不足、冲任亏虚、宗筋不行有关。**

那么，有没有可以起到调补男子冲任、强健宗筋的中成药呢？

有一剂中成药——五子衍宗丸，此方载于《摄生众妙方·子嗣门》中，被誉为"古今种子第一方"。书中有言：

男服此药，添精补髓，疏利肾气，不论下焦虚实寒热，服后自能平秘。

本方由枸杞子、菟丝子、覆盆子、五味子、车前子五种植物的果实组成，寓意"有子"。

方中枸杞子、菟丝子补肾益精、益阴扶阳，可除肾虚腰痛；覆盆子、五味子固肾涩精，可止精遗、早泄；车前子利尿泻热，可防补而涩滞。

诸药合用补中有泻，涩中有利，补阴扶阳。五子衍宗丸作为中医补肾益精的经典名方，广泛用于肾虚腰痛、阳痿、不育等疾病。

这样一剂好药，现代药理也对其做了诸多研究。

（1）五子衍宗丸对男人的作用

有改善男性少精、弱精的作用。能有效调节体内激素水平，提高血睾酮、黄体生成素，增加精液量，提升精子质量，改善精子密度和存活率，改善睾丸支持细胞的功能及降低抗氧自由基对生殖系统的损伤。

需要注意的是，男性在服药期间宜忌烟酒，少食生冷、辛辣燥热之品，节制房事；有外感症状时须停服此药。

（2）五子衍宗丸对女子的作用

有促进女子排卵的作用。五子衍宗丸中所含有的磷脂成分可增强机体非特异性免疫功能，具有耐缺氧、抗疲劳的作用。

在治疗黄体功能不全、卵泡发育不全等女子排卵障碍性疾病时，具有调节"下丘脑——垂体——卵巢轴"的功能（HPOA轴，也就是大家常说的内分泌失调的一种），进而促进卵泡发育，提高排卵率，从而达到"故有子"的治疗目的。

女子若出现月经量少、色淡、时常腰酸背痛、足跟痛、睡眠不安、盗汗、五心烦热等肝肾阴虚之症，亦可服用此药。

需要注意的是，女性服用当以月为周期，月经时停服，关注排卵情况。

也就是说，五子衍宗丸这味中成药，男性女性都可以使用。

那么，五子衍宗丸在使用时有哪些注意事项呢？孕育之事，离不开肝肾的相互作用，气血冲任的舒畅、调和。选五子衍宗丸调节机体，乃属"异病同治"之理。

最后，是老生常谈的话，想要孕育健康的宝宝，还得提高双方的体质，生活尽量规律，保持健康饮食，不能过度依赖药物，这才是优生优育的最佳途径。

02 男人阳痿，与四种因素脱不开关系

很多年前的一个早上，有一个兄弟来找我，一见面就说："我完了。"我问过原因后才知道，原来是他与女友第一次同房，自己因为太过紧张，结果"不行"，他瞬间觉得人生从此无光了。

阳痿这种疾病，年龄越大的男性，就越常见。而且通常得了阳痿的男性，受到的心理打击都很大，似乎自己雄壮的气概顿失，从此是个"废物"。所以，我觉得此病是对男性最重大的打击之一。

这也确实是人生的大事，因为繁衍后代是人类延续的基础，如果一味地讳言，只会引起更多的问题。

那么，阳痿这种病，到底是怎么回事呢？

❀引起男性阳痿的第一种因素：精神压力

其实，精神压力是造成男性阳痿的主要原因。很多阳事不举的男性，都是被自己的情绪所影响了。

中医认为，肝经的循行绕阴器，肝主宗筋，所以情绪对生殖系统

的影响极大。大部分男性在精神压力之下，就会导致阳事不举。这类人的肾气很足，只是精神压抑了生理功能，所以才出现了问题。

此外，如果同床的两人，两情并不相悦，比如女性不配合，冷嘲热讽等，或者刚刚要同房，突然被什么惊了一下，男性在受惊之后，从此"不行"……这类由于情绪受到影响而出现问题的例子，是非常多的。

对于这类情况的治疗，是比较复杂的，心理的干预非常重要。女性首先要做的就是帮助爱人放松心态。其次，用疏肝理气，或者疏肝泻火的方式来进行调理。

我认为这类人往往肾气充足，也未必属于肝气不舒，他们仅仅是对性的压力过大，所以我很少单纯地用疏肝的方式来进行调理。

我的调理思路是用一些方法（比如使用器具或者壮阳的药物）使得他"成功"一次，这样他的心理压力就会立刻解除。一旦他树立了自信，身体从此就不会再进入"不行"的状态了。

需要注意，在调节的过程中，女性的态度至关重要。如果女性表现得十分体贴，则男性比较容易恢复；如果女性依旧表现出冷嘲热讽的态度，则此方法难以奏效。

此外，疲劳也是一个与情绪相关的因素。有时候一些人的身体没有任何问题，只是过度疲劳，此时出现的阳事不举，并不能被当作疾病，也不要留下精神负担。

❀ 引起男性阳痿的第二种因素：肾气不足

中医的肾（与西医的肾并不相同）包括了生殖的内容，通常将肾虚分为肾阴虚、肾阳虚和肾精虚。

在男性阳痿的问题上，阴虚者不多。通常中医认为阴虚之人，容易勃起，性欲会处于一种亢奋的状态。而肾精不足与肾阳不足的男性，则会出现很多的问题。

我认为，肾精是每个人生命的本源。肾精化生阴阳，阳化气，阴成形。所以，在调补肾阳的时候，必须照顾到肾精。

通常，肾精亏虚之人的舌头会呈红色，舌苔很薄，膝盖会很凉，同时还会感觉自己腰膝酸软。并且这类人的牙齿坏得早，头发易脱落、易变白，眼睛也花得早，平时总是口干，眼睛干，容易突然上火，比如口腔溃疡，咽喉肿痛，眼睛发红等。当这类人的身体向肾阳亏虚发展的时候，还会出现怕冷、手脚冰凉、夜尿多等问题。其中，阳痿、早泄就是最明显的症状之一。

我给各位朋友推荐一个明代陈士铎的经验方——起阴汤加减。

明朝的张景岳说过一句名言："善补阳者，须从阴中求阳，则阳得阴助而源泉不竭；善补阴者，须从阳中求阴，则阴得阳升，而生化无穷。"起阴汤加减的方子里面，体现的就是这个思路。

此外，我再给您介绍一款同仁堂的养生酒——鹿鞭酒。

同仁堂的朋友曾经送给我两箱鹿鞭酒，让我品鉴。看到此酒配方精良，我就将其分送给了一些朋友。结果，过些日子，这些朋友纷纷

起阴汤加减

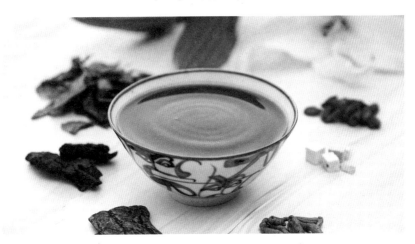

配方：① 熟地 30 克、② 山萸肉 15 克、③ 茯苓 9 克、④ 菟丝子 9 克、⑤ 枸杞子 9 克、⑥ 仙灵脾 9 克、⑦ 巴戟天 9 克、⑧ 仙茅 9 克、⑨ 炒杜仲 9 克、⑩ 远志 3 克、⑪ 五味子 3 克、⑫ 肉桂 3 克。

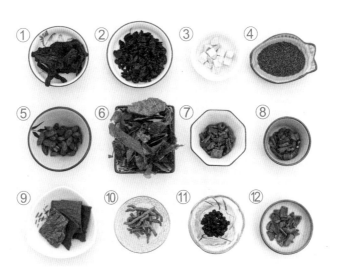

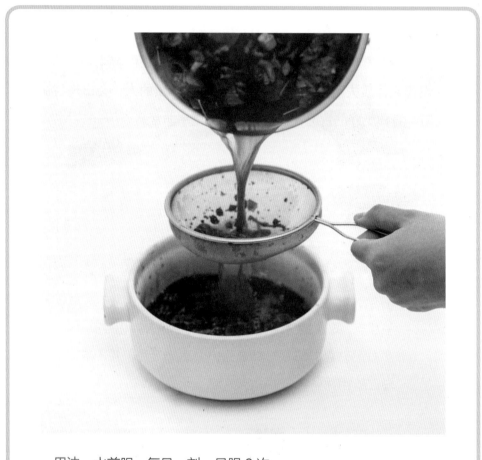

用法：水煎服，每日一剂，日服 2 次。

迫切地追问："你手里还有那个酒吗？"

这么多年，我送人东西，都从来没有发生过这样的事情。于是，我就在同仁堂买了两箱，送给他们。喝了此酒的人都反馈不错。

❀ 引起男性阳痿的第三种因素：体质失衡

现代人体质失衡的情况很多，比如痰湿体质的人，会出现气血运行受阻、身体肥胖的情况，这类人阳痿的概率非常高。

痰湿体质的人，除了极易出现男性疾病，身体的其他方面也会问题多多。对于这类人的调理思路，首先是要适当地运动，合理饮食，其次再配合一点儿健脾化痰的药物。

此外，湿热体质的人也会有这方面的问题，这类人因为各种原因体内会有湿热，表现出来的症状是小便黄赤涩痛，舌苔黄腻。调理的思路是要先清理湿热，不能随意滋补，否则容易出现更多问题。

另外，气虚、血亏的人，也会间接地引起这类问题。我认为只要不是主要的问题，在滋补肾精后，这些问题都会得到缓解。

在这几种失衡的体质里，瘀血体质引起的男性问题比较多见。因为瘀血会导致经络运行不畅，从而导致阳事不举。西药"伟哥"的原理，其实就是通过扩张血管而起作用。因此，如果男性朋友的体内确实有瘀血存在，活血化瘀是一种非常好的调理途径。

❀ 引起男性阳痿的第四种因素：器质性病变

随着研究的深入，我们发现很多器质性病变也会引起男性疾病。比如生殖系统局部的病变，或整个身体的病变。

大部分人身体一旦出问题后，很多功能就会失调，比如有糖尿病的朋友，阳痿的发病率就会增高。

不过，大部分男性朋友的问题，主要都是由精神因素和肾气不足这两种原因所致。

罗博士叮嘱

肾气不足之人，在滋补肾气之后，性功能一般会有一个提升。但是，中医不主张以药纵欲，所以保持清心、节制欲望，才是最佳的身体健康之路。

03 调脾胃的桂枝龙骨牡蛎汤，
居然可以补肾

❀ 一个人的脾胃不好，就会百病丛生

在中医的历史上，古代的医家一直在琢磨，到底怎样才能最有效地从根本上调理身体？因为大家的思路不同，所以出现的流派很多。

其中，从脾胃来调理，是一个重要的派别。这一派的创始人之一是李东垣，而李东垣的老师张元素，创立了易水学派，这一派非常重视脾胃，后来被称为"医中王道"。其实，在这之前，在中医理论的框架中，对身体的各方面都有过论述，但李东垣着重提出了脾胃的重要性，并写了著名的《脾胃论》。

中医有句话，叫"肾为人先天之本，脾胃为后天生化之源"。这个先天的肾气，是从父母那儿遗传来的。

一个人的禀赋如何，其实在出生的时候就基本已经确定了。后来长得如何，关键就在于脾胃。因为我们后天生长的物质来源，主要都是从脾胃吸收的。

在人体内，上为阳，下为阴，这是和大自然相对应的。阳气向下

走，阴气上承，这就构成了人体气机的升降。

我们看八卦图就会发现，代表阳气的白色的鱼，头一定是向下的；代表阴气的黑色的鱼，头一定是向上的，就是这个道理。

而阴阳之间，就是中气。这个中气，就是我们的脾胃之气，属土。土居中央，处阴阳之交，清浊之间，为气机升降之枢纽。

这种理论也是清代医家黄元御特别重视的，他一辈子所写的著作中，都特别强调脾胃的枢纽功能。他认为，如果脾胃虚弱，那么整个人的气机升降都会出现问题——水泛土湿，中气虚败，气血匮乏，诸病丛生。如果中气不败，则人体会生机勃勃。

因此，黄元御治病，多从脾胃开始调，让人体中土健运，升降复常，结果气血充旺，经脉通调，疾病自去。

❀ 手淫导致的身体虚损，单纯补肾，往往性欲更旺

脾胃到底有多重要呢？我举一个例子。

有个小伙子通过朋友找到了我，在没人的时候，他向我介绍了自己的病情。原来，他从中学起就开始手淫。当时接触到了一些色情的东西，结果就一发不可收拾，有一段时间几乎每天都手淫。

等到二十几岁的时候，问题来了，他发现自己的身体出现很多问题，比如：体力不好，稍微一运动就满身大汗，喘息不止，经常浑身冷热不匀，感觉自己的腰腿发冷，而且经常出现口腔溃疡等；情绪总

是焦躁不安，思想不能集中，思考问题的时候感觉混乱；性欲强，但是性功能不行，和女朋友几乎不能完成性生活（最后他觉得自己无法给人家幸福，就提出了分手）。

总之症状非常多，而他的求医经历也非常曲折，最后有的医生判断他患了心理疾病。

我认为，他的心理稍微有点儿失调是正常的，但身体的问题是主要的。因为长期治疗都没有什么效果，而且由于问题太多了，反而让人觉得这些问题都是不真实的。现在，他每天都觉得自己的生活是灰暗的，也不清楚自己未来还能否成家立业。

当时，我望着这个小伙子的脸，也感到很悲哀。我想，如果他知道今天是这样的情景，当初他不会选择过度手淫。

其实，这样的年轻人我见过很多。在我的邮箱里，有很多有类似情况且希望得到帮助的网友来信。他们在现实社会中找不到帮助，就寄希望于网络，因为在网络上他们至少可以叙述自己的隐私。这些人的症状千奇百怪，但是基本和这位小伙子相似。

我翻看这个小伙子服用过的中药方，一看，都是补肾的药，什么巴戟天、淫羊藿、菟丝子等，用量都很大，用的时间也都很长，但是效果都一般。

用一些补肾的药，是现在很多人治疗此类疾病的常用思路。大家觉得是手淫导致的身体问题，就一定是肾气被戕害了，所以要补肾。

可是，这些补肾的药也是助阳的，结果只会导致患者虚火上浮妄动，性欲更旺。往往刚开始服用时，病情能好转几天，但很快就会恢复常态。

用这个小伙子的话说就是："每次换一个医生，开始时总是见一些效，但服药若干以后，就不见效了。有的药吃完后还会出现一些新的症状。"

❀ 男性手淫虚损、女性梦交，服桂枝龙骨牡蛎汤

那么，我们该如何调理这个病呢？

严格地说，这不应该算是一个病了，而是这个小伙子的整个身体都出现了问题，所谓"诸症丛生，一般确实无从下手"，尤其是补肾都没有效果，这样我们可用的思路就很少了。

但是，医圣张仲景为我们提供了一种思路——张仲景曾论述过，这种"失精"的虚损患者，还有女性"梦交"的患者（总是做一些性生活的梦），都是虚损导致的，可以用桂枝龙骨牡蛎汤来调理。

这个方子就是一个调理脾胃、补足中气的思路。

张仲景给的是一个方子，但是我们不能死守这个方子，而是要领会这种思路。

这个思路告诉我们，很多时候单纯补肾是不行的，如果我们能先补足脾胃，补足了中气。那么，问题就会迎刃而解。因为我们后天的生长，要靠脾胃吸收的营养。脾胃强壮，则人才能有生机。

这个桂枝汤，在张仲景之前叫"小阳旦汤（这是《辅行诀》里面的称呼）"，此汤是用来升阳用的。在此方中加入饴糖，芍药加倍，就叫小建中汤，是补脾胃用的；加入黄芪，就叫黄芪建中汤，也是补脾

桂枝龙骨牡蛎汤

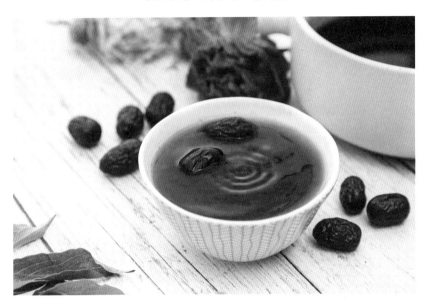

配方：① 桂枝10克、② 白芍10克、③ 龙骨15克（先煎）、
④ 牡蛎15克（先煎）、⑤ 后加生姜、大枣。

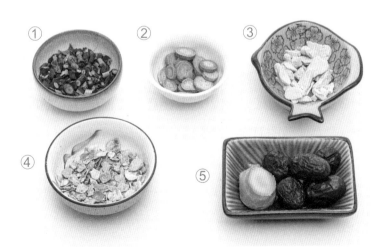

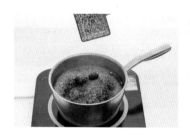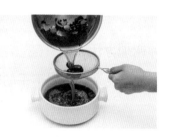

用法：将龙骨和牡蛎兑 7 杯水，大火开锅后，熬 30 分钟后放入其他药材，待小火熬至 3 杯，分 3 次温服即可。

胃调中气的。

因此，整个方子的思路就是补足脾胃。张仲景就是用桂枝汤加上龙骨和牡蛎来治疗这类虚损，加入龙骨和牡蛎可以起到收敛的作用，使得补进去的药力不至于散去。

我给这个小伙子调理，用的就是这个思路，一味补肾的药物都没用，基本上使用的都是奔脾胃去的药。结果在很短的时间内，这个小伙子的体质就得到了全面改善，一共大约用了不到 20 天，他就反馈没有什么症状了。后来，我又给他开了一个善后的食疗方。

如今，这个小伙子变得很阳光了，这件事也都过去好几年了。我们偶尔还有联系，他的朋友们都说他像是变了一个人。

这个例子中的年轻人见效比较快，也有的人调理的时间长一点儿。但大多数虚损之人，只要采用调理脾胃的方法，都可以获得非常好的效果。

❀只要脾胃通调，很多毛病身体会自己解决

这种调理方法，是中医里一个非常好的思路。当一个人身体问题非常多，症候复杂，难以下手的时候，我们要抓主要矛盾。脾胃属土，处于中间，我们让中土健运以后，气机上下通调，阴阳交泰，水火既济，那么身体就会自己恢复。一些细枝末节的问题，身体会自己解决。

如果我们不善于解决问题，直奔那些细枝末节的症状来调理，就会乱了手脚，最终在复杂的症状面前败下阵来。

张仲景给我们留下的这个方子叫小建中汤，就是桂枝汤加饴糖（高粱饴一类的糖），芍药的量加倍。

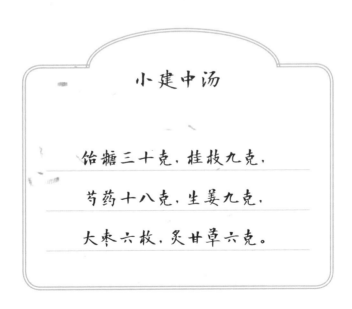

小建中汤

饴糖三十克，桂枝九克，

芍药十八克，生姜九克，

大枣六枚，炙甘草六克。

这是张仲景调理脾胃的主要用方，我也经常用这个方子调理脾胃病。

那么，这个方子有什么奥妙呢？我时常和大家开玩笑说，这是一个酸辣汤。当我们胃口不好的时候，如果喝一碗酸辣汤，喝完就会感觉胃口顿开，食欲大振，和这个方子的思路有异曲同工之处。

我们看小建中汤的药物组成，方子里的桂枝和生姜是辛辣的，芍药是酸的（这也是一个酸辣汤），而炙甘草、大枣、饴糖是甜的。其中的道理是：辛味的药是向外发散的，是向上升的，《黄帝内经》说"辛甘发散为阳"；而酸味的药性是向下走的，是向里面收的，《黄帝内经》说"酸苦涌泄为阴"。这样，就有了升降，有了收放。

有了阴阳，脾胃就被打开了，气机就流动了，这就是酸辣汤能够开胃的原因。而小建中汤也是这个道理，方子里的甘味药是补中焦脾胃的。所以这个方子和酸辣汤一样，可以打开脾胃，恢复其功能，脾胃能吸收了，中气也就足了，人体也就有了恢复的机会。因此，这个方子才叫建中汤。

这层含义，以前很少有人注意，一般大家都讲桂枝汤，都只谈调和营卫，这里我多讲一些。

❀ 是否有胃气，决定了一个人的生死

重视脾胃，也是清代医家黄元御有大成就的原因，他自己曾被苦寒之药伤害过，所以他知道保护脾胃之气的重要性。

他一生都在思考这个问题，最终从脾胃入手，调理气机的升降，取得了非常好的疗效，在理论上也获得了突破。

中医在治病的时候常说："有胃气则生，无胃气则亡"，意思是每当诊断危重病人的时候，有经验的中医会摸患者脚背上的趺（fū）阳脉（足背上最高处的动脉），这里可以候胃气的存亡。如果还有胃气，那么这个人还有救；如果没有胃气了，那么可能结果就不会太好。

从这里我们也看出脾胃之重要。讲了这么多的医学道理，我想要告诉大家的是：

第一，脾胃很重要。

第二，中药的性味很重要，如果用辛味发散，同时用酸味收敛，就可以打开脾胃的郁结，使得气机恢复升降。

04 老公有慢性前列腺炎怎么办

很多男性都被慢性前列腺疾病深深地折磨着，尤其是前列腺炎。那么，前列腺炎到底有哪些症状？我们该如何有效地来调理呢?

❀ 慢性细菌性前列腺炎，
用程氏萆薢分清饮加减来调理

我们要知道，慢性前列腺炎一共分为两种：细菌性的和非细菌性的。

其中，患慢性细菌性前列腺炎的朋友，会反复出现下尿路感染的症状，如尿频、尿急、尿痛、排尿烧灼感、排尿困难、尿潴留（指膀胱内充满尿液而不能正常排出），后尿道、肛门、会阴区坠胀不适。且此症状持续的时间通常会超过 3 个月。

中医通常把以上这些症状，称之为湿热下注证型。调理的思路一般是用清利湿热的方法，比如中医经常会用经典方剂——程氏萆（bì）薢（xiè）分清饮加减来调理。

此方用到的药物大致有：萆薢、黄柏、石菖蒲、茯苓、白术、莲子心、丹参、车前子等，在使用时也可以加入一些清热解毒之药。有的医家认为，这种证型是慢性前列腺炎的主要问题，所以在调理时会用一些清热解毒的药物，起到解毒散结的功效。

我认为这种思路是首先要采用的，因为在湿热严重，或者热毒壅盛的时候，一定以祛邪为主。

❀ 慢性非细菌性前列腺炎，找准证型可有效调理

慢性非细菌性前列腺炎的主要表现为：骨盆区域疼痛（见于会阴、阴茎、肛周部、尿道、耻骨部或腰骶部等部位），排尿异常（可表现为尿急、尿频、尿痛和夜尿增多等），尤其是小腹疼痛和腰痛的症状，往往会比较持久。

由于慢性疼痛久治不愈，会使患者的生活质量下降，并可能伴有性功能障碍、焦虑、抑郁、失眠、记忆力下降等症状。

根据这些症状，中医总结出几种相关的类型：如气滞血瘀证、肝气不舒证、气虚不固证等。

严格地说，在慢性细菌性前列腺炎的发病过程中，这些证型也会存在，通常中医会根据发病程度，来适当加入相应的药物。但是在慢性非细菌性前列腺炎中，这样的证型会更多。

（1）气滞血瘀证型如何调理

对于调理气滞血瘀的证型，我们可以采用清代《医林改错》中的少腹逐瘀汤来调理。这个方子在今天已经有了中成药——**少腹逐瘀丸**，大家可以直接去药店购买，按说明书服用。

（2）肝气不舒证型如何调理

肝气郁结证是几种证型里比较多见的一种，此证型多见于忧郁倾向之人，主要就是因情志不遂，精神郁闷，肝气郁结，气滞血瘀，郁久化热和内扰精室所致。

此病症的主要症状为：小腹、腹股沟、会阴、睾丸胀痛，且伴有头痛、口苦、失眠、舌苔黄等，脉象弦数。

此时，可以使用加味逍遥丸，或者是柴胡疏肝散等方子进行调理。

（3）肾气亏虚证型如何调理

在这几个不同证型里，我遇到最多的就是患肾气亏虚证型的人。

在正常情况下，如果一个人身体健康，正气充足，是不会患此病的。之所以患病，一定是自身正气不足所致，比如房事过多、年老体衰、肾经亏虚、精气不固等，然后由此才会引起湿热蕴积。

所以，这类人的致病基础，多数是肾阴肾阳俱亏、精血不充、奇经受损。甚至有的老中医指出，此病是奇经之病，实乃真知灼见。

此类人的症状表现，往往缠绵不愈。具体表现为头晕神疲，食少神疲，腰酸腰痛，甚至稍微一活动，尿道即有白色分泌物溢出，腰骶

（指躯干中上身与下身相互连接的枢纽）、会阴部会有酸软、疼痛的感觉，且下肢不温或厥冷，并伴有双膝无力，还会有阴囊湿冷、阳痿、早泄，甚至滑精的症状。此外，这类人的舌头颜色淡且胖大，舌边有齿痕。

调理此证型，我给大家推荐一个经验方。

此方里大部分药物都起到补肾的作用，然后配合少量的清利湿热的药物，稍佐通络之品。

调理肾气亏虚证的前列腺炎方

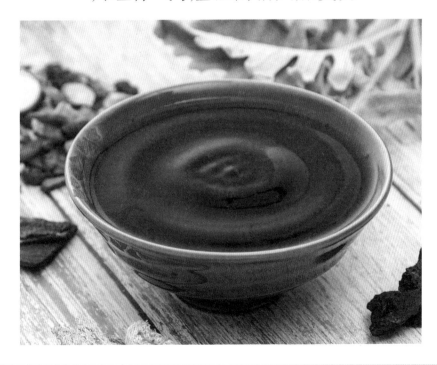

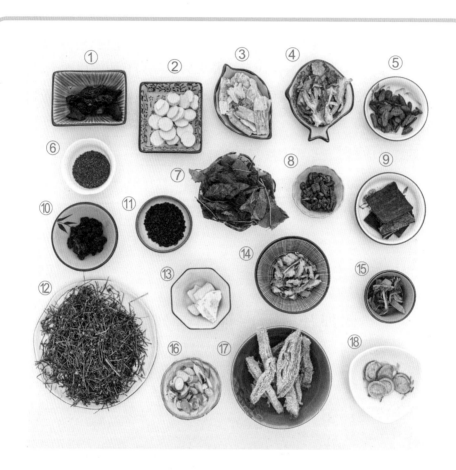

配方：① 熟地 15 克、② 怀山药 15 克、③ 生黄芪 15 克、④ 当归 9 克、⑤ 枸杞子 9 克、⑥ 菟丝子 9 克、⑦ 仙灵脾 9 克、⑧ 巴戟天 9 克、⑨ 炒杜仲 9 克、⑩ 桑葚子 9 克、⑪ 补骨脂 9 克、⑫ 白花蛇舌草 15 克、⑬ 鹿角霜 9 克、⑭ 知母 9 克、⑮ 黄柏 6 克、⑯ 桑枝 9 克、⑰ 丝瓜络 9 克、⑱ 甘草 6 克。

用法：将上述药材兑 7 杯水，大火开锅后，小火熬至 3 杯，即可服用。

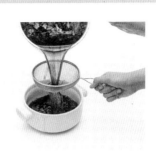

叮嘱：1. 舌苔特别厚腻之人，可以考虑先化痰祛湿，然后再用此方调补。

2. 药物的选择和分量，仅供参考。具体分量的掌握，可以找附近的中医，根据自己的情况加减。

3. 正气不足，是很多疾病的致病基础。

有名男士长期小腹疼痛，此人起初并不知道自己的病因是什么，去医院做了肠道的检查，结果显示也没有问题。后来几番检查后才知道是前列腺出了问题。

我根据此人的症状判断，他的肾气大亏，于是我向他介绍了此方。他服用了一服，就觉得小腹疼痛的症状缓解了大半。服用第二服后，就几乎感觉不到小腹的疼痛了。后来他减少了药味，继续服用，一段时间后体质有了明显改善。

需要注意，此方内温补肾阳的药物较多，因此服用后，要注意控制房事，保护肾精肾气。

除了我讲的这种肾阳肾气不足的证型之外，还有肾阴不足的证型，可用知柏地黄丸等方子来调理。

❀ 不将正气扶正，则邪气很难彻底清除

现在，正气不足的人非常多，正气不足是很多疾病的致病基础。在调理的过程中，如果不能将正气扶正，则邪气很难彻底清除。

其实，在明代，各种补法已经日臻完善，比如熟地的用法等。但是，清代医家提出了这样的说法——在有邪气的时候，如果使用补法，会把邪气"补住""补在里面"（名医徐灵胎等都说过这样的话）。而且他们对补法非议较多，原因之一可能是当时的医家滥用补法所致。经他们批评之后，本来使用补药扶正祛邪的医家，不敢用补药了，本来一些症状可以使用攻补兼施的方法，也单事攻伐了。

我不大赞成这种"把邪气补住"的说法，就像张仲景在小柴胡汤里面用人参，难道会把邪气补住？攻补兼施从来都是可以使用的方法，只要能掌握好两者的尺度就好。

此外，如果您能在慢性前列腺炎的平稳期，抓住肾虚这个主因，并且提升肾气，同时再清利湿热，则此病的调理会非常有效。

05 没想到乌鸡白凤丸也可以治痛风

❀ 单纯靠忌口调理痛风，则永无尽头

痛风，是现在非常容易出现的疾病之一，且男性居多，女性只占5%左右。数据表明，痛风患者的血尿酸普遍偏高，血尿酸指标的高低与嘌呤摄入量成正比。

这就意味着，痛风与摄入不合理的食物有关。比如，长期吃海鲜等肥甘厚味的食物，再加上啤酒会使得嘌呤的分解加速，容易出现痛风。也就是说，电视剧《来自星星的你》里面千颂伊的吃法，炸鸡加啤酒，如果常吃，是有点儿危险的。

现在调理痛风，大多是劝大家忌口，杜绝美食。可服用的药物也有限，有些没什么效果，有些虽然有效果，但是副作用比较大。

我常想，为什么吃同样的食物，有的人没问题，有的人就无法正常代谢呢？

关键问题还在于您的肾气足不足。要知道，在代谢、排出血尿酸的过程中，肾脏起着非常重要的作用。血尿酸高，又会反过来直接影响肾脏。所以，痛风导致的肾病是非常多的。

那么，如果单纯忌口，则永无尽头，因为肾气不足，只要再吃，立刻就会犯病。所以，忌口是必要的，但绝对不是唯一要做的。

治痛风，还有医家主张泄浊。我觉得泄浊是可以的，但是单纯用药物帮助身体向外排泄，也是在代替身体作战。一旦不使用药物了，身体还会自己排泄吗？所以，泄浊应该是在痛风急性发作时必须用的，但平时还要想新办法。

我觉得，补足肾气是一个很好的途径。肾气足了，自己就有能力排泄体内的痰浊，这不就是解决根本问题的方法吗？

那么，该用什么药来补肾呢？

有一位朋友为我提供了思路，一天他偶然问起我："罗博士，为什么我身边有朋友患痛风，吃了乌鸡白凤丸就好了。后来有几个人吃都见效了，这是为什么呢？"经他这么一问，我就上心了。仔细一想，用乌鸡白凤丸调理痛风，还真是很恰当啊！

❀ 脾肾不足体质的痛风患者，服用乌鸡白凤丸效果非常好

乌鸡白凤丸这个方子，是大有来历的，它首载于明代医家龚廷贤所著的《寿世保元》，原名乌鸡丸、白凤丹。后经清代太医院调整，作为宫廷乌鸡白凤丸，其实有多种用途。

乌鸡白凤丸

乌鸡（去毛爪肠），天冬，鹿角胶，

甘草，鳖甲（制），地黄，牡蛎（煅），

熟地黄，桑螵蛸，川芎，人参，银柴胡，

黄芪，丹参，当归，山药，白芍，

芡实（炒），香附（醋制），鹿角霜。

这个方子里，除了乌鸡外，还用了人参、黄芪、当归等补气养血药，还有生地黄、天冬等养阴、清退虚热的药，还有疏肝理气的香附，温肾助阳的鹿角胶等。这个方子，是阴阳双补，肝脾肾兼顾。

通常大家都认为，乌鸡白凤丸有补气养血、调经止带的作用，主要用于气血两虚所致的月经不调、白带清稀等，常用于女性。现代药理研究也证实，该药有促进造血功能、抑制子宫平滑肌收缩，以及止血、保肝、抗炎、降脂等作用。

那么，这个方子男性能用吗？其实，只要对症，就可以使用。而且我发现，现在此方的应用很广泛，比如男性的前列腺疾病都可以用它来调理。

　　我觉得大多数痛风患者，都属于脾肾不足，无力排污泄浊，所以，滋补脾肾非常关键。此方又配合疏理肝经的药物，更加适合。因为痛风大多发作于脚的大拇指，此处正是肝经循行的位置，两者刚好契合。

　　而且，此方平和，属于补益类的保养方子。**对于脾肾不足的痛风患者，此方目前是我见到比较有效的方子。**

❀误区：只关注痛风发作时的疼痛，不痛了就不大关心它

　　有一次我在广东的东莞讲课，吃饭的时候，一个企业家对我说："罗老师，感谢您上次讲课推荐的这个乌鸡白凤丸。我推荐给我姐夫，他开始不好意思吃，后来我逼着他吃了。他有很严重的痛风，结果现在痊愈了。去医院检查，血尿酸完全正常了。前几天我们吃饭，他居然又能吃海鲜啦！"

　　听了这样的消息，我很高兴。上次吃饭的时候，大家都对此药还有这个作用感到无比好奇，很多朋友都说："真的吗？可是这个不好意思吃啊！"

　　中医有句话，叫"有是症，则用是药。"管它给谁吃的，只要对症，为何不用呢？

　　但要告诉大家，这个方子，我主张在痛风没有急性发作的时候吃。如果急性发作的话，最好还是去医院就诊。

有的医生主张在痛风发作的时候吃几颗龙胆泻肝丸，会迅速缓解疼痛。现在同仁堂的龙胆泻肝丸用的都是白木通了，比较安全。这个思路我认为是合理的。

痛风急性发作的时候，吃其他有针对性的药物也是可以的。然后，再服用乌鸡白凤丸，这是缓缓图之（缓慢地达到效果）。

有朋友会问："吃多久好呢？"我的建议是：方剂一般半个月一个疗程，可以服用半个月后去医院检查一下。几个疗程下来，在血尿酸正常后，再巩固一下就可以了。

必须强调的是，乌鸡白凤丸不是包治痛风的特效药。它只对脾肾虚损型的痛风有一定的效果。如果病情严重，仍需正规治疗。

因此，我把此方定位在"对于脾肾虚损型的痛风患者会有一定的辅助作用"的位置上。

很多朋友只关注痛风发作时的疼痛，不痛了就不大关心它。**要知道，痛风病的疼痛发作，只是痛风的一个表现，我们需要关注身体的其他部位是否也会出现问题。**同时，我们更要关注血尿酸的指标，如果超标，就要考虑改变生活习惯，调理身体。

千万不要单纯地认为没有疼痛，就一切平安。这是健康教育告诉大家的理念。

现在，生活习惯引起的疾病越来越多了，这些疾病，让人们饱受折磨。单就痛风而言，引起肾脏疾病，甚至肾衰竭就非常多见，为患者带来了巨大的痛苦和经济负担。因此，我们从多个角度寻找解决方案，是非常有价值的。

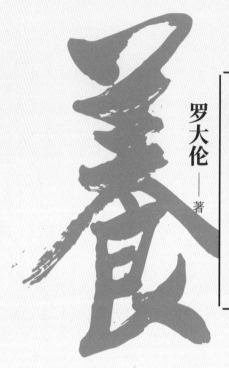

罗大伦 —— 著

女性养生

三法宝

不生气 不亏血 不受寒

下

江西科学技术出版社

2020 · 南昌

目 录
CONTENTS

5 不生气篇

CHAPTER

常见慢性疾病调理篇

CHAPTER

7 断舍离篇
CHAPTER

第十二章 人生在世, 没有一个人能万事如意 215

5
PART

不生气篇

第九章

情绪好才能活得好

现代医学往往只谈身体、谈疾病。但是您要知道，这些身心疾病都是在您所处的社会背景、家庭背景里产生的，跟您的情绪以及您周围的环境有关。

一旦您的情绪失常，则会出现很多身体问题，如甲状腺结节、失眠、怀孕困难、产后抑郁等。因此，女性要想健康，首先要学会调气，一个豁达的女性，身体绝对是健康的。

01 别让情绪控制您的身体

❀ 一有压力就腹泻的人，可用乌梅丸泡脚

有位朋友向我询问脾胃的问题，他说自己消化不好，而且长年腹泻，每次只要腹痛，立刻就泻。这就要求他在关键时刻必须能找到厕所，否则就会拉在裤子里。

我看了他的舌象，再配合诊脉，发现他的肝气郁结得很厉害，于是给他推荐了调理厥阴病的乌梅丸泡脚方。此方寒热药并重，还加入了一些补药和温养血脉的药物，可谓面面俱到。

同时，我告诉他要调整情绪——他的问题，看似是脾胃本身出现了病变，实则与情绪不佳关系密切。

由情绪不佳导致腹泻或一有压力就腹泻的人，我给您推荐一个方子——乌梅丸泡脚。

乌梅丸泡脚方

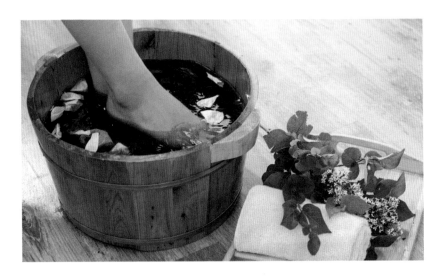

配方：① 乌梅 30 克、② 细辛 3 克、③ 蜀椒 120 克、④ 黄柏 6 克、⑤ 黄连 9 克、⑥ 附子 6 克、⑦ 干姜 9 克、⑧ 桂枝 6 克、⑨ 人参 6 克、⑩ 当归 6 克。

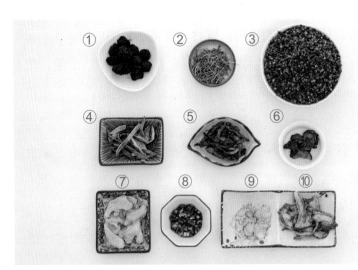

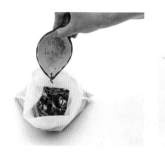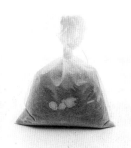

用法：用此方加水，大火开锅后熬 30 分钟，然后兑入温水，泡脚。每天 2 次，每次 20 分钟即可。

叮嘱：孕妇忌用。

类似这样的事情十分常见，由情绪问题引发的疾病非常多。

中医认为，外伤成因的外界条件变化包括六淫——风、寒、暑、湿、燥、火，以及意外伤害，如跌打损伤、毒虫叮咬等。

而人的内伤成因只分为三种：饮食、劳倦、七情内伤。

饮食，就是乱吃，吃得太多，或吃不上饭饿着了；劳倦，则是各种劳累，比如工作过度劳累、房事过度劳累等；七情内伤，指情绪出了问题，这是三种成因里最重要的。

我们每天都会遇到各种开心与不开心的事，一旦不开心，就会导致情绪出现问题，引起气机郁滞，从而阻塞气血循行。所以，千万不要以为，小两口吵架，床头吵架床尾和；看着好像两个人和好了，情绪恢复了，但气血的郁结一旦形成，潜藏在身体里后会逐渐引发很多问题。

02 不开心引发的身体问题都有哪些

生活中的不开心和情绪波动会引起肝气不舒，从而对女性身体造成危害。通常由肝气不舒引起的身体问题都有哪些呢?

❀ 阴痒病

中医讲的肝，包括藏血、疏泄等功能，它是一个整体的系统。所以，情绪不佳、肝气不舒，会影响到肝的藏血功能。而且肝经的循行线路，会经过女性的生殖系统。所以，很多女性的生殖系统问题、胞宫问题，都与肝气不舒息息相关。

我调理过一位女士的阴痒病。她的症状就是阴部瘙痒，难以忍受，基本上每天凌晨都会发作。这种疾病非常难缠，且难以启齿。我在了解了她的情况后，判断她的阴痒病是由肝火所致，所以给她用了疏肝泻火的方法，结果她的症状很快就消失了。

❀ 肺系统紊乱

在五行中肝属木，肺属金，如果肝火太旺，则会木火刑金。也就是说，肝火会把肺金熔化。

因此，很多患严重肺系统疾病的女性身上，都能找到情绪不佳的影子。比如，有的女性长期莫名其妙地会在凌晨四五点早醒。在我见过的女性中，有的人持续早醒1年后，就查出了肺癌。而究其原因，通常都是在这种早醒的现象发生前，患者的情绪有过巨大的波动，比如情感的重大创伤等。

通常来说，女性更容易被情绪所伤，男性的抗压力会强一些，也相对容易从情绪里走出来。所以古人讲"情深不寿"是对的。但是我也见过一些男性因为工作不被领导重用，心情抑郁，导致肺癌的例子。

需要注意，现在因为压力导致肺经失调，最终出现肺病的孩子的比例也开始越来越高了，这在以前是难以想象的。

❀ 消化系统不好

其实严格地说，脾胃的问题，多数与情绪不佳有关。因为肝属木，脾胃属土，木克土。一旦肝气不舒，就会导致肝气横逆克脾土。比如有的女性一生气，胃病立刻就犯了，这叫肝脾不和，必须疏肝理气，

同时调补脾胃才行。

中医讲的脾胃，泛指整个消化系统的功能，所以有时肝气不舒会导致肠道出现各种问题。西医说肠道是人的第二个大脑，受情绪影响很大。比如，有的孩子一遇到考试就腹泻，这就是肝气不舒所致。

❀ 心脏系统出问题

心属火，肝属木，如果肝火太旺，则心火必然受到牵连。所以，肝气不舒的人，会感觉心悸、胸闷。通常，我遇到自述心脏有问题的人，会结合他的舌象——舌形是尖尖的。如果他的舌象呈肝气不舒的现象，我会给他采用疏肝泻火的方法调理，通常效果很好。

❀ 肾系统疾病

我观察过很多患肾炎的人，大部分患病原因都有情绪问题因素。这类人的性格往往非常敏感，基本都是伤春悲秋的类型。

肾精整体功能的影响，是不可低估的。比如生殖问题——很多夫妇不孕不育，家人全都以为问题出在了太太身上。最后发现，原来是丈夫的原因。

对于调理不孕不育，我的经验是：**肾气不足引起的男性不育只占少部分，肝气不舒引起的男性不育占绝大多数。还有一小部分人不孕不育的问题是复合型的，需要先疏肝理气，然后才能补肾。**

由此我们可以看出，情绪不佳导致的肝气不舒而引发的身体问题，简直太可怕了。

如何调整我们的情绪，学会不纠结、不执着，从而坦然、乐观地看待周围的事情，这是我们毕生都要学习的本事。如果您学会了，则身心健康；学不会，不仅对不起自己，也对不起父母家人。

03 您的病可能是家人带来的——
家源性肝气不舒

❀一旦家里有一个人情绪有问题，就会影响其他人

现在有一种非常普遍的现象——家源性肝气不舒。**就是说如果一家人不能够和谐相处，一旦一个人情绪有问题，就会影响其他人。**

我经常能碰到这样的情景，一些家长带着孩子来问我，孩子身体不好怎么办？

有一位母亲带着自己 3 岁的孩子来找我，我看了这个孩子的舌头，发现他的舌形尖尖的。

健康的舌头伸出来的形状应该是椭圆形。如果舌头伸出来形状是尖尖的，意味着这个人经常情绪不好，有肝气郁结的症状。

那么，3 岁的孩子怎么会情绪不好呢？他既不用参加兴趣班，也不用为学业发愁，他的问题是怎么形成的呢？

其实，这么小的孩子会肝气不舒，往往是被家长本身肝气不舒或者压力大所影响的缘故。孩子感知情绪的能力特别强，甚至有些家长在怀孕时肝气不舒，孩子刚出生就有肝气不舒的迹象。

但现在更多的情况是家长的压力特别大。很多孩子的母亲，都处于一种非常紧张的状态——罗老师怎么办？我好害怕！

这种经常处于紧张状态的家长，就特别容易导致孩子肝气不舒。

因此，解决这类孩子身体问题的根本办法，家长要先调整，学会放松。只有这样，孩子的健康才能逐渐恢复。

❀ 一旦家长觉得有压力，就会把情绪传递给孩子

还有一个被父亲带着来找我的男孩，他的年纪稍微大一点儿。他的父亲给我讲了一堆孩子身体不健康的事，一直问我怎么办。

我看了这个男孩的舌头，发现他的舌头也是尖尖的形状。于是，我对孩子的父亲说："这个孩子看起来压力很大，您家里的气氛是不是很紧张？你们做家长的是不是压力太大了？"

在我说话的时候，孩子父亲的表情就特别紧张，不断眨眼睛。我一看他的状态，就知道这是一个紧张型父亲。所以，我又开导了一下他，让他学会放松，不要整天紧张兮兮。因为一旦家长觉得有压力（大多是工作带来的压力），就会把这种情绪传递给孩子。

❀ 把工作中的压力带到家里，家人很容易肝气不舒

我有的时候会在商学院讲课，学生大部分都是经营企业的。记得

有位女士是一位企业家的夫人，她的身体不好，下课后就找我帮忙看看是怎么回事。

我一看她的舌象，就对她说："您这是肝气不舒啊，是什么事让您每天都处于紧张焦虑的状态呢？"她回答说："您可不知道，我先生的企业太大了，他的压力也特别大。每天晚上只要他下班回到家，全家人都倒吸一口冷气。等早晨他上班一走，我们全家人才松一口气。"

这位企业家把在工作岗位中产生的压力传递给了家人，就造成了家人肝气不舒。类似这样的事例太多了。

❀ 伴侣之间不和，对身体的影响非常大

还有一次，我到一个省会城市讲课，有一位企业家跟我说他母亲胃不好，心脏也不好。他有很多房地产的项目，平时工作也很忙，后来就找了一位房地产项目总经理陪着他母亲来找我看病。

我看了她的舌象——老太太的舌头是尖尖的，就说："很可能您身体的所有疾病，都跟您的心里郁结有关。"那位总经理一听我这么说，就不乐意了，他说："我们老板差不多是当地最有钱的人，他妈妈怎么可能郁结呢？不对不对！"

结果，我一看，老太太的眼圈已经红了，您说这能没郁结吗？于是，我按这个思路推荐她用柴胡加龙骨牡蛎方泡脚，来缓解肝气不舒的问题。

柴胡加龙骨牡蛎汤

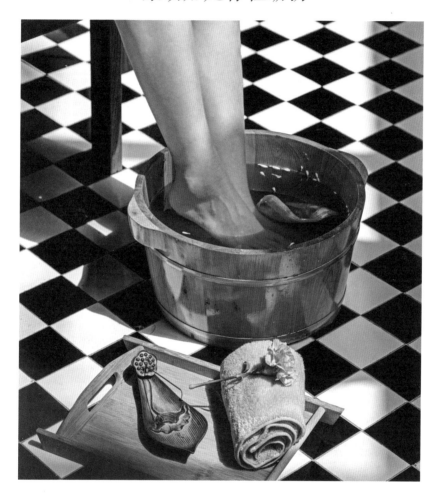

配方: ① 柴胡 6 克、② 黄芩 6 克、③ 法半夏 6 克、④ 党参 6 克、⑤ 炙甘草 6 克、⑥ 茯苓 30 克、⑦ 煅龙骨 30 克、⑧ 煅牡蛎 30 克、⑨ 桂枝 6 克、⑩ 郁金 6 克、⑪ 远志 6 克、⑫ 香附 6 克、⑬ 白芍 6 克。

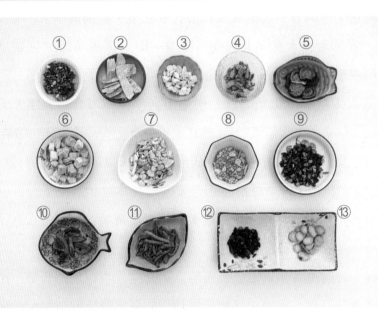

用法: 大火开锅后，熬40分钟，将药汁分成2份。早晚兑入
　　　温水来泡脚，每次20分钟。水温不要太热，水淹过脚
　　　面就可以了。一般泡脚四五周即可。

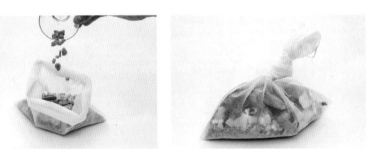

叮嘱: 如果在使用此方前，能请当地的中医在方子的基础上
　　　加减，则更为稳妥。

将这个泡脚方告诉老太太以后，我就出去忙别的事了。等我忙完回来，看见老太太在那儿哭呢。周围一圈人都在劝她："阿姨别哭别哭，阿姨想开点儿……"我好奇是怎么回事，就过去了解了一下情况。原来老太太虽然家里很有钱，但是跟老伴性格不合，老伴天天欺负她——"你必须怎么怎么样"，她在家里一直受气，导致肝气郁结。

当时我只给老太太开了五服药泡脚，五天以后他们电话打过来说："罗老师，告诉您一个好消息，老太太的身体症状都没了，胃也没事了，心脏也好了。但是，现在老太太提出要离婚，这可怎么办，您给帮忙想想办法吧。"

我一时间也不知道要怎么回答，就说："您可以搞两套房，让老太太和老头分开住，雇两个保姆照顾他们，只要别让他们在一个房间吵架就行。"

当然了，这只是我个人的小建议。但是我们要从这件事中看出家庭氛围，尤其是伴侣关系对身体的影响。

❀ 身体好不好，与家庭成员间的感情好不好 有极大关系

我为什么讲这些例子呢？

因为肝气不舒是现代人生病的主要原因，很多肝气不舒的成因都

源于家庭，所以我管它叫家源性肝气不舒，这是家源性疾病。

如果一家人不能够和谐相处，家庭氛围不好，就会影响家里每一个人的情绪与身体健康。

有的时候父母影响孩子，有的时候夫妻之间互相影响，有的时候老人影响年轻一代，有的时候年轻一代影响老人……像这样的事我见过太多太多了。比如家里婆媳关系不好、夫妻吵架等，种种压力都会导致人的肝气不舒。

因此，我发现了一个问题，有些人的肝气不舒是自己造成的。比如自己的人生观不对、看什么问题看不清楚、自己郁结等；但是有些人的肝气不舒不是自己的问题，而是家里其他成员向他施压所致。

故，一旦我们知道是家源性的问题，在调身体的时候，一定要一家人达成一个共识。否则，您朝东他朝西，有冲突在，问题的根源就还在。最好是全家人开会达成一致，一起调整家里的气氛，这样身体才能调理好，用了药才能有效。否则家里充满了矛盾和冲突，用了药也可能没有效果。

因此，现在的医生在为患者调理的时候，一定要考虑到社会性，考虑到他家庭、单位里的问题。**每个人都从属于一个家庭，家庭原本是我们用来休息的地方，如果最放松的地方有了压力，人就很容易生病，而且往往病得很重。所以，这种家源性肝气不舒，我们必须重视。**

家源性肝气不舒调理起来有时会起效特别缓慢，因为我们很难保证家里的每个成员都能为此做出改变。有时您找名医开方子很简单，

但是要改变家里成员的思维模式，是非常不易的。只有通过不断学习，把一些积极的、正能量的东西，比如国学，一点点渗透给他，他才会逐渐改变自己的思维模式。

大家如果能在平时多了解一些养心养性的内容，比如学学我讲的《道德经》和《弟子规》，涵养心性之后，对家庭氛围的调整和对家人身体健康的调整，都是非常有效的。

<u>04</u> 各种想不开、气不顺怎么办

✿ 那些想不开的委屈，才是身体出问题的主因

现代女性的任务都很重，在单位里有工作压力，在家里要做家务、带孩子，同时还要协调自己和家庭成员以及和社会上不同人的关系，又要保持与丈夫的共同进步……在这些过程中，确实需要智慧。

一位朋友和我说她离婚了，我感觉很突然。她说 10 年的婚姻，在一周的时间里就解体了。她的老公突然告诉她，自己爱上了一个 20 多岁的女孩，希望和这个女孩共度余生，态度坚决地让她"出局"。她也十分干脆，立刻同意，在一周内把手续都办好了……

接下来，她的痛苦是逐渐迸发出来的。她反复地说自己想不通："我为这个家付出了那么多，10 年的坚守，10 年的付出。我牺牲了这么多，最后却换来了这样的结局？这是为什么？"

生活中突如其来的打击，令她彻夜难眠，身体状况急剧下降。我觉得首先要表示同情，因为对于女性来讲，离婚意味着很多。两个人这么多年生活互相依靠，一个人突然背叛，是一种活生生的剥离，有时会令对方的人生观都被颠覆。

这种事情对于女性来说，无疑是痛苦和残酷的。

当然，生活中大部分人可能不会经常遇到重大打击，但那些一件件让您心烦意乱的小事累积起来，也会使人越来越想不开，越来越憋气，越来越委屈……

大多数女性的疾病都是由不良情绪所致，所以对于女性来说，疏肝是件大事。

您会怎么做，找个沙袋打两拳？或是找个亲近的人吵一通？还是选择最不可取的一种——自己憋着，直到憋出内伤呢？

❀ 使用逍遥丸、越鞠丸、更年宁，则百气全消

既然肝气如此重要，而生活中的琐事又不会因此而变少，那么有些时候，就需要我们借助外药来帮助"肝脏"做些伸展。

（1）逍遥丸

逍遥丸主治肝气不舒、肝血不足、肝脏横逆克脾土之症。

足厥阴肝经布胸胁，循喉咙，入颃颡（háng sǎng，指咽喉），连目系，会颠顶。因此，一旦肝经血亏，就会出现胸胁胀闷、乳房胀痛、咽喉干涩、目赤肿胀、头目眩晕的症状。肝横逆克脾之后，还会出现食欲减退、乏力、无精打采、月经量少的表现。这类人的舌质淡，脉弦。

逍遥丸的配方为柴胡30克、当归30克、茯苓30克、白芍30克、白术30克、炙甘草15克、生姜1块（约掌心大）、薄荷少许（约5克）。

方中的柴胡用于疏肝解郁，以解致病之本；白芍滋阴柔肝，当归养血活血，以养肝体而助肝用；白术、茯苓、炙甘草健脾益气，使运化有权，营血生化有源；生姜温中和胃，薄荷用于疏散肝郁日久而生的热。

全方相合，对症食用后，则肝体得养，脾运得健，肝脾协调。

下面我再介绍几个逍遥丸的复方制剂：

（1）加味逍遥丸

此方又称丹栀逍遥丸，在逍遥丸基础上加上牡丹皮、山栀子而成。此方可清热凉血，泻火除烦。如果您在逍遥丸的汤症上，又兼见心烦易怒、头痛目赤、舌红口干之症，则适合服用加味逍遥丸。

（2）黑逍遥丸

此方在逍遥丸的基础上加了熟地黄而成，为肝肾同调之意，更适用于腰膝酸软之症明显者。

（3）红花逍遥胶囊

此方在逍遥丸的基础上增加了红花、皂角刺，加强了活血祛瘀、消肿排脓之力，更适合面部黄褐斑明显，青春痘偏红，乳房刺痛者。

需要注意，久服疏肝理气之剂，恐有耗气伤阴的弊端。所以，气虚不足之人，不适合久服逍遥丸。此外，逍遥的系列处方中，均少有配伍化痰、理血之药，故痰湿内盛，瘀血日久者，单服逍遥丸调理的力度相对不足。

（2）越鞠丸

越鞠丸主治气郁、血郁、痰郁、火郁、湿郁、食滞之症。

主要症状可表现为由气滞血瘀引起的胸膈痞闷、胸胁痛；由郁而化火引起的口苦反酸、小便灼热、热黄；由痰湿、积滞内郁引起的脘腹胀满、食欲减退、恶心呕吐、饮食消化不良等诸般症状。

"气血冲和，万病不生，一有怫（fú）郁，诸病生焉"，六郁之中以气郁为主，膈痞闷，胸胁痛。且气郁必然导致血郁，因此会出现胸胁痛、四肢无力、月经不调、痛经等症。若气郁化火，则为火郁，会出现口苦泛酸、瞀（mào）闷、小便赤的情况。一旦气血郁结，则水湿凝聚成痰，形成痰郁，动则喘。

因此，气郁则诸郁随之而起，治疗当行气解郁。

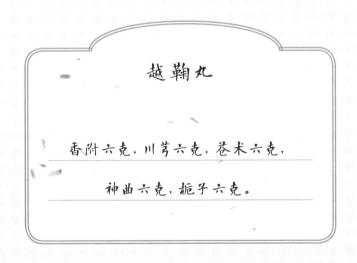

越鞠丸

香附六克，川芎六克，苍术六克，

神曲六克，栀子六克。

方中的香附为君，治疗气郁；川芎为臣佐，可行气活血解血郁；苍术燥湿可运脾解湿郁；栀子清热可泻火解火郁；神曲可以起到消食和胃解食郁的功效，五郁得解则痰郁自消。

（3）更年宁

同仁堂的更年宁主治肝郁气滞、气血亏虚而致的心不养神之症。它可以调理气血不足、肝肾阴虚所致的更年期症状，如绝经前后引起的心悸气短、头晕目眩、烦躁易怒、腰膝酸软、须发早白、失眠多梦、阵热汗出、胸乳胀痛、月经紊乱等。

更年宁的配方为柴胡、白芍、墨旱莲、人参、党参、郁金、香附（醋炙）、当归、薄荷、川芎、玄参、茯苓、法半夏、石菖蒲、牡丹皮、陈皮、干姜、白术（麸炒）、丹参、王不留行（炒）、女贞子（酒炙）。

此方的药味较多，我们可以将其进行拆分了解。

方子中的当归、白芍、柴胡、茯苓、白术（麸炒）、干姜、薄荷——没错，这就是上文中提到的逍遥丸；方中的陈皮、柴胡、川芎、香附（醋炙）——这是专治肝经气滞、胸胁痛的经典名方柴胡疏肝散，只是此方中去掉了缓和药性的甘草与引药入胃、化痰消痞的枳壳，使此方专入肝经，梳理肝气；方中的墨旱莲、女贞子（酒炙）——这是治疗肝肾阴虚的代表方二至丸。

我们再来看其余的药味，方中的郁金入血则散瘀，入气则疏肝，入心则开窍；香附为气病之总司，故两者相配，既取之郁金利血中之气，也取之香附行气中之血，两者相合是解胸中之痹的佳乘之侣；最

后再配伍益气养心安神的人参、党参、石菖蒲，凉血活血行血的玄参、丹参、牡丹皮、王不留行。

全方相合共奏疏肝解郁、益气养血、健脾安神、滋肾养阴之效。

（4）自制消气食方——刺五加代茶饮

除了刚才的方法，您还可以在平时煮刺五加代茶饮。虚则补其母，肝气亢盛不舒，我们可以补肝脏的"母亲"肾脏，也不失为一种调理的方式。

方法很简单——刺五加每日10克，煮水代茶饮即可。

刺五加是五加科植物刺五加的根茎，是典型的补肾安神、益气健脾之药。经现代药理研究，发现刺五加还具有抗疲劳、抗抑郁的功效。同时，它还可以改善大脑供氧，提高脑力劳动者的效能。

需要注意的是，无论我们有多少疏肝解郁的办法，实则都是下策。正所谓"上工不治已病治未病"，我们更应该做的是调整好自身的情绪。

在这个世界上，很多事情您没法单纯地定义它是"好"或者"坏"，因为角度不同，结果不同，而且事情会不断地转化，所以凡事要向前看，学会放下才是根本。

刺五加代茶饮

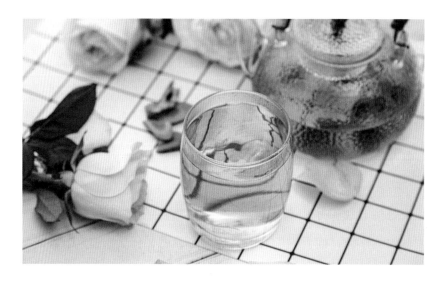

配方：刺五加 10 克。

用法：煮水代茶饮即可。

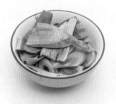 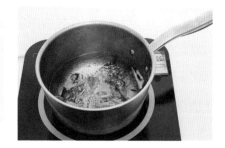

05 逍遥丸，专治被气憋出来的病

❀ 情绪化的人容易肝气不舒

我曾经看过一个资料，说男性的心脏病在发病前往往有很明显症状，例如胸疼痛，而女性的心脏病绝大多数没有什么明显症状。

在西医，女性心脏病的发病特征为胸闷、心烦、喜呕等，这跟中医讲的肝气不舒症状是一样的。很多人常常感觉胸闷、心悸、肋骨胀痛，就认为自己的心脏有问题。于是，到医院去诊断，一看舌象，诊断为肝气不舒。

为什么男性的心脏病发病前会说心脏憋闷疼痛，而女性的症状却不明显，反而肝气不舒症状这么明显呢？

实际上，因为女性比较情绪化，所以肝气不舒的情况非常多，而男性情绪的变化相对较小。

肝气不舒确实是会影响到心脏功能。因为肝属木，心属火，木生火。所以，肝火旺的人心火也会越来越大。心火越来越大以后，心脏就会出问题。所以，好多人肝气不舒是以心悸，或者胸闷、心脏异常跳动等症状去医院检查。

中医认为，人体的气机在不断地升降沉浮。如果运行过程中出现了问题，身体则会上热下寒，百病丛生。那么，人体气机运行最容易在哪里出问题呢？答案是：肝！

中医理论中，肝，不只是一个器官，更是一个系统。其主要功能是藏血，主疏泄——调节情绪，负责身体内的气血运行畅通。但是，如果情绪郁闷，其郁积的程度已超过了肝的疏泄能力，就会导致肝系统的运行障碍，从而引发肝气不舒。

❀ 肝气不舒的人，身体会出现哪些问题

（1）手脚冰凉

肝主四末（四肢的末端），如果肝气郁积，气血则无法到达四肢末端，手脚就会冰冷，中医称之为"四逆"。很多女性都是如此。

（2）易怒，心烦，失眠多梦，抑郁

（3）头晕目眩，身困乏力

（4）瘀血

（5）女性月经不调

有些女性在月经前特别容易发火，这很可能就是肝气不舒引起的；还有的是月经前乳房胀痛，也与此相关。中医认为，乳房属胃经，乳头属肝经。肝经与女性的生殖系统密切相关，因此肝气不舒与月经不调也有很大关系。此外还有痛经、闭经或崩漏。

（6）食欲差，胸胁胀痛

（7）器质性病变

❀肝气不舒的女性，舌头伸出来是尖尖的

除了以上的身体症状，大家还可以通过舌象来辨证判断自己是否肝气不舒。

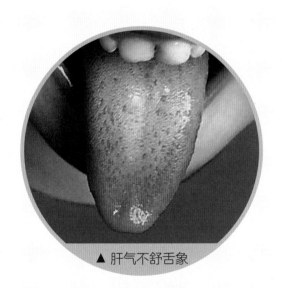

▲ 肝气不舒舌象

普通人的舌头伸出来应该是椭圆形的，如果舌头伸出来是尖尖的，且发红，尤其是舌尖和舌边的部分比较红，这就是肝气不舒的表现，如上图所示。舌尖对应人的心脏，舌的两边对应肝胆，所以这个舌象就是典型的心肝有火。

现代人工作、生活的压力大，情绪疏解能力差，相关心理疏导机构少。所以，肝气不舒的人有很多，由情绪引起的各种疾病也非常多。多到什么程度呢？**我所见过的身体出现问题的人里，80% 的人的疾病都是情绪不良所致。**

❀ 为什么会"气得吃不下饭"？
肝气不舒，脾胃就不会好

中医认为，肝属木，木克土，脾胃属土。所以，肝气不舒——情绪有问题会直接影响脾胃的功能。

我们吃进身体的食物，经过脾胃的消化，其中好的东西——精微物质会被吸收：一部分上输于肺，在肺的作用下化为气；另一部分上输于心，在心的作用下化为血，然后气推动这些血液供养四肢百骸。

如果脾胃出了问题，气血（尤其是血的来源）就会出问题。肝气不舒会影响脾胃功能，脾胃功能失常，会导致血亏，血亏反过来又会加重肝气不舒（因为肝藏血，血不足了，肝经失养，又会更加暴戾）。

肝气不舒——脾虚——血亏——肝气不舒……实际上这是一个恶性循环。

如果我们看不到整体的过程，单纯地去解决一个环节的问题，效果往往不好。这就是为什么很多女性调理身体后，效果总是不佳的原因。

从表面上看，这些女性的身体问题症状复杂。但是仔细分析：女性天生情绪敏感波动较大，因此肝气不舒的情况很多，从而就会导致脾虚、血亏。而血亏会导致肝火更旺，然后脾胃再次受伤，甚至更加血亏。也就是说，情绪郁闷，会导致植物神经紊乱。消化系统受植物神经控制，从而影响消化系统的功能。所以肝气不舒的人，常有胃口不好、胃痛、嗳气、呕吐等症状。很多人患顽固便秘，其实与肝气不舒也有很大关系。这在年轻女性里特别多见，不少人常年吃泻药，但治标不治本。

❀ 调理肝气不舒，可以吃逍遥丸

找到了疾病的源头——情绪问题，只要对症调理，其他身体问题就会逐渐减轻，甚至消失。我给大家推荐一个有效调理肝气不舒的中成药——逍遥丸。

据说宋代建国之初，兵荒马乱，老百姓所患疾病非常多。宋朝皇帝希望社会稳定，百姓休养生息。所以，非常重视医药，鼓励老百姓献方，并视方子的效果强弱给予献方的人赏钱或者官位。在此政策的鼓励下，宋代搜集了大量的医方，随即又根据这些药方，整理出了几部方书。《太平惠民和剂局方》就是其中一部，里面就有逍遥散。

在宋代，药物比较紧缺。所以，人们更喜欢用煮散的方式服

药——就是把药磨成粗粉，再放到水里煮，这样更节省药材，所以当时叫逍遥散。如今，这个方子已经被做成了药丸，服用起来会更加方便。

那么，当初古人用此方主要是调理身体哪方面问题呢？

古人说此方：

治肝家血虚火旺，头痛目眩烦赤，口苦倦怠烦渴，抑郁不乐，两胁作痛，寒热，小腹重坠，妇人经水不调，脉弦大而虚。

另外，此方的组成也非常简单：柴胡、白芍、当归、白术、茯苓、炙甘草，加上些生姜和薄荷，就是现在的逍遥丸。

这个方子里，柴胡是疏肝理气的，白芍敛阴柔肝，可和当归一起来补肝体而助肝，血和则肝和，血充则肝柔。薄荷起到升散的作用，可以透达肝经郁热。生姜则用于辛发，也可以发散郁结。

服用中药来调理身体的朋友，我一般推荐将前六味药研成粉末，用生姜和薄荷一起煮水，然后去掉药渣，喝药汁。

为什么逍遥丸用于调理肝气不舒会这么神奇？因为在这个方子里，茯苓和白术用于补脾，可防止肝火的侵袭（这就是张仲景的"见肝之病，知肝传脾，当先实脾"之意）。然后，又配了当归来养血，这就防止了血亏的情况。

有些人在血亏后会出现肝火更旺的情况，此时可以在原方里加清火的栀子和牡丹皮，其中栀子泻三焦之火，丹皮清肝胆之火。加上这两味药以后，就是加味逍遥丸，又叫丹栀逍遥丸。

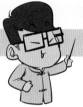

罗博士叮嘱

今天，有的药厂生产的逍遥丸忽略了生姜，这是没有弄懂里面的道理。如果药品说明书上成分中没有生姜，您服用的时候（用量遵医嘱）可以自己切1片生姜，开水泡一下，用生姜水冲服，效果会更好。

❀ 肝郁、脾虚、血亏的人，都可使用逍遥丸

很多人认为逍遥丸是女性专门用来调经的，其实这种想法很片面。只要是有肝郁、脾虚、血亏这三个问题的人，无论男女，都可以用。

在古代医书上，也有不少关于男性使用逍遥散（中医方剂名，逍遥丸是中成药）的医案。明代李士材的治疗案例：一名男子浑身发热，咳嗽十分严重，有的医生用金匮肾气丸补肾，有的用化痰的办法治肺，都没有什么效果。最后请来了当时的名医李士材，他分析这个患者的

发热、咳喘，实际是因为肝气不舒引起的（这在中医里叫"肝木反侮肺金"，肝气不舒，很多时候还会引起肺经的问题）。李士材用逍遥散加了点儿牡丹皮给这位男士服用。两服药后，男子的咳喘就止住了。

另外，大家不要把逍遥丸当作保健品。在整个中医发展史上，它是作为一个治病的方剂出现的，它有明确的适应证——肝气不舒、脾虚、血亏。所以，我们不要自己主观地判断是否服用此药。应该找附近的中医师进行分析，看您的身体是不是属于这种情况。如果是的话，

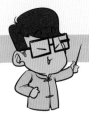

罗博士叮嘱

❶ 服药期间忌食寒凉、生冷食物。

❷ 孕妇服用时请向医师咨询。

❸ 感冒时不宜服用本药。

❹ 月经过多者不宜服用本药。

❺ 平素月经正常，突然出现月经量少，或月经错后，或阴道不规则出血，应去医院就诊。

❻ 按照用法用量服用。长期服用应向医师咨询。

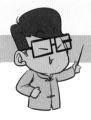

罗博士叮嘱

❼ 服药 2 周症状无改善，应去医院就诊。

❽ 对本药过敏者禁用，过敏体质者慎用。

❾ 药品性状发生改变时禁止服用。

❿ 请将此药品放在儿童接触不到的地方。

⓫ 如正在使用其他药品，使用本品前请咨询医师。

在医生的指导下使用此药，会很快见效。

研究还表明，加味逍遥丸对乳腺增生也有治疗和调理的作用。大家可以咨询医生后，结合说明书中的注意事项来服用。

❀ 人不能靠药物活着，还是要靠自身的调节能力

现在能用到逍遥丸或者加味逍遥丸的人太多了，因为我们的情绪

很容易受到影响。您要知道，**药物能在身体无法渡过难关的时候拉我们一把，但我们不能靠药物活着。真正想要健康，还是要靠自身的调节能力。**

很多时候，我们心情困苦，是因为进入了一个自己设立的圈子，无法摆脱负面情绪，结果陷在里面，无力自拔，最终导致身体受伤。

这个时候，您要想明白，人活在世界上，好坏参半，关键在于您怎么看待它。我们看待世界的态度很关键，即使有阳光白云，在悲观的人眼里可能也毫无乐趣；而在积极的人眼里，即使阴天下雨，也会觉得格外有情调。

所谓"相由心生"，说的并不是人的长相是从心里生出来的。这个"相"指我们眼前看到的世界——**您是怎样的心境，就会看到怎样的世界。**

世界上没有绝对公平的事。很多时候，即使您做的是好事，全心全意为他人服务，还是会有人骂您。所以，遇事还是要看到光明、积极的一面，秉持"但行善事，莫问吉凶"的原则，相信您心中的不快会消失很多。

在这里，我虽然讲的是一个叫逍遥丸的方剂，但实际上是希望大家拥有一种"逍遥"的生活态度。有了这种态度，不吃药也能保持身心的健康，生活也会更加幸福安宁。

06 肝气不舒引起的怀孕困难，
用柴胡加龙骨牡蛎加味方泡脚

我的一位朋友说，自从他的太太怀孕两个月时流产，就一直没能再怀孕。他们家里现在要孩子的愿望越来越迫切，问我怎么办。

一般来说，这种怀孕两个月就流产的人，往往是正气不足（尤其是脾气不足），无力固托所致。此时最主要是滋补正气。可是很多人急于要孩子，接二连三地怀孕，结果往往不如人意（如果母亲的身体状态不佳，即使有了孩子，孩子的身体也会比较弱）。

我观察了他太太的舌象——舌形是尖的，舌头上面布满了白苔，舌尖的颜色有些红。看过《图解舌诊》的朋友都知道，这是肝气不舒的舌象，表明他太太的压力较大。

这位朋友告诉我，他太太的压力确实很大。

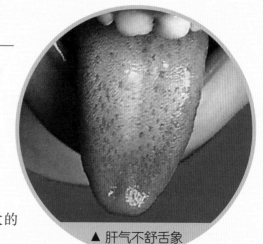

▲ 肝气不舒舌象

于是，我给他的太太开了一个疏肝解郁的方子——柴胡加龙骨牡蛎加味方来泡脚，还讲了一些放松心态的道理。

泡脚停止后大约1个多月，他的太太就怀孕了，现在小朋友已经好几岁了。不清楚自己是否是肝气不舒的人，可以对照以下症状来判断：

（1）口苦、口干。

（2）眩晕。

（3）胃口不好，有忽冷忽热的感觉。

（4）心烦，容易发火，容易生闷气。

（5）有恶心反胃的感觉，甚至呕吐。

（6）胸闷心悸，肋骨两边有胀痛的感觉。

（7）失眠多梦。

（8）舌头的形状往往是尖的（正常的舌头伸出来，应该是椭圆形的；这种人舌头一伸出来，往往是一个尖尖的状态，又尖又长）。

这些症状里面，您符合的症状越多，说明郁结越严重。

通常，这个疏肝解郁的泡脚方——张仲景的柴胡加龙骨牡蛎加味方是用来调理失眠的，但是对于肝气不舒引起的其他疾病（只要舌形是尖的），我都会推荐此方用来泡脚调理，效果甚佳。

要讲清楚的是，不孕不育的原因有很多，比如正气不足、气血亏虚、瘀血等，但夫妻之间的情绪因素是重要的影响因素之一。

很多人的身体问题，看似与情绪无关，但是仔细询问，都可以找到几年前的情绪郁结。虽然现在自己觉得情绪没有问题了，但是身体却一直没有调整过来。

柴胡加龙骨
牡蛎汤加味泡脚方

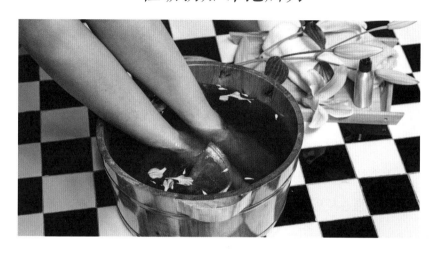

配方: ① 柴胡 6 克、② 黄芩 6 克、③ 法半夏 6 克、④ 党参 6 克、⑤ 炙甘草 6 克、⑥ 茯苓 30 克、⑦ 煅龙骨 30 克、⑧ 煅牡蛎 30 克、⑨ 桂枝 6 克、⑩ 郁金 6 克、⑪ 远志 6 克、⑫ 香附 6 克、⑬ 白芍 6 克。

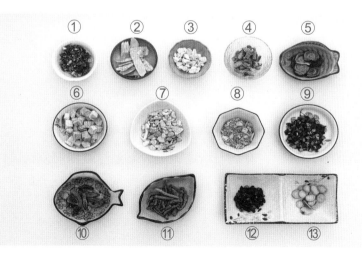

用法：大火开锅后，熬 40 分钟，将药汁分成 2 份。早晚兑入温水来泡脚，每次 20 分钟。水温不要太热，水淹过脚面就可以了。一般泡脚四五周即可。

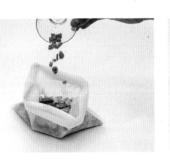 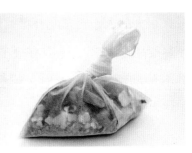

叮嘱：1.如果需要口服，可以请当地的中医根据患者的体质稍做加减。需要注意的是，口服要加上生姜 3 片，大枣 12 枚（掰开）。

2.肝火明显的患者（舌头很红），可以加上生地 6 克、丹皮 6 克、炒栀子 6 克。如果此方能请当地的中医在方子的基础上加减，则更为稳妥。

　　其实，肝气不舒，受影响最大的就是女性。一旦肝气不舒，女性的排卵和月经来潮，都会受到很大的影响，怀孕也会比较困难。在我遇到的人里，年纪在 40 岁左右的女性，月经将尽的已经很多了。

　　女性一旦无法怀孕，夫妻双方所承受的压力是难以想象的。很多家庭，因此产生了婆媳矛盾，时间久了，夫妻感情也逐渐出现了问题。

这样一来，女性的压力更大，想要怀孕也就难上加难。

很多人遇到这种情况后，最开始是到全国各地检查，通输卵管或服用各种补药。但肝气不舒会引起瘀血，瘀血会形成瘀阻。所以，您仅仅靠疏通输卵管，而不去解决根本问题，效果是微弱的。此外，如果肝火很大的人，再猛吃补肾的药物，无异于火上浇油。

尽管不孕不育的原因有很多，但是情绪问题，是不孕不育的夫妻所共有的问题之一。此时，疏肝理气是必须做的。只有调畅了情绪，放下了压力，才能让身体恢复。

也许各位都见过这样的例子，有的夫妻觉得自己生孩子实在是没有希望了，就去儿童福利院收养了一个孩子。结果收养了没多久，妻子就怀孕了。为什么会这样呢？

有人说，这是同气相求的结果，是收养的孩子带来了好运。其实，我觉得道理很简单。收养了孩子，这对夫妻就觉得自己的任务完成了，终于不再对此有压力了，心态放松之后自然就怀孕了。

我开的方子，其实很简单，一般用泡脚或者食疗的方法，都能帮您解决问题。但是对于这种压力大的夫妻，首先要找到症结，再用各种方法来疏通对方的思想，这样才能有效地帮助患者调养身体。

很多人看了我的文章，觉得最大的收获是一个方子，这是错误的。**坦诚地讲，方子只是起到一个辅助调整的作用，最重要的是学会自我情绪的调理。**如果您能够意识到这一点，并认真调整自己的情绪，才能真正有所收获。

07 如何消除产后的抑郁情绪——
学会接纳自己的不完美

❀ 以下几种因素，是造成产后抑郁的主因

现代女性常常备受压力和焦虑的困扰，因此极易发生抑郁或产后抑郁的情况。那么，容易影响女性产生不良情绪，导致产后抑郁的因素究竟有哪些呢?

（1）生活压力大

家里多了一个新生命，本来是一件非常幸福的事。但随之而来全家的吃穿用住，都会随着宝宝的到来而有所变化。

饮食、健康、穿着、教育、居住空间……这些因素加在一起，是一笔不小的开销。尤其二胎政策放开后，女性不仅要负责料理家庭琐事、肩负工作压力、长子的教育，还要照顾小宝宝的生活起居。

因此，精神与体力的双重压力，是产后抑郁的诱发因素之一。

（2）事事都要比较而产生焦虑

信息迅速膨胀的今天，很多人都被裹挟着前进，刚当了妈妈的女性更是如此。她们会不断地要求自己，给自己加持着来自外界的各种焦虑。大部分的妈妈都想要自己的孩子吃得好，睡得香；还想让孩子没有湿疹，屁股不红，便便不干，没有头垢，不流口水，抱出门永远干干净净；等孩子长大点儿，又想让他长得高，牙齿出得又白又快……

总之，各种各样的想法与问题层出不穷，搞得大部分新手妈妈都焦虑不已。我听一位女性朋友说，她连给宝贝选择一双合适的机能鞋，都要做足 3 天的功课，但最后买的时候，还是非常焦虑，做不出选择。可见她的情绪不安已经到了什么程度！

（3）身体的突然变化，各种不适

女性从怀孕到分娩，身体内激素水平的升降起伏，是月经期的数倍。

但激素问题已经是女性最容易克服的困难，产后气血亏虚，头晕头痛，腰痛肚子疼，也是十分常见的问题。还有的女性产后吃不下饭，排便困难，产后痔疮这种难言之隐，也是十分痛苦的。生完孩子后，再加上睡眠的不规律，导致很多女性的身体一直处在一种透支状态，不知道什么时候才能恢复。

身心的疲惫，也是女性产后抑郁的因素之一。

（4）犹如"关禁闭"一样的生活

传统坐月子的方式是不许下床，不能看书、看电视、看手机，不能洗澡、洗头、刷牙，不能吃甜食，不能吃盐，不能吹风等。产妇的生活随着宝宝的降生，突然有了一个大变样，生活中充满了各种各样的"不能"。这样一来，产妇的生活范围缩小了，与他人沟通的机会也更少了，好像生活中除了宝宝已经找不到自己了。

很多女性产后都认为自己过着犹如关禁闭一样的生活，这种情绪长时间的积累就成了"抑郁"的培养基。

（5）爱丁堡产后抑郁量表：一旦发现情绪有潜在 抑郁风险，就要及时调理

如果以上的几种因素，在您的身边或多或少都已经出现，您可以认真地对照下表评估一下自己的情绪，有没有潜在的抑郁风险。

目前，国际上对产后抑郁的筛查多使用各种自评量表的形式，下文中所列的"爱丁堡产后抑郁量表"，为我国产后抑郁症指南中推荐的自测量表。

爱丁堡产后抑郁量表（EPDS）

在过去的7日：

1. 我能够笑并看到事情有趣的方面

　　◎ 我一直这样　　　　　　　　　　　0 分

　　◎ 我还好　　　　　　　　　　　　　1 分

　　◎ 现在比以前少　　　　　　　　　　2 分

　　◎ 现在基本没有　　　　　　　　　　3 分

2. 我期待着未来的一切变化

　　◎ 同以前一样　　　　　　　　　　　0 分

　　◎ 较原来的期待少　　　　　　　　　1 分

　　◎ 几乎没什么期待了　　　　　　　　2 分

　　◎ 没有期待　　　　　　　　　　　　3 分

3. 当事情做错，我多会责备自己

　　◎ 是，大多时间如此　　　　　　　　3 分

　　◎ 是，有时如此　　　　　　　　　　2 分

　　◎ 并不经常　　　　　　　　　　　　1 分

　　◎ 永远不　　　　　　　　　　　　　0 分

4. 没有充分的原因，我会莫名地焦虑或苦恼

　　◎ 从未有过　　　　　　　　　　　　0 分

　　◎ 几乎没有　　　　　　　　　　　　1 分

　　◎ 偶尔　　　　　　　　　　　　　　2 分

　　◎ 经常　　　　　　　　　　　　　　3 分

5. 没有充分的理由，我会感到惊吓或恐慌

　　◎ 是，经常　　　　　　　　　　　　3 分

　　◎ 是，偶尔　　　　　　　　　　　　2 分

　　◎ 不多　　　　　　　　　　　　　　1 分

　　◎ 从不　　　　　　　　　　　　　　0 分

6. 事情总是会发展到我无法应付的地步

  ◎ 在大多数情况下全然不能应付　　　　　3 分
  ◎ 有时不能像平时那样应付　　　　　　　2 分
  ◎ 大多数时间应付得相当好　　　　　　　1 分
  ◎ 我应付得与过去一样好　　　　　　　　0 分

7. 我心情不好，影响睡眠

  ◎ 大多数时间如此　　　　　　　　　　　3 分
  ◎ 偶尔　　　　　　　　　　　　　　　　2 分
  ◎ 并不经常　　　　　　　　　　　　　　1 分
  ◎ 从不　　　　　　　　　　　　　　　　0 分

8. 我感到悲伤或痛苦

  ◎ 大多数时间如此　　　　　　　　　　　3 分
  ◎ 经常如此　　　　　　　　　　　　　　2 分
  ◎ 并不经常　　　　　　　　　　　　　　1 分
  ◎ 根本不　　　　　　　　　　　　　　　0 分

9. 我很不开心，我好想哭或者我会哭

  ◎ 是，大多数时间　　　　　　　　　　　3 分
  ◎ 是，经常　　　　　　　　　　　　　　2 分
  ◎ 偶尔　　　　　　　　　　　　　　　　1 分
  ◎ 从不　　　　　　　　　　　　　　　　0 分

10. 我有伤害自己的想法

  ◎ 经常有　　　　　　　　　　　　　　　3 分
  ◎ 偶尔　　　　　　　　　　　　　　　　2 分
  ◎ 极难得　　　　　　　　　　　　　　　1 分
  ◎ 从不　　　　　　　　　　　　　　　　0 分

您可以算算总分。如果做完测试，将所有分数加在一起，发现等于或者大于 13 分，那说明您的情绪已经需要调整了，您要将自己的情绪问题正视起来。

❀掌握疗愈四部曲，遇见全新的自己

很多人认为，产后抑郁就是"矫情"和"想太多"所致——有什么可抑郁的，谁没生过孩子，怎么就您这么多事？

我希望大家能够正视产妇的哭泣与对生活的不积极情绪。对于这种产妇，除了家人的温暖，自己舒缓情绪也十分关键。

（1）疗愈第一步：需要来自家庭的温暖

作为家人或朋友，如果您发现身边的产妇情绪不对，或者她对待孩子的态度与以往大有不同。请一定不要责怪她，要试着去倾听，或与她沟通。也许您的一次疏导就可以让濒临崩溃的产妇再次积极地面对生活。

此时，丈夫的态度尤为重要，也许只是多几句关心："累了一天，你吃饭了吗？""你去睡一会儿吧，宝宝的纸尿裤我来换。"……就可以帮妻子从抑郁的情绪中解脱出来。

（2）疗愈第二步：学会舒缓焦虑，接纳自己

新手妈妈要学会放松自己，不要在每件小事上都给自己与宝宝太

大压力。

每个宝宝生来不同，比如18斤或20斤的体重，差得不多，不用一味想着怎么给宝宝补；长了4颗牙或6颗牙，可能仅仅是一个磨牙棒的差距；会说"爸爸、妈妈、奶奶、姨姨"的宝宝与只会叫"爸爸、妈妈"的宝宝，也许只是外向性格与内向性格的不同。

育儿是一个需要耗费大量心神的工作，舒缓焦虑，学会接纳自己的不完美，才能做得更完美。

（3）疗愈第三步：培养兴趣，适当治疗

可以找一些能够引发兴趣或者舒缓压力的爱好。比如瑜伽，书法等，适度的有氧运动会加速体内良性因子的释放，有助于排解疲劳感。

很多女性反馈说自己每天练瑜伽带宝宝的日子，还挺开心。看着肚子上赘肉一点点消失，宝宝一天天变胖，内心就开始变得幸福起来了。最主要的是，一旦您发现自己的情绪不对，不要讳疾忌医，此时，适当用一些药物配合调整也有助于身体的恢复。

（4）疗愈第四步：用安神生化汤调理

女性在生产过程中，体内很容易产生瘀血，这是大部分女性产后身体不佳的原因之一。

生产过程本身就容易出现瘀血。现在很多人又是剖腹产，创面如果愈合不佳，也会产生瘀血。

在古代，很多地方的女性在坐月子的时候，都会服用生化汤，傅青主说："产后危机诸症，当频服生化汤，随症加减，照依方论。"

生化汤

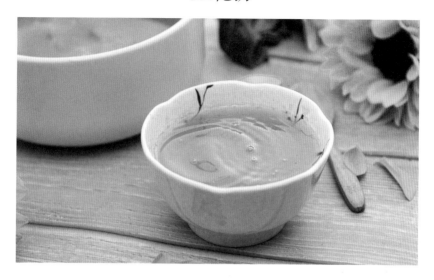

配方：① 当归 25 克、② 川芎 9 克、③ 炮姜 2 克、④ 炙甘草 2 克、⑤ 去心桃仁 14 粒。

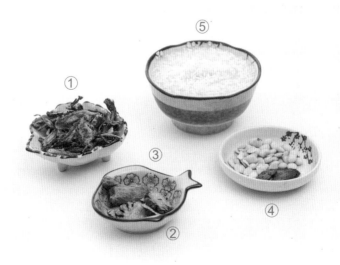

用法: 1. 用黄酒或米酒煎煮。

2. 服用一周即可。

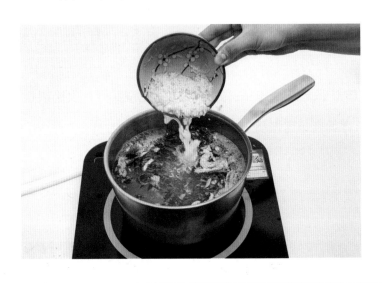

服用生化汤有助于产后恶露的排出，对瘀血的化除非常有好处。同时，也有一些地方会用龙眼肉炖米酒等方式，借用酒的流通之性，来帮助身体化瘀。

我建议产妇在坐月子时，可以喝一些生化汤。

需要注意，无论您是哪种生育方式，刚生完孩子都不可大剂量地补气、补血，机体吸收不了。就像感冒过后的人食欲不会特别好，是一个道理。

这时您不妨先服用一周生化汤，傅青主认为"频服生化汤行气助血"。您的气血通畅了，气机才好调节。

有情绪不佳、抑郁倾向的女性，也可以服用安神生化汤。

安神生化汤在生化汤的基础上，增加了补气行气的人参、陈皮，又配伍了养心安神的柏子仁、茯神、益智仁。

很多女性在产后服用安神生化汤一周之后，排便难的症状也有所缓解。

"病虚似邪，欲除其邪，先补其虚，先调其气，次论诸病。"古人治疗产后虚证就是根据这个道理。

安神生化汤

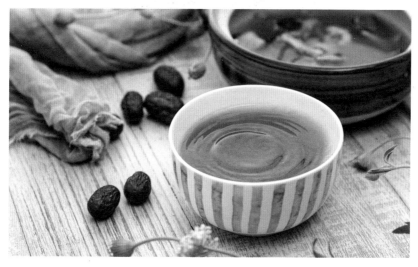

配方：① 川芎 3 克、② 柏子仁 3 克、③ 人参 6 克、④ 当归 9 克、
⑤ 茯神 6 克、⑥ 炮姜 2 克、⑦ 炙甘草 2 克、⑧ 益智仁 4 克、
⑨ 陈皮 2 克、⑩ 桃仁 12 粒。

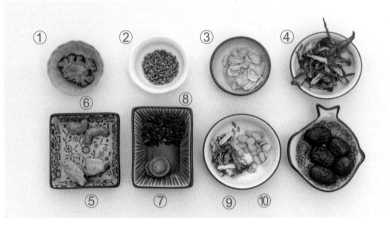

用法：加大枣，水煎服。

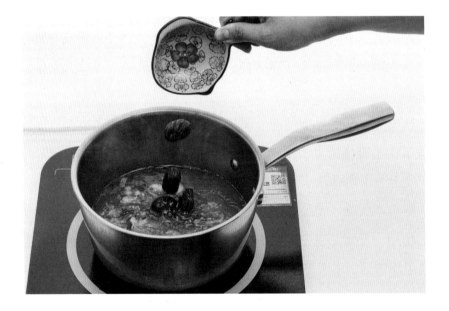

叮嘱：此方的最佳服用时间为坐月子期间。

08 赤小豆竟有如此妙用——消肿通乳

❀ 产后无奶，用赤小豆汤通乳

有的女性在生产之后，乳汁的分泌会出现问题。这时，可以用赤小豆来解决问题。

南宋著名医家陈自明的《妇人大全良方》中，提到了自己的妻子"产后乳脉不行已七十日"，说的就是妻子生完孩子以后没有奶。身为妇科大师的陈自明用了很多药，都没有什么效果，弄得大人孩子都痛苦。

这个时候，陈自明的朋友偶然间送给他们家一些赤小豆。他就顺手煮了赤小豆汤给妻子喝，结果没有想到的是"当夜乳脉通行"——当天晚上妻子就有乳汁了。

陈自明大吃一惊，于是赶快翻书，看到书里面记载了赤小豆有通乳的作用。看来，无论是多大的名家，都有看书没看到的时候。这也应验了那句话，中医是要活到老学到老。

❀ 身体水肿，可以喝赤小豆鲤鱼汤消肿

中医认为，赤小豆性平，味甘、酸，有利水消种、解毒排脓的功效。用于治疗水肿胀满、脚气浮肿、黄疸尿赤、风湿热痹、痈肿疮毒、肠痈腹痛。可入心经、小肠经。

在夏天的湿热天，我们可以用赤小豆来熬水喝，一次用 30 克左右即可。还可以放一点儿冰糖。如果脾胃不是虚寒型，也可以放入一点儿绿豆，增加祛暑的效果。

赤小豆确实能够利水。因此，我们可以用一个简单的食疗方来利水消肿——赤小豆鲤鱼汤。

中医认为，鲤鱼本身就是利水的食物，和赤小豆一起煮后，作用更强。其实，很多人水肿，都是因为体内运化之力不足所导致。比如，腿部水肿。这时，您只需喝 2 次赤小豆鲤鱼汤，很快就会消肿。

我曾在北京电视台科教频道《养生堂》节目里介绍了赤小豆和鲤鱼熬汤治疗水肿的经验。有一次我去北京电视台，正好有观众打来电话，说她怀孕后腿部一直水肿，很无奈，看了北京电视台科教频道《养生堂》后，自己就煮了这个汤，只喝了 1 次，腿部的浮肿就消失了。她来电话，询问是否可以一直服用。电话正好是我接的，我就告诉她："可以服用。"

需要注意，如果浮肿消了，就不用喝了，因为孕妇饮食的原则是多样性，不要一直吃同一种食物。

赤小豆鲤鱼汤

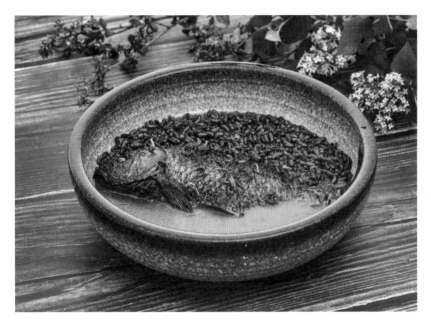

配方: ①500 克以上的鲤鱼 1 条、② 赤小豆 100 克、③ 盐少许。

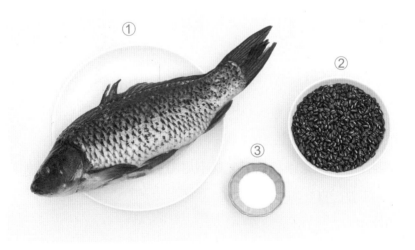

用法: 一起熬汤 (尽量少放盐和其他调料), 喝汤吃鱼即可。

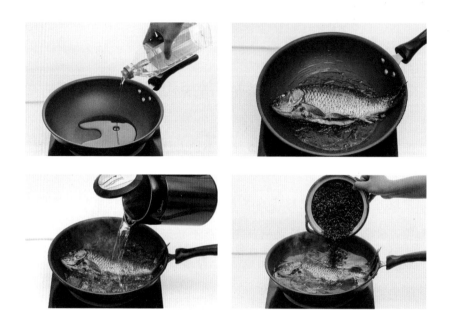

叮嘱: 如果是严重疾病引起的水肿, 必须去医院检查, 但可用此食疗方配合调理。

❀ 腮腺炎、疮痈, 把赤小豆敷在患处可减轻症状

赤小豆是一种常见食物, 很多时候我们可以在饭桌上见到它。同时, 它还是一味常见的药材, 很多医书都记载了它的功效。

其实, 赤小豆分两种, 一种叫赤小豆, 一种叫赤豆。前者品质好, 可是现在很少见了, 所以基本我们买到的都是赤豆。

估计大家想不到，在古人的眼里，赤小豆那叫一个神，其他食物不可与之匹敌。

❀ 赤小豆有特殊的本领，曾经和迷信紧密相连

在古人的心中，赤小豆有特殊的本领，这是和迷信紧密相连的。

如《杂五行书》云：

常以正月旦，亦以辟疫病甚灵验。正月七日，七月七，男吞赤小豆七颗，女吞十四枚，经无病，令疫病不相染。

显然，这种有时讲究、男女区分等条件的小豆施术，并不是药物上的观念，怎么看都是法术的一部分。

再如《岁广记》里有"立秋日，以秋水吞赤小豆十粒，止赤白痢疾"，其理相同。

还有指认赤小豆就是厌鬼物的说法，《岁时杂记》云：

共工氏有不才子，冬至日死为疫鬼，畏赤豆，故是日作豆粥厌之。

因此我们可以看出，古人连服用赤豆的日子都规定好了。那是限于冬至，凡正旦、元宵、七夕、立秋，均有辟疫的灵验。

原来，在古人的眼里，这个赤小豆可不是一般的物件，它是辟邪的东西之一。通常辟邪的东西是水、火、铜镜等，其中就包括了赤小豆。也不知道赤小豆为什么如此被古人看重，总之是比别的食物高了一个级别。

还有的说法更离谱，话说晋代有位大名人叫郭璞，学问很大，除了一般的学问，还擅长算命等。在《晋书·郭璞传》里，居然记录了他用赤小豆追女孩子的事迹。

这到底是怎么回事呢？原来，郭璞有一次去庐江，住在一个大户人家。您说住着就好好住吧，他不是，他居然春心萌动，看上了主人身边的侍女。估计这位侍女也长得漂亮，郭大才子一看就晕了！

在接下来的日子里，郭大才子一直都没有睡好觉，觉着自己如果不能和她在一起生活，这辈子就算是毁了。可是"无由而得"，怎么能得到她呢？

接下来发生的事，就显得郭大才子做事很不地道，估计是被爱情逼急了。为什么这么说呢？原来，郭大才子想出的办法居然是很上不了台面的（也不知道哪位兄弟更不够意思，给记录到史书里了）。

只见郭璞不知道打哪儿弄了"赤豆三升"，然后半夜就围着这户人家的院子撒赤豆，估计回到屋子以后，他又做了什么法（这个没有记载）。

结果，怪事发生了，天亮以后，主人一出屋子，吓得舌头吐出来老长。他看到数千个穿着红色衣服的人，围着他的家。可是，当走近这些红衣人的时候，这些人就消失了。

主人吓晕了，觉得自己被人"黑"上了，可是怎么想都不知来由。于是，就来请教郭璞（算是找对人了）。

郭璞装模作样地算了起来。最后，煞有介事地告诉主人："原来是你那个侍女，就是特漂亮的那个，不吉利啊。"——"君家不宜蓄此婢"。

主人还愣着："哪个？你说的是哪个？"郭璞差点儿急哭了："就那个，那个侍女！"

主人也很急："我不管她是谁，我只想知道，这个事怎么处理！"

郭璞告诉人家："可于东南三十里卖之，则此祟可除。"主人虽然也知道这个侍女漂亮，可是顾不了那么多了。于是，他赶快按照郭大才子的吩咐，把侍女卖了。当然，买主就是居心叵测的郭璞安排好的马仔。

就这样，大文人郭璞通过赤小豆的帮助，把一个女孩子搞到了自己的家里。

这件事告诉我们两个信息：第一，封建社会部分文人追女孩子的手法值得严肃批判；第二，古人心中赤小豆的地位和郭璞一样地高，都特神。

即使今天，朝鲜半岛和日本列岛的民俗中也有"撒豆驱鬼"的说法，只是所驱的鬼是外国鬼而已。

下面，再讲讲古人用赤小豆治病的故事。

《朱氏集验方》记载：

宋仁宗在东宫时患痄腮，命道士赞宁治之。

这里的"痄腮"指的就是腮腺炎。宋朝皇族和道士的关系很密切，有事没事都找道士来解决。那么这位赞宁道士是如何治疗腮腺炎的呢？

取赤小豆四十九粒咒之，杂他药敷之而愈。

大家一看，这个神啊！原来赤小豆果然通灵，居然用咒就可以调

动它来治病。

有位叫任承亮的人看到了当时的情形，顿时对道士的敬仰之情犹如滔滔江水连绵不绝。后来，任承亮"自患恶疮"，他的一个朋友傅永"投以药立愈"。任兄很好奇，就问傅永："你用的是什么药？"傅永回答得很痛快："赤小豆也。"

任承亮这才明白，其实不用念咒，也能用赤小豆治病。敢情这个道士念咒，是一种故弄玄虚的做法。

后来，任承亮路过豫章，遇到一个医生，很擅长治疗胁部疮痈。任承亮琢磨半天，最后忍不住多嘴问了句："莫非赤小豆耶？"——您用的药，是不是赤小豆呢？

医生一听，大惊失色，"扑通"一声跪倒，哀求道："老大，您眼力真是好，我就是靠这个方子养活家里面三十多口人（"用此活三十余口"），希望您千万别向其他人说啊"（"愿勿复宣"）。

还有的医学文献中记载了利用赤小豆的解毒功效来治疗流行性腮腺炎的方法：

用赤小豆50～60粒，研磨成粉，再用鸡蛋清和清水，调成糊状，摊在纱布上，敷在患处。

这个方法对腮腺炎的恢复很有好处，可以起到迅速消肿的作用。

赤小豆的妙用有很多，大家在家中可以常备一些赤小豆，偶尔吃一些对身体极有好处。

09 坐月子之后心情抑郁，如何调理

❀ 大哭后能缓解的抑郁，
可用越鞠丸和甘麦大枣汤调理

通常，产后抑郁的症状出现在产后到产后 6 个月这段时间。如果在这段时间没有好好调理，之后的抑郁情绪，又该如何缓解呢？

大部分抑郁情绪分为两种：第一种抑郁情绪，在大哭后可以得到缓解；另一种抑郁情绪，则是不哭不闹，对大多数事情都失去兴趣。

大哭后能缓解的抑郁，可用越鞠丸和甘麦大枣汤调理。这种抑郁情况的症状多为焦虑、心神不安，情绪波动大，爱哭泣等。

此外，身体也会觉得疲惫乏力，而且睡眠质量不佳，睡后疲劳症状也无法得到缓解。

这种情况属于肝郁脾虚，心气不足。此时，您可以选择服用越鞠丸（在药店可以买到）和甘麦大枣汤来调理。

越鞠丸的组成为朱丹溪组方治疗六郁症（六郁：气郁、血郁、痰郁、火郁、湿郁、食郁）的基础方。此方以疏肝解郁的香附为君药，解郁之力很强。再配合善治喜悲伤欲哭的甘麦大枣汤，对于调理产后

甘麦大枣汤

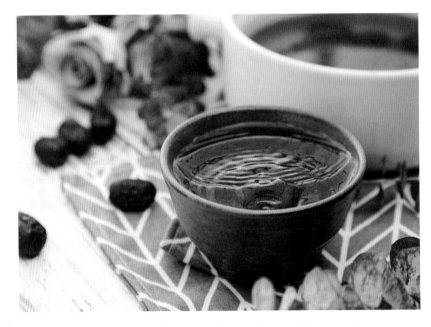

配方：① 大枣 10 枚、② 小麦 30 克、③ 炙甘草 9 克。

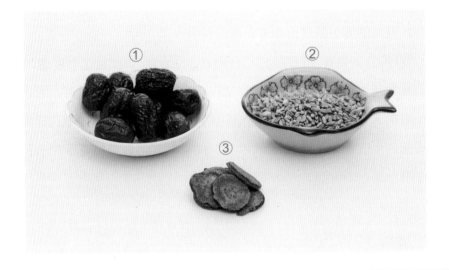

用法：将上述药材兑 6 杯水，大火开锅后，文火熬至 3 杯水，关火去渣，分 3 次服用。

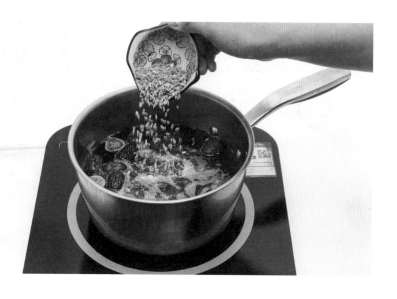

抑郁状态的女性疗效甚佳。

甘麦大枣汤中的君药小麦，就是谷物小麦，可以去超市购买。

"肝苦急，急食甘以缓之""心病者，宜食麦"，就是这个道理。

通常与小麦有关的药材，包括浮小麦、生麦芽、炒麦芽。浮小麦是小麦的未成熟颖果，可以益气除烦，专于固表止汗，在中药店就可以买到。生麦芽是大麦的成熟果实，偏于健胃消食。炒麦芽则有回乳的作用。

❀ 不哭不闹，对大多数事情都失去兴趣的抑郁，可用刺五加胶囊调理

这种情况的产妇一般不会主动寻求缓解途径，她们对于大多数事情都不感兴趣，精神萎靡，有种对于生活失去信心的极端悲凉感。

对于这种产妇，家属要多多注意，要经常和她沟通，避免悲剧出现。

在调理时，这种情况相较上一种也相对复杂一些，其核心在于补益肾气。最好的办法是在家人的陪同下到当地医院进行系统的调理。

此外，我给大家推荐一个中成药——刺五加胶囊。如果产妇对于去医院调理有抵触情绪，可以服用此药，在药店均有售卖。

刺五加胶囊原用于治疗肾气亏虚的乏力腰酸。但经临床使用后，发现刺五加对于改善人的自我感觉，以及提高注意力和记忆力都有一定帮助。北京中医药大学第三附属医院的颐脑解郁方就是重用刺五加以调理肾气亏虚型的产后抑郁。

归根结底，调理产后抑郁的关键在于心态的调整，放松心态是重点。

好好地睡上一天，脑脊液会帮您刷新掉那些不良情绪。等第二天早上醒来时，您会发现，天空很蓝，饭菜很香，宝宝的笑声很甜，还有很长的美好人生值得期待！

10 消除甲状腺结节，
用栀子清肝散加味泡脚

❀ 碘摄入紊乱、爱生气、心里常常有愁事的人，
容易得甲状腺结节

现代女性患甲状腺结节的概率很高，尤其是在单位体检的时候，往往会有很多人查出患了此病。那么，什么是甲状腺结节呢？甲状腺结节指的是在甲状腺内，会有类似肿块的物体随着我们吞咽的动作而上下移动。

临床上有多种甲状腺疾病，如甲状腺退行性病变、炎症、自身免疫力低下以及增生物等，其外在表现都是结节。而且甲状腺结节可以单发，也可以多发。多发结节比单发结节的发病率要高，但单发结节癌变的概率则较高。

诱发甲状腺结节发病的一个重要原因就是碘的摄入紊乱，这是由于现在人们大量食用海产品所致。

另一个诱发甲状腺结节的因素就是我们的不良情绪。比如患肝气不舒的女性，患甲状腺结节的概率也更高。

　　我之所以发现此病与肝气不舒关系密切，是观察过一些病例。当年我在北京中医药大学读博士时，一位朋友的夫人就患此病。我观察了他的夫人以后觉得，得病的原因肯定和她常常生气有关。因为我发现，她的孩子很爱玩，不爱学习，这位夫人的性格又很要强。她说每天都气得不得了，这种状态持续了好几年。

　　根据这些情况，我判断她的病就是经常生气得的。其实这些事都没有生气的必要，因为最后这个孩子高考考得非常不错，这些气都白生了。

　　后来，我又继续观察，**发现绝大多数得甲状腺结节的人，基本都是工作压力很大，或者性格特别要强、爱生气、心里常常有愁事的。**

　　因此，如果您确认自己的压力较大、情绪不佳，对于此病，可以用疏肝理气的方子进行调理。

❀调理甲状腺结节的泡脚良方——栀子清肝散

　　这个方子记载于明代薛铠的《保婴撮要》。薛铠是江苏吴县人，也就是今天的苏州吴中区。他出身医药世家，家学渊源。本人精于医书，熟谙医理，曾以名医入征太医院医士，后任院使（太医院的院长）。薛铠擅长儿科，著有《保婴撮要》等书行于世。

　　薛铠的儿子薛立斋，也是一位相当了不起的医生，官居太医院的院长，继承了父亲的学问，且医术更有大成。薛铠的书就是薛立斋整

理的，书中还有他增补的一些内容。在薛立斋的书里，也有此方。

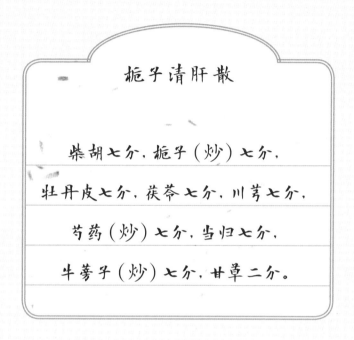

栀子清肝散

柴胡七分，栀子（炒）七分，

牡丹皮七分，茯苓七分，川芎七分，

芍药（炒）七分，当归七分，

牛蒡子（炒）七分，甘草二分。

此方适用证：小儿三焦及足少阳经风热，耳内生疮作痒，或出水疼痛，或发热。

我把这个栀子清肝散的方子，给调整成了一个泡脚方。方子的内容基本是原方，增加了郁金、远志这两味药材，分量都改成了6克。

栀子清肝泡脚方

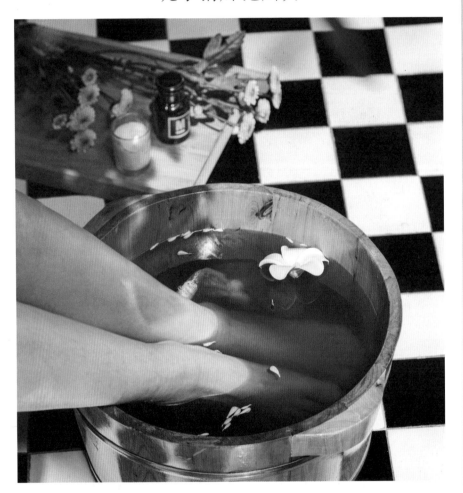

配方：① 柴胡 6 克、② 炒栀子 6 克、③ 丹皮 6 克、④ 香附 6 克、⑤ 当归 6 克、⑥ 川芎 6 克、⑦ 白芍 9 克、⑧ 茯苓 20 克、⑨ 郁金 6 克、⑩ 远志 6 克。如果肝火较大，可以加上 ⑪ 牛蒡子 6 克、⑫ 夏枯草 6 克。

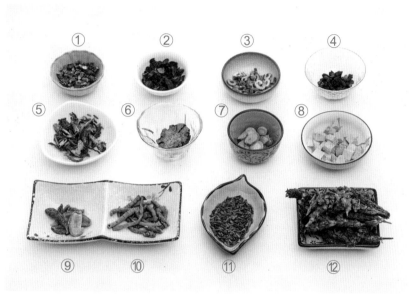

用法：熬水，将药汁兑入温水泡脚，每天最好能泡 2 次，每次泡 20 分钟左右，水淹过脚踝即可。

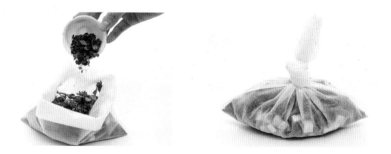

叮嘱：孕妇忌用。

在此方里，柴胡用于疏肝；炒栀子可以起到泻心火、清三焦之火的功效；丹皮可以疏肝气，此药泻肝火的力量很强；香附可以理气；当归用来养血；白芍可以起到柔肝敛阴的作用；郁金、远志有理气安神的功效。此方调养的思路非常简单，就是养血疏肝、理气通络。

我常常建议大家使用泡脚的方法，让药物通过皮肤吸收，进入经络，调理的效果会更好。当然，如果病情严重，适量服用也可以。

需要注意，如果服用此方，要请当地的医生根据您的体质进行加减才可以。

这个方子我一直在给患有甲状腺结节的朋友使用，而且泡脚的方式大家都容易接受。如果确实是由肝气不舒引起的结节，在积极治疗的同时，可以用此方作为辅助调理。

根据我的观察，此方对于肝气不舒、情绪不佳引起的甲状腺结节，用后效果较好。对于碘摄入紊乱引起的甲状腺结节，用后没有明显的效果。

对于检查出来有甲状腺结节的朋友，您要先分析一下自己的情况如何。我的经验是，此病要重视，因为其中有一部分患者的情况会恶化。尤其是男性患了此病，更加要重视。

对于甲状腺结节的问题，一般西医会建议采取手术的方式治疗。如果患者的病情发展很快，已经有癌变的危险，我也不反对手术。但是对于病情发展比较平稳的人，可以采用中医方法先疏肝解郁，看看效果如何。

虽然这个世界没有必效的方子，但对症了，则一定会有效果。

11 肺部疾病与想不开、焦虑等因素息息相关

❀ 肺部出现严重问题，焦虑、郁闷占大部分原因

有一段时间，我接触过几位患了肺癌的女性，分析病因的结果，居然都与不良情绪有着密切的关系。

我几乎每天都在强调不良情绪的危害。很多人在听的时候觉得有道理，但回到生活中，该怎么样还是怎么样，最后导致了各种糟糕的后果。肺癌，应该是其中最严重的后果之一。但是，等到真的患上癌症，才发觉自己需要改变，这是多么可惜啊！

其实，肺癌的病因比较多，比如空气污染、厨房油烟、吸烟等。但是这些都是外界的诱因，关键还是身体内部出现了问题。在我看来，**内因比外因更加重要，否则您没法解释为何同样生活在污染的空气里，有的人生病，有的人却不生病。**

影响身体的内因有很多，比如肾气不足导致肺气不足。金生水，肾为肺之子，肾气不足，子盗母气，就会导致肺出现问题。

此外，脾胃之气不足也会导致肺气不足。因为土生金，脾胃为肺之母，等等。但身体出问题的内因，现在最多的就是肝气不舒。

什么是肝气不舒，简单来说就是情绪不佳、焦虑、郁闷、不开心。有的人问："罗博士，您看看我，是不是您说的肝气不足啊？"类似这样的问题有很多。要注意的是，肝气不足不是肝气不舒，"不舒"指不舒展、憋闷、郁滞。

肝属木，主疏泄，负责疏通身体的气血经络。它的特点是，像树木的枝条一样四处伸展。如果您情绪郁闷，就相当于把肝木舒展的道路给堵了，这和中医里气滞血瘀的道理是一样的——**当肝气不能疏泄时，就会出现郁滞，这就是致病根源。**

那么，为何会发病在肺呢？一旦肝气郁滞严重，则会产生肝火，肝火会犯肺，这叫反侮肺金。通俗地讲，就是肝火太旺，把肺金给熔化了。

❀ 肺系统有病的女性，
   基本都有感情创伤和压力大的影子

我见过的患严重肺病的女性，基本都有感情创伤和压力大的影子。尤其是女性肺癌患者，都有明显的肝气不舒的指征。我一看她们的舌象，就知道她们的病根在不良情绪上。

她们舌象的最明显特点，就是舌形尖尖的，这就是典型的肝气不舒舌象。另外，她们的舌质呈暗紫色，尤其是在舌的两侧，舌面上往往有很厚的舌苔（也有薄薄的舌苔或者无苔的）。

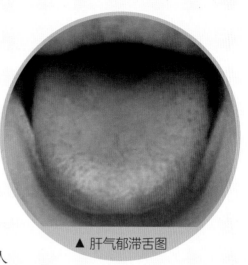

▲ 肝气郁滞舌图

这种舌象就说明肝气郁滞得比较厉害了。这类人最主要的症状就是失眠，有的人整夜难眠，有的人早晨醒得很早，比如在四五点钟醒来，就难以入睡了。这其实都是肝气不舒所致，因为早晨对应肝，而三点到五点是肺经当令，此时有木火刑金状态之人就会早醒。

我给大家推荐一个有效的缓解方法，由肝气不舒导致的肺经受伤，敲打经络会很有效。

肺经在哪里？在胳膊侧面有一条线，肺经就是贴着内侧这条线走的，您可以拿一个小木棒在这条线上敲，专找痛点敲。这个痛点不一定是在您的穴位上，您可以每天都揉揉或者敲敲痛点。坚持一段时间，您会发现早醒的情况很快就会消失。

凤凰卫视的一位女士来找我，说她每天都醒得很早，很痛苦。我就在她胳膊上敲了几下，找到了她的痛点，然后嘱咐她每天这么敲，一直敲到不痛为止。结果，她敲了一个多星期，早醒的问题就解决了。

肺的问题不容小觑，一旦发现肺经有问题就要赶快调理。

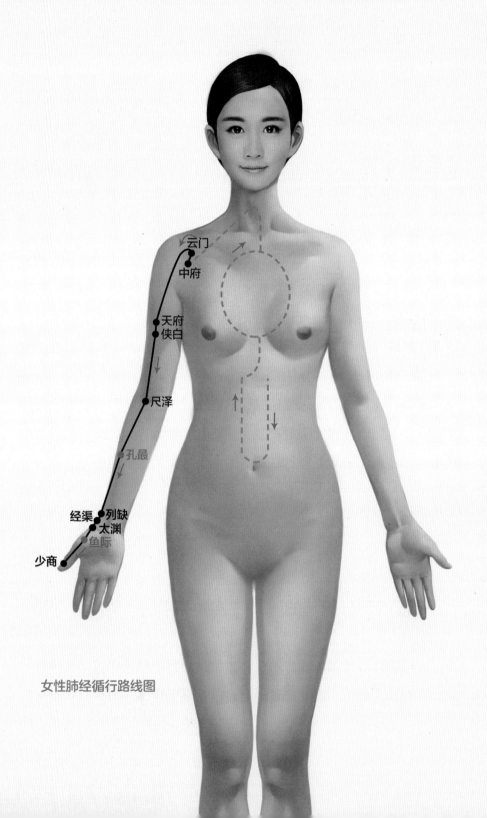

云门
中府
天府
侠白
尺泽
孔最
经渠　列缺
太渊
鱼际
少商

女性肺经循行路线图

通常，这类人肝气不舒的原因，有以下三种：

第一种，工作压力大。

这类人里，女强人占了很大比例，尤其是领导者更易如此。还有的人则是单位的工作压力很大，比如对业绩要求比较高，也会给自己造成一定的压力。

第二种，个人要强或者性格不开朗。

这属于个人因素，有的人性格敏感，别人不当回事的事，她放在心上，反复思量。还有的人特别要强，比如，在工作上一定要出成绩，要超过别人。还有的人性格特别不开朗，比较孤独，这都是容易引起肝气不舒的因素。

第三种，有情感创伤史。

通常，女性对情感更加敏感，有些大的情感创伤，会引起严重的肺病。我见过一些因丈夫外遇或丈夫突然亡故等原因，最后患了肺癌的女性。我不知道西医是否认可这种病因，因为西医的心理科和肿瘤科是分开的。但在中医，人是一个整体，情感的创伤危害很大，从伤心到伤身，是非常迅速的。

❀ 肝气不舒引起的肺系统疾病，用栀子清肝散泡脚

中医进行科普宣传，为的是让大家提前发现健康问题，从而将问题扑灭在萌芽阶段。希望大家能对自己，以及周围人的身心状态有所

栀子清肝散泡脚方

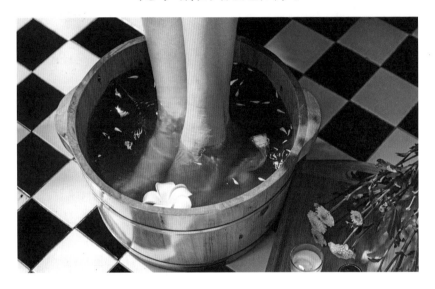

配方：① 柴胡 6 克、② 炒栀子 6 克、③ 丹皮 6 克、④ 香附 6 克、⑤ 当归 6 克、⑥ 川芎 6 克、⑦ 白芍 9 克、⑧ 茯苓 20 克、⑨ 郁金 6 克、⑩ 远志 6 克、⑪ 牛蒡子 6 克、⑫ 夏枯草 6 克。

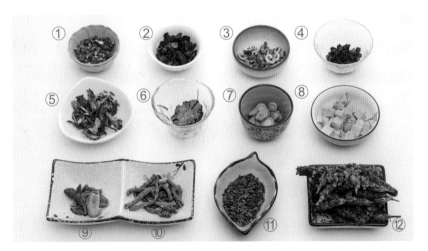

用法：熬水，药汁兑入温水泡脚，每天最好泡 2 次，每次泡 20 分钟左右，水淹过脚踝即可。

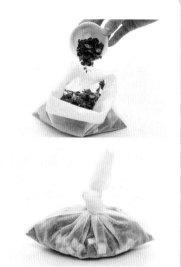

叮嘱：1. 孕妇忌用。

2. 肝火比较大的女性，可以在此方的基础上，加上牛蒡子 6 克、夏枯草 6 克。

3. 在泡脚的同时，您可以服用逍遥丸或加味逍遥丸来疏肝补脾，效果更好。对于寒热难辨的患者，一般用逍遥丸；而对于体内有热的月经不调者，可适当使用加味逍遥丸。此外，需要注意的是丹皮和栀子偏凉性，对于脾胃虚寒者须适量使用。

警醒。一旦您发现自己或者家人有这样的情况——平时生活、工作压力大，舌形是尖尖的，且舌质暗红带紫，一方面要去医院做一下检查，另一方面要疏肝解郁。

肝火大的人，可以用栀子清肝散泡脚。此方出自明代医书《保婴撮要》，作者是薛铠。此方专门用来治疗小儿三焦及足少阳经风热，耳内生疮作痒，或出水疼痛，或发热等症。

我依照此方，改成了一个泡脚方，写在我的一本叫《图解舌诊》的书里。方子基本是原方，增加了郁金、远志两味药，分量都改成了 6 克。

在这个方子里，柴胡是疏肝的；炒栀子能清三焦之火；丹皮可以疏肝气，泻肝火的力量很强；香附理气；当归养血；白芍起到柔肝敛阴的作用；郁金、远志则有理气安神的功效。

此方用于养血疏肝，理气通络。用这个方子泡脚，通过皮肤吸收，使药物进入人体经络。

当然，如果病情严重，想要配合食疗，需要请当地医生帮助判断，根据个人体质进行加减。

如果是普通的肝气不舒——肝火不是特别明显，或者用上面的栀子清肝散泡脚一段时间，感觉自己肝火没那么大的人，用柴胡加龙骨牡蛎汤加味来泡脚（一定要加丹皮和炒栀子），则可以祛除肝火，减轻肺经的压力，将疾病扼杀在摇篮里。

柴胡加龙骨牡蛎汤加味方

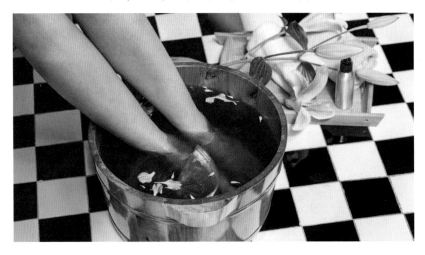

配方：①柴胡6克、②黄芩6克、③法半夏6克、④党参6克、⑤炙甘草6克、⑥茯苓30克、⑦煅龙骨30克、⑧煅牡蛎30克、⑨桂枝6克、⑩郁金6克、⑪远志6克、⑫香附6克、⑬白芍6克、⑭丹皮6克、⑮炒栀子6克、⑯生地6克。

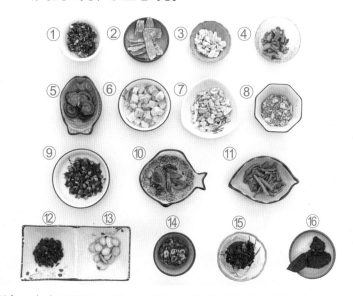

用法：大火开锅后，熬40分钟，将药汁分成2份。早晚兑入温水来泡脚，每次20分钟。水温不要太热，水淹过脚面就可以了。一般泡脚四五周即可。

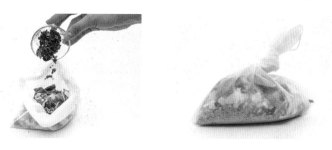

❀ 疏肝是一生的责任：肝气不舒会引起心脏、肺部、消化系统、皮肤、气血循环系统等出现问题

我再强调一下这个道理：肝气不舒是现代社会一种很普遍的现象，它会引起心脏问题、肺部问题、消化系统问题、皮肤问题、气血循环系统问题等。常见的甲状腺结节、乳腺结节等身体问题，在很大程度上都与此相关。

您千万不要以为肺部有问题，将有问题的部位切除就能万事大吉。只要肝气不舒的状态存在，就有可能在身体其他部位再引起问题，只有把肝气不舒的根源去掉才是解决问题的关键。

因此，除了合理使用药物来调理，我们一定要记得，养心养性更重要！

学会与压力共处，乐观地看待压力，淡忘结果，轻装前进，才是我们摆脱疾病的最佳途径。

12 爱生气，长期失眠，
用柴胡加龙骨牡蛎加味方泡脚

❀ 柴胡加龙骨牡蛎加味方有什么神奇

有一位企业家和我说他的夫人自春节后出现一个病症：左侧腹部疼痛，且疼痛感牵连后腰。起初他们怀疑是附件炎（指输卵管和卵巢的炎症），然后怀疑是肠道粘连。去北京协和医院做了检查，给出的结论是：没有器质性病变，继续观察。

他说检查了这么久，既没有查出病因，夫人还一直被病痛折磨。他担心夫人的身体会有什么问题。所以，希望我能给出一个好的方法来调理。

在中医里，左侧腹部是肝经所司的部位，再结合其他症状，我判断这是由情绪问题引起的肝气不舒。于是，我建议她每天使用柴胡加龙骨牡蛎加味方来泡脚，这个方子对疏肝理气有非常好的效果。

果然，过了 3 天，朋友的夫人打来电话，非常兴奋地告诉我："我的疼痛没有了，关键是睡眠变得非常非常好，不再失眠了，太好了！"当时我正在坐高铁，线路不好，电话打到一半的时候就断了。她马上

又打了电话过来，继续告诉我这个好消息，一再向我强调一直不佳的睡眠改善了，感觉非常开心。

我用这个方子调理好的人非常多。比如，有位长江商学院 EMBA 的学员，在我讲课后突然找到我说："有位在新疆的朋友，他的妻子常年失眠，半年没有睡觉了。"（这当然不可能，因为人如果不睡觉，不出几天就该崩溃了。很多失眠患者声称自己几天未睡觉，医学专家对他们进行过仪器检测，发现其实他们都不同程度地睡过，只是他们没有记忆而已。）

后来，这对夫妻从乌鲁木齐直接来找我。见面后，我判断她的失眠是由于情绪不好所致。她极力否认，说生活无忧，怎么会情绪不好。但是我相信自己的判断。最后开的也是柴胡加龙骨牡蛎加味方，让她回去泡脚。

回去用了 5 天，这位女士已经可以每天睡 5 小时了。又过了大约 10 天，她来电话说已经彻底痊愈了，而且还特别强调，自己是真的痊愈了。

我们先来看看这个方子的大致组成：这个方子是小柴胡汤加味而成，专门调理少阳不和，肝胆失调，气火交郁，心神被扰。柴胡加龙骨牡蛎加味方调理的是：少阳病之胸满、烦惊、谵语、小便不利等症。

这个方子里，小柴胡汤和解少阳之邪；龙骨、牡蛎镇惊潜阳，起到收纳心神的作用；桂枝通阳化气，疏解肝郁；茯苓泻三焦之水，补脾安定中焦；大黄泻内结之热。

这个方子我主要是用于疏解不良情绪导致的肝郁，也就是说，主

要用来调节情志失调。之所以用这个方子，是因为当年我在看伤寒医案的时候，发现用此方调理的病例很多，都是用来调理神志，尤其情绪失控等问题。

我当时想，情绪失控的问题，现代岂不是人人如此？于是慢慢探索，最终确立了一个大概的加减思路，把方子做了调整。

❀ 用柴胡加龙骨牡蛎加味方泡脚，
专调肝气不舒引起的失眠

一般情况下，如果确实是因肝气不舒而引起的失眠，您在泡脚后会有明显感觉，容易睡觉。

不过，这个方子确实不是安眠的，它的主要的作用是疏肝安神。睡眠转好，只是一个结果而已。

❀ 为什么我提倡用柴胡加龙骨牡蛎加味方泡脚

现代人脾胃虚弱，如果让药物通过皮肤吸收，进入经络，效果会更好，大家也更容易接受。很多老人本来就每天泡脚，如果有了这个方子，应该更容易调理。

我建议，只要是情绪不好引起的身体问题，除了及时去医院治疗，

柴胡加龙骨牡蛎加味方

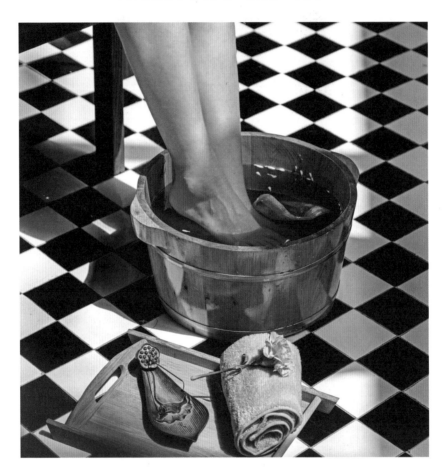

配方：①柴胡6克、②黄芩6克、③法半夏6克、④党参6克、⑤炙甘草6克、⑥茯苓30克、⑦煅龙骨30克、⑧煅牡蛎30克、⑨桂枝6克、⑩郁金6克、⑪远志6克、⑫香附6克、⑬白芍6克、⑭丹皮6克、⑮炒栀子6克、⑯生地6克。

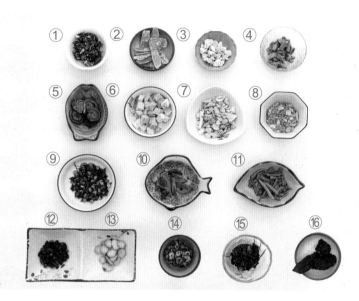

用法: 1. 大火开锅后，熬 40 分钟，然后将药汁分成 2 份，早
晚兑入温水泡脚，每次 20 分钟。水温不要太热，水
淹过脚面就可以。

2. 有些身体失调严重的女性，口服和泡脚相结合效果更
好。但是如果想要配合口服，一定要请当地医生根据
自己的体质稍做加减才行。口服一般要加上生姜和大
枣，我推荐生姜 3 片，大枣 12 枚（掰开）。

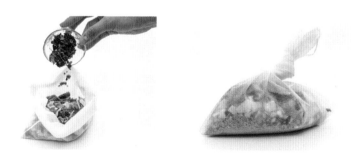

空闲时间都可以用这个方子在家里泡脚，辅助调理一下。

在此，我想告诉大家：这样的方子，我们不能用一辈子，一般情况就见效一时而已，您不能靠每天泡脚泡一辈子才能幸福吧？

真正能调理我们身体的是良好的心态，是与人为善的意愿。只要我们处处与人为善，心怀慈悲，就能心胸开阔、气血通调。

因此，真正让自己健康的不是草药，而是心药。这个药，就在您自己的心里——慈悲之心和与人为善之心。

13 音乐为药之上品，想要疏肝解郁的人快把歌唱起来

❀ 唱歌可以让气血通畅

有一次我在北京国贸附近做演讲，结束时天色已经比较晚了，我就在附近打了一辆"黑车"。上车之后我就后悔了，车里弥漫着刺鼻的化学药剂味儿，这个味道刺鼻到什么程度呢？我在高速上开着车窗，这股浓重的化学黏合剂或者是胶皮的味道还是直入我的鼻腔，呛得我鼻子发酸、嗓子发干。

到了目的地，我向开车的小伙子建议最好想办法改善一下车里的味道，否则他的身体一定会受到影响。比如很多不正规的鞋厂使用的黏合剂往往是不合格的，长期在这种环境下工作的女工，身体就会出现问题。

下车后，我立刻开始轻微咳嗽，睡了一夜早上起来之后，咽喉已经微微疼痛。到了晚上，情况也没有任何改善。

我分析，这可能是呼吸道黏膜被化学物质侵袭，导致肌肤出现问题。同时，外邪乘虚而入所导致的咽喉疼痛。

此时有两种调理的方法：第一种方法，不做任何处理，可能过几天会恢复，也可能会导致咽喉肿痛；第二种方法，服用一些增加正气的中药，同时清咽利喉，帮助身体恢复。

不过，我想，**此时如果能增加气血的流动，让气血通畅起来，身体应该会自行恢复**。增加气血运行，除了可以服用中药方剂，比如桂枝汤（此方为仲景群方之魁，有解肌发表、调和营卫之效。出自张仲景的《伤寒杂病论》），还有一种特别实用的方法——唱歌。

正好附近有家 KTV，我进去选了一间最小的包间后，立刻拉起架势开唱，把二十几年前的歌唱了个遍，从齐秦、费翔、张学友，到林俊杰……唱得身上出汗，气血通畅。

回家以后，我发现嗓子的疼痛消失了。第二天也没有再出现任何问题。至此，这次实验完全成功，证明了我推论的正确性。

❀ 为什么我会尝试用唱歌的方法 来加快气血流动

我平时比较忙碌，基本没有时间唱歌。但有一年春节，我跟电视台的同事们去唱歌。我很吃惊地发现，第二天居然浑身轻松，有一种经络通畅的感觉。

仔细想想，这是有道理的。一个人如果持续保持紧张的情绪，就会出现气滞，甚至肝气不舒，而唱歌可以改善这个问题。

"肝，在志为怒，在声为呼。"很多人感到肝气不舒时，会想要高声呼叫，因为呼叫可以疏解肝气。**所以，唱歌就等于把心中的郁闷给疏解开了。**

"脾，在志为思，在声为歌。"因此，唱歌也可以疏解脾之郁结，使得脾胃气机调畅。

如果您不信，可以试试。胃口不好的话，**喝一碗酸辣汤或痛快地唱唱歌，一定会感觉胃口大开。这种方法和服用中药起到的效果是一样的。**如果我们想明白了，就会发现中医的道理都是相通的。

中医认为"肺朝百脉"，就是说经脉的运行，最终都会归结到肺。这就是为什么中医诊脉，会诊在手腕部肺经的位置，因为这里可以观察到全身气血的情况。

《黄帝内经》说"人一呼，脉行三寸，一吸，脉行三寸，呼吸定息，脉行六寸"，古人很早就用肺的呼吸来判定经络之气的运行，而不是用心跳。

中医科学院针灸所提出：经络就是组织液流动的一种通道。这也是在提示我们，肺的呼吸，是推动组织液流动的动力。也就是说，如果想要加速经络之气的运行，需要从肺的方面多考虑一下。

❀ 音乐的根本是和谐，就如同药之配伍

以前我遇到知心好友都会喝上两杯，偶尔谈得兴起，也会喝得烂醉。人喝醉了之后会出现什么情况呢？躺在床上，只有加速呼吸才会觉得舒服些。其实，这是人的本能反应，**通过肺的加速呼吸，增加气血运行，多多吸入清阳之气，增加正气恢复的机会。**

故，唱歌不仅仅是一种娱乐手段，更是一种很好的调理身体方式。

也许《诗经》"风""雅""颂"中的"风"，就是当时的民间流行歌曲吧。后来，音乐逐渐加入了修心的内容，变成了移风易俗的一种方式，所以"礼""乐"这两个字连在一起，既能养身，还能修心。

据《左传》记载，春秋时期的秦国名医医和说："先王之乐，所以节百事也，故有五节，迟速本末以相及，中声以降，五降之后，不容弹矣。""君子之近琴瑟以仪节也。"这两句话的意思是，先王作乐是为了节制百事和谨慎身心。可见在那么古老的年代，就已经开始用音乐来调整修养了。

音乐的根本是和谐，和谐来源于五音的和合，就如同药之配伍。比如"药"的繁体字"藥"，《说文解字》中记载："'药'是治病草，从艸，樂音。"上面是"草"，下面是"乐"。和谐是快乐的源泉，快乐可以驱散心中的郁闷，所以它是最好的治病良方。

从某种意义上来说，用药的根本就是和谐。而音乐为药之上品，因为只有音乐才可以直接作用于灵魂。

　　美好的歌曲，会让人乐而忘忧，从而想起很多美好的时光。所以，欣赏好的音乐是让人身心愉悦的好方式。

　　大概很多人都有过这种感受，在阳光明媚的天气里，坐在公园的椅子上或窝在自家的沙发里，听一首美妙的歌曲，那是一种难以名状的美妙。

　　因此，每当我看到很多老年人，聚在公园里一起大声唱歌、跳舞的时候，我总是非常赞赏。他们一定会从中获得乐趣与健康的。

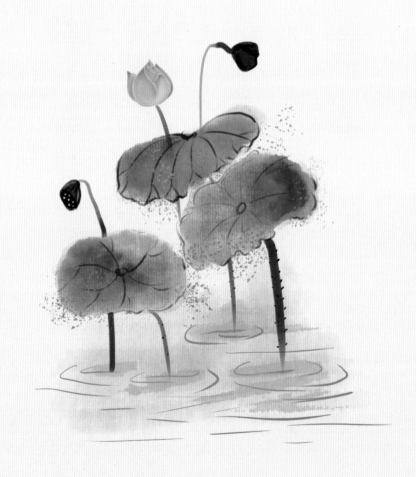

6
PART

常见慢性疾病
调理篇

第十章

有病千万不要扛

很多女性都长年被一些慢性疾病所困扰，这些疾病说大不大、说小不小，去医院嫌麻烦，自己吃药暂时管用后，还会反复发作，如过敏性鼻炎、颈椎病、健忘、风湿、类风湿、耳鸣等。

一旦您吃对了药，就能彻底消除隐患——所有的药物都带点儿偏性，当它符合您身体的偏性时，则会行之有效。

01 家里最好常备的神奇救命药——
安宫牛黄丸

❀ 安宫牛黄丸，可预防中风

我在看望一对老夫妇后，感慨颇多。这位阿姨本来是热爱生活的人，性格开朗，但因为春节期间劳累过度，导致突然中风（即脑卒中）。由于治疗不及时，她恢复得很慢，生活难以自理。她的老伴全力以赴地照顾她，他们的恩爱令人感动。但是，阿姨的日常活动甚至是大小便，都要他人来帮助，这种"工作量"无疑是巨大的。所以，生活之辛苦可以想见。

我很感慨，一个家庭里，如果有一个人患了中风，这个家庭的所有人，都会为此而付出相当大的辛苦。当时我就想，如果他们家里，能预先准备安宫牛黄丸，在阿姨刚出现中风症状时，就吞服一丸。则病情不至于发展得如此迅速。

后来，我给阿姨推荐了此药。对于在中风恢复期的人，此药也可以间接调理，只是量要有所控制。

安宫牛黄丸是什么药呢？为何外界传说得如此神秘呢？为何家里最好常备呢？

这要从一位叫吴鞠通的清代名医说起。吴鞠通本是一介书生，年少时，他的父亲身患重病，各位医家一直无法确诊其究竟患了什么病。最后，他的父亲因延误病情而去世。

吴鞠通认为，这是奇耻大辱——"父病不知医，尚复何颜立天地间！"于是，他弃儒从医，从此发奋攻读医书，最终成为温病四大家之一。而他写的《温病条辨》一书，也成了中医的经典。

在《温病条辨》里，吴鞠通记载了一个自己创立的传奇方子——安宫牛黄丸。

❀ 安宫牛黄丸到底神奇在哪里

为什么此方名为"安宫牛黄丸"呢？

原来，这里面有个说法："宫"指心包。中医认为，心为君主之官；心包为心之包膜，是心之宫城。当心脏受到温毒热邪侵犯时，心包能起到保护作用，代其受邪。

《黄帝内经·灵枢·邪客篇》记载：

诸邪气在于心者，皆在心之包络。

当邪侵入心包时，会出现神昏谵语（神志不清、胡言乱语）等神志症状。安宫牛黄丸有清热、镇惊安神的效果，所以被称为"安宫"。

且方子中以牛黄为主药，具有清心解毒、豁痰开窍之功效，故名"安宫牛黄丸"。

在这个神奇的方子里，牛黄有清热解毒，豁痰开窍，息风止痉的功效；麝香芳香，可以通达经络，开窍醒神，这两味药在这个方子里共为主药。犀角（现在用水牛角替代）咸寒，可以清营凉血，安神定惊，辅以黄芩、黄连、栀子，能起到苦寒泄降，泻火解毒的功效；雄黄可以解毒豁痰；冰片、郁金通窍醒神，化痰开郁；朱砂、珍珠、金箔可以清心镇静安神，息风止痉定惊，共为佐使药。

这个方子里的药，炮制起来比较复杂。道地的安宫牛黄丸的药丸外面还有层金箔。有人会想：这金箔能吃吗？

答案是：当然能吃，而且服用时必须随着药丸一起吃，因为金在中医有镇惊安神的作用，取其重镇之意。可是，制作这层包裹在药丸外的金箔的工艺却十分麻烦。

据资料记载，在新中国成立之初，我们的经济实力还没有那么强，黄金非常贵重。同仁堂为了制作这味药，需要国家特批黄金。当时有人提出异议，于是周恩来总理就问同仁堂："这个安宫牛黄丸的制作，使用黄金是否必需？不用可以吗？"同仁堂回答："黄金是一味中药，按照我们制药的规矩，是必须使用的。"于是，周总理就特批了同仁堂制作药丸所需的黄金。

要把黄金制成金箔，不仅需要极高纯度的黄金，还需要精湛的技艺。老药工们说："一两黄金能锤制延展至将近一亩地的面积。"可见其工艺之精湛。

后来为了加强野生动物及环境保护，国家林业局和国家工商行政管理总局联合发布公告。该规定自 2005 年 7 月 1 日起，凡生产、销售含天然麝香、熊胆粉成分的中成药，全部实行中国野生动物经营利用管理专用标识制度。

考虑到安宫牛黄丸是挽救生命的急症要药，国家药监局下发了"关于中成药处方中使用天然麝香、人工麝香有关事宜的通知"。其中写道，准许某老字号生产的安宫牛黄丸使用天然麝香入药。加上天然牛黄，这叫"双天然"。这种产品包装上会有野生动物经营利用管理专用标识。

在这种政策下，安宫牛黄丸中最重要的两味君药——牛黄和麝香，才能够得以保留。也正因为有了国家对传统中医药的保护，才可以为患者制作出高品质的中成药。

那么，这个经典的中药安宫牛黄丸，到底能治疗哪些疾病呢？

《温病条辨》记载，此方主治外感温热之邪导致的热传心包之证。现代临床除了用于急性传染及感染性疾病所致的高热昏迷之外，也应用于内科的中风（热闭神昏）、高血压危象（危险迹象）、脑外伤、各种病因引起的昏迷及其他脑血管疾患、颅脑损伤、肝昏迷及肺性脑病等，此药的调理效果都非常好。

比如，1996 年年底，越南前国家主席黎德英在家里洗澡时突发脑溢血（蛛网膜下腔出血）。虽然经过河内医院的抢救，病情得到了缓解，但依然嗜睡、四肢瘫痪，一个多月也毫无起色。后来，在越南官方的请求下，我国派出了医疗队，尝试采取中西医结合的方法进行治

疗，其中就包括给他服用安宫牛黄丸。

治疗 10 天后，黎德英的病情竟奇迹般好转——大部分出血已被吸收，肢体也逐渐可以活动。比如双手可抬至头部，左腿可向上抬至膝部，并且慢慢开始说话。最终，经过后续的调理，黎德英的语言能力恢复正常，上肢功能也恢复良好，可以自行站起。

直到今天，安宫牛黄丸在越南还享有很高的声誉。据说很多越南代表团访华时，都要带一些回去。

✿ 只有热证才可服用安宫牛黄丸

安宫牛黄丸虽然很好，但也一定要辨证后，才能服用。在上述这些病症里，最重要的辨证要点是：患者的身体症状一定是高热烦躁，神昏谵语，口渴唇燥；舌质呈红或绛色；脉数。这些症状都是热证的表现，只有符合以上症状的人服用安宫牛黄丸才是对症的。

需要注意，一旦出现寒闭，或者是中风脱证的人，不可服用此方。

寒闭中风的症状：体温正常或者更低，脸色发青，嘴唇呈黑紫色，舌苔白而腻，且四肢厥冷（指四肢由下而上冷至肘膝的症状）。

中风脱证的症状：眼微睁，嘴微张，手撒开，气息呼多吸少，身上出很多黏汗。

❀ 什么样的人家里需要常备安宫牛黄丸

只要有高血压病史或其他心脑血管疾病的人，都可以在家中常备此药。 因为心脑血管疾病发病的时间通常在夜间，如果发作时有安宫牛黄丸在身边，越早服用，恢复得越快。而且，可以有效减轻后遗症，降低死亡率，为抢救赢得时间。

很多人在中风前通常会出现一些症状，比如一过性（短时间内出现一次，有明显诱因）**的口眼歪斜、言语不清、肢体麻痹、头痛、眩晕等。** 一旦出现这些症状，很有可能已经处于中风前期，建议及时服用安宫牛黄丸并到医院治疗。此外，**服用安宫牛黄丸还可以降低脑出血和脑血栓的发病。**

除了治疗中风，安宫牛黄丸治疗其他高热疾病，也有非常好的效果。我给大家讲一个我家里的例子。

我有一位 20 多岁的女性亲属，不知道什么原因引起了高烧，而且持续高烧不退，但神志还算清醒。在当地医院治疗了一段时间，没有任何好转。于是，她来到了沈阳的中国医科大学附属第一医院住院，在呼吸科住院治疗了 2 周，还是没有好转。各个科室不断会诊，怀疑她得了血液病，做了各种检查。但是，专家根据检查结果也分析不出来病因。抗生素、激素都用了，也毫无起色。

后来，我的一位亲属去探望她（我们家族里很多人都从医），说："像你这种情况，一般就吃安宫牛黄丸啊。"于是，就有人去给她买了安宫牛黄丸。结果，这位女性亲属吃了一丸后，高烧从此就退了，随

即就出院回家了，至今一切正常。后来我回家时，大家向我说起此事，都不知道她患的是什么病。我认为这一定是外感，温热之邪太盛的缘故。

古人的经典方子，确实不可思议之处甚多，实在值得我们多多研究。但是，大家也不要认为安宫牛黄丸是一个万能的药，只要发高烧，就都可以使用。

要注意，此药一般只在救急时才使用。而且，它有严谨的适应证，一定要对症服用。此外，大家在使用此药时，可以咨询附近的中医，这样才更加稳妥。

02 过敏性鼻炎的终结者——
桔梗元五味石膏汤

✿ 不要以为过敏性鼻炎是小病

很多患了过敏性鼻炎的人，一到春秋换季的时候，就会开始犯老毛病——喷嚏连连，甚至眼泪汪汪。

如果小孩子有鼻炎，经常脑袋昏昏沉沉，学习会受到很大影响。成人患上鼻炎，也非常尴尬，无论什么场合地点，都要擤鼻涕，而且声音巨大……

那么，到底什么是过敏性鼻炎呢？

西医认为，过敏性鼻炎即变应性鼻炎，是指特应性个体接触变应原后，主要由IgE（血清免疫球蛋白E，属于人体五大免疫球蛋白的一种）介导的介质（主要是组胺）释放，并有多种免疫活性细胞和细胞因子等参与的鼻黏膜非感染性炎性疾病。

可以说，变应性鼻炎是一个全球性健康问题。比如，鼻炎在日本发病率就非常高，此病会严重影响工作和生活。但目前医院的治疗效果十分有限。

❀ 引起过敏的因素这么多，您躲得过来吗

现代医学总结的致敏因素为以下两种：

（1）遗传因素

研究显示，患变应性鼻炎（即过敏性鼻炎）的人具有特应性体质，通常都会显示出家族的聚集性。在中医里，就是体质的遗传。比如，父母是阳虚体质，生的孩子就容易是阳虚体质。

（2）变应原暴露

变应原多来源于动物、植物、昆虫、真菌或职业性物质。其成分多为蛋白质或糖蛋白，极少数是多聚糖。

过敏性鼻炎的变应原大致包含以下几种：

❶ 螨。主要为屋尘螨、粉尘螨等。屋尘螨以人类皮屑为食，并主要生活在床垫、床底、枕头、地毯、家具及毛绒玩具中。

❷ 花粉。风媒花粉（利用风力作为传粉媒介的花，如玉米和杨树的花）由于飘散量巨大且能远距离传输，因此可影响远离花粉源数百公里内的人群。在春天百花盛开时，此时过敏性鼻炎的患者，就开始了最难过的季节。

❸ 动物皮屑。动物的皮屑及分泌物携带致敏原。

❹ 真菌变应原。霉菌向室内外环境中释放变应原性孢子。

❺ 食物变应原。有些人因为吃了某些食物，导致过敏。有位朋友和我说，他每年秋天都犯鼻炎，犯了之后鼻音很重，喷嚏、鼻涕不断，

而且眼睛也跟着过敏。去医院查了过敏源，查出他对很多东西都过敏。医生告诉他，你对什么过敏，就尽量远离它。

一般情况下，医生会建议过敏性鼻炎患者，尽量躲避这些因素。

王琦教授和美国一位教授开过这样一个玩笑，他说："有些女性不孕的原因是对精子过敏，难道要把丈夫扔掉吗？"

中医认为，这些过敏性因素到处都有，为什么很多人不过敏，单单您过敏呢？根源应该是您的身体出现了偏差，导致了特殊反应。**没有人能永远躲着某些因素，只要给您的身体调整过来，适应了大自然，您就不过敏了，就不用再躲着过敏源。**

在这个世界上，我们不可能永远躲着某些因素。而且，这些过敏的患者，也不是生下来就过敏的，而是逐渐发展而来的。所以，调整自己的偏颇，适应大自然，才是正确的解决方式。

❀ 阳气不足是过敏性鼻炎的主要原因

中医认为，过敏性鼻炎由很多因素引起，所以鼻炎在中医里分的证型也比较多。但是，我觉得占比例最大的，就是阳气不足。阳气不足的人，防卫系统正气虚弱，外邪容易入侵。而外邪一旦入侵，正气又无力彻底抗邪外出，此时身体就会达到一种低水平的平衡——外邪残留在口鼻之处，外邪和正气暂时相安无事。但是，一旦身体的阳气上升，就会自动开始识别有外邪在这里，想要清除外邪。于是，很多

人就开始打喷嚏了。

清晨，人体的阳气开始旺盛，此时有过敏性鼻炎的人就会开始打喷嚏，还有的人在春天也会喷嚏连连。因为此时阳气上升，人体气机开始旺盛，身体会试图排出外邪。其实，这种情况很多人都有。比如，我们刚到阳光刺眼的地方，就会打喷嚏，这也是身体开始温暖以后，阳气逐渐旺盛，试图排出寒邪的反应。

我们必须认识到，大部分有鼻炎的人，是由身体正气不足所致。虽然，身体的阳气可能暂时会根据外界环境的因素有所上升，但正气仍旧是不足的，无法一鼓作气将外邪清除。而是尝试努力，却又气馁退却，再战……所以，喷嚏连连，外邪仍旧没有排除。

❀ 如何知道自己是否患有过敏性鼻炎

很多无法确认自己是否是有过敏性鼻炎的人，可以根据以下的具体症状来辨证判断。

患过敏性鼻炎的人，主要会有阵发性喷嚏、清水样鼻涕、鼻塞和鼻痒的症状。少部分人还伴有嗅觉减退的症状。大部分人不外乎有以下4种症状：

（1）打喷嚏。每天数次阵发性发作，每次多于3个，其中清晨居多。

（2）涕清。大量清水样鼻涕，有时会不自觉从鼻孔滴下（鼻涕非

黄色，如果为黄色，则与感染有关）。

（3）鼻塞。间歇或持续，单侧或双侧，轻重程度不一。

（4）鼻痒。大多数人鼻内发痒，有花粉症的人还会伴有眼痒、耳痒和咽痒。

如果有了上述这些症状，需要考虑可能是患了过敏性鼻炎。

❀ 多年治疗无效的鼻炎，用桔梗元参汤、五味石膏汤可有效调理

中医调理过敏性鼻炎，多用防风、荆芥、白芷、独活、辛夷等散寒祛风之品，同时辅助补中益气的药物。

我一直给大家推荐清代黄元御的桔梗元参汤，这个方子调理的角度比较特殊——调理脾胃的气机升降，让脾气升清，胃气降浊。正气充足后，外邪自然就祛除了。

如果鼻炎中鼻涕黄的人，可以使用另外一个方子——五味石膏汤。

就在整理这个稿件的时候，我还收到一位新加坡朋友的微信，她说把这个方子介绍给了一位患有过敏性鼻炎的韩国女士。据说这位女士服用了这个方子之后，发微信告诉她："半夏没有买到，没有放。今天是服药的第三天，但已经有效果了，感觉好多了。我一般对中药没啥反应，这次感觉很神奇！"

其实，很多人照着这2个方子自己调理后，多年调理无效的鼻炎，

慢慢就减轻了大半，甚至痊愈。特别是桔梗元参汤里的药物，除了半夏，其他都是食物，服用起来很安全。有鼻炎的人可以辨证后尝试一下。

桔梗元参汤

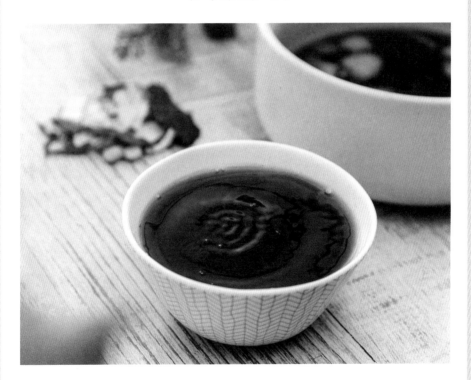

配方: ① 桔梗 9 克、② 元参 9 克、③ 杏仁 9 克、④ 橘皮 9 克、⑤ 法半夏 6 克、⑥ 茯苓 9 克、⑦ 甘草 6 克、⑧ 生姜 9 克。

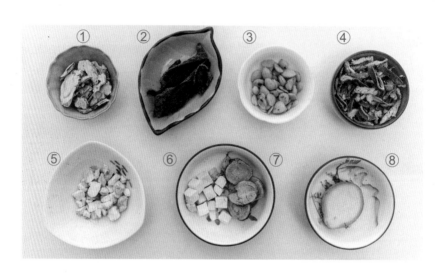

用法：熬水，大约 5 碗水，熬至 2 碗的量，早晚各服用 1 碗即可。

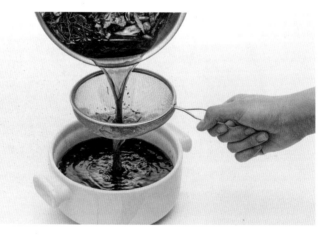

叮嘱：此方专门用于调理鼻炎中鼻涕清的症状。若鼻涕的颜色为黄色，则不可服用。

五味石膏汤

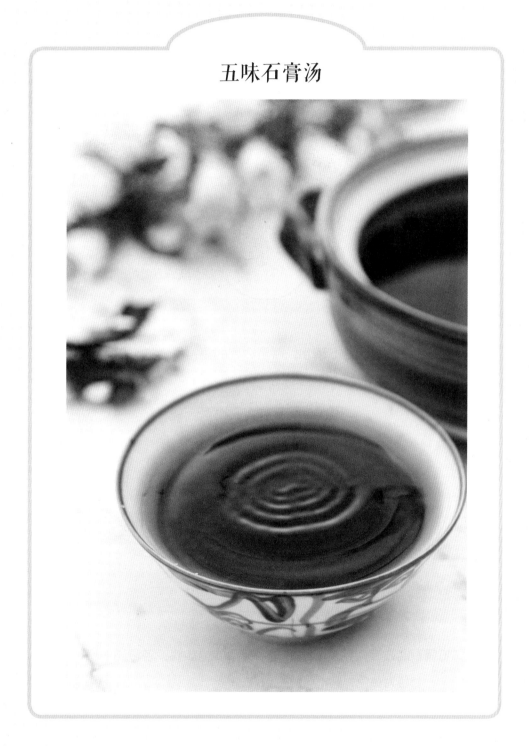

配方：① 五味子 3 克、② 生石膏 9 克、③ 杏仁 9 克、④ 法半夏 9 克、⑤ 元参 9 克、⑥ 茯苓 9 克、⑦ 桔梗 9 克、⑧ 生姜 9 克。

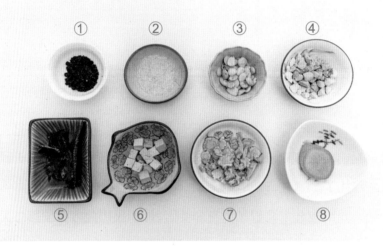

用法：熬水，大约放 5 碗水，熬至 2 碗的量，早晚各服用 1 碗即可。

叮嘱：1. 孕妇忌服。

2. 一般服用 3 服就会见效。如果没有任何效果，就不要服用了，说明没有对症。

3. 可以请附近的医生帮助判断，是否可以使用此方。

4. 在服用此方见效后，一般可以服用金匮肾气丸善后，有的人可以用补中益气丸。总之，继续扶助正气善后就可以了。

03 颈椎有问题，喝葛根汤效果不错

❀ 葛根汤，给母亲调理颈肩部问题的食用方

有一年，我和母亲一起从东北回海南。由于临行前东北降温，等到了海南后，我发现母亲出现了转头困难的情况，之后连续几天她都感觉像是落枕了。

于是，我给她开了葛根汤（去麻黄），母亲服用此方后的第二天早晨，就可以轻松转头了。我接着又给她服用了两服葛根汤（去麻黄）善后，后来她的颈部没有再出现任何问题。

葛根汤是张仲景《伤寒论》里的经方，在调理颈肩部的问题时，此方效果显著。现在很多人都用这个神奇的方子来调理颈椎病。

而在日本，葛根汤被做成了中成药。一旦有人患了感冒，大部分医生首先开的就是葛根汤的中成药进行调理。在国内，此方也曾被少量生产过，好像叫葛根汤颗粒。

葛根汤

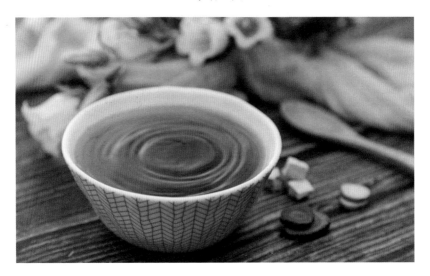

配方：① 葛根 12 克、② 麻黄 6 克、③ 桂枝 6 克、④ 生姜 9 克、⑤ 炙甘草 6 克、⑥ 芍药 6 克、⑦ 大枣 12 枚（掰开）。

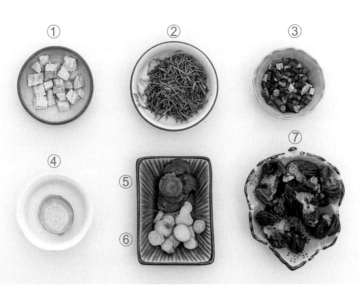

用法：先用 1 升水煮麻黄、葛根，待水煮至 800 毫升时，去掉水面的浮沫，再下入其余药物一起煮。最后取 300 毫升，去滓（谓药渣）即可。每次温服 150 毫升。

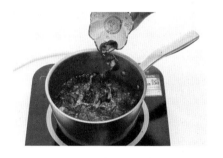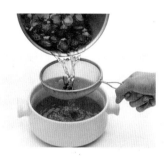

叮嘱：服药以后注意保暖，多披件衣服，取微似汗（全身微微有汗）。特别要注意的是，对于正气不足、动辄汗出之人，服用时要去掉麻黄这味药。

❀ 葛根汤还可调治恶寒发热，头痛，项背强直

葛根汤主要用于感冒、流行性感冒、麻疹、痢疾，以及关节痛等症。其症状表现包括：外感风寒表实，恶寒发热，头痛，项背强几几（方言，谓僵硬），身痛无汗，腹微痛，或下利（谓急性腹泻），或干呕，或微喘。舌头颜色淡白，舌苔白，且脉象浮紧之人。

注意，此方最主要的辨证要点，就是肩膀部位与后脖子的部位会很紧，且扭动起来十分困难，有种被牵扯的感觉。

此外，除了外感的治疗，此方也多用于肩颈疾病的调理。

对于此方，《伤寒论》错简派（中医学术流派名，是明清研修《伤寒论》的重要学派）创始者方有执认为：

用麻黄、桂枝、甘草、葛根以为汤者，实则是麻黄加之规制也。用姜、枣、芍药者，以阳明属胃，胃为中宫，姜枣皆和中之物，芍药有缓中之义也。

以不治治利者，麻黄散太阳之表；葛根解阳明之肌；桂枝主荣卫之和；姜枣健脾胃之弱；甘草者，和中之国老；芍药者，缓中而佐使；夫如是而经中之邪散，则胃中之正回，不厘清者自厘清，不显治者而治在其中矣。

现在，用此方调理肩颈疾病的机会非常多。比如，很多人都有的颈椎病。但其实，颈椎病的成因和分类比较复杂，可分为颈椎关节炎、增生性颈椎炎、颈神经根综合征等。其成因也有很多，如整天低头伏案、看手机，或姿势不正导致关节出现问题，或气血亏弱无力充养经筋，或阳气不足导致督脉失养等。其中，身体受了寒邪，导致气血不畅，也是其中重要的原因之一。

有一次，一位朋友反反复复颈椎疼痛了几个月。她去找了一个正骨的人，不知道人家用了怎样的手法拨弄了她的头部和颈部——据说搞得"咔咔"响。治疗以后，疼痛反而加重，导致她无法卧床睡觉，连头都不能扭了。于是，朋友向我提出请求："不求治好，就想回到没

正骨之前的状态，行不行？"

于是我建议她用葛根汤（去麻黄），且桂枝和白芍的用量都用到 9 克。结果，五服药之后，她的症状就基本消失了。

用葛根汤调理有感受风寒因素或肩颈部经脉拘急症状的颈椎病，效果非常好。

葛根汤用桂枝汤做底子，有调和营卫、温养经络的作用。麻黄可以用于散寒，葛根具有解肌退热、生津止咳的作用，同时还可以濡润经络，以解除痉挛。因为葛根的药性是向上的，所以此方可作用在身体的上部——脸部被寒风吹到致面部痉挛的朋友，可用此方调理。

需要注意，如果单纯调理肩颈部的问题（不是调理外感之症），则药物要有所调整。

现代人体虚者多，如果看到患者经常出汗，稍微一动就有汗出，这是正气不足。使用此方时要去掉麻黄这味药，因为麻黄会起到出汗的作用。如果调理体虚之人，仍用麻黄发汗，则犯了"虚虚实实"之错误，会引起身体不良反应。

此药的用法，是我向已故的中日友好医院焦树德教授学习的。焦老对中药的运用经验非常丰富，遇到风寒束表之人，他会使用麻黄，还会加上羌活、红花、茯苓、附子等药；可是遇到表虚自汗的人，他会去掉麻黄。

　　焦老用此方，葛根往往会用到 30 ～ 60 克，桂枝、白芍也会用到 12 ～ 18 克。我觉得一般城市里的人，可能受寒未必有那么严重，所以通常用量没有那么大。

　　此方去掉麻黄后，药性非常平和，基本就等于桂枝汤加上了葛根。如果您只是颈部感觉疲劳、发紧，也可以使用此泡脚方法来调理。

葛根汤泡脚方

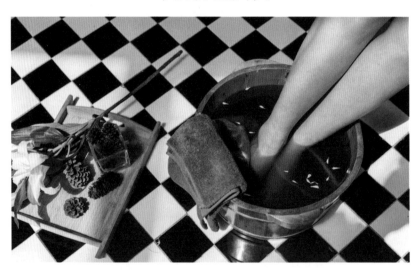

配方：① 葛根 15 克、② 桂枝 9 克、③ 炙甘草 6 克、④ 芍药 9 克、⑤ 生姜 5 片、⑥ 大枣 3 枚（掰开）。

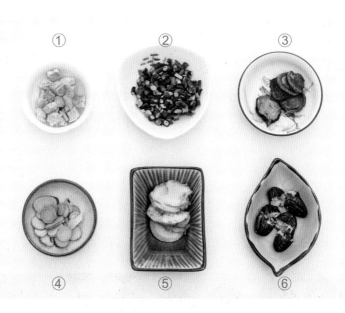

用法：熬水，用此水泡脚。一次泡 20 分钟，一天泡 2 次，泡 3 天即可。

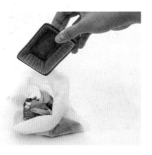
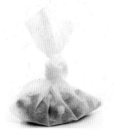

叮嘱：孕妇忌用。

04 心慌难受，服用朱砂安神丸，
　　 一丸见效

❀ 心脏乱跳、心慌发虚，可能是阴虚所致

现在有很多老人，都会出现一种症状——心慌怕死，时刻觉得自己要死了，惶惶不可终日。甚至有的老人到了晚上不敢睡觉，怕自己会在睡眠中死去。结果第二天眼睛通红，心脏咕咚咕咚乱跳。

这种情况特别折磨人，去医院检查也查不出什么大问题。曾经有一位老人就是如此，去医院检查完没什么问题后，他反而更恐惧了，觉得医院都查不出来的一定是大问题。后来他找人加了我的微信，我让他发来了舌图——舌尖有点儿红。随即我又让他自己查数脉搏跳动的频次，他的脉跳得很快。

我告诉他，买一瓶朱砂安神丸（药店有售卖），按照说明书吃上一两天即可。一般情况下，只要用药对症，一两天必见效。吃完以后，老人心里安定了，不那么慌了。接着服用天王补心丹等药，又配合着吃了点儿阿胶膏养血，就逐渐恢复了。

为什么我一看到这个老人的情况就知道用什么药？因为当年我在读书时也曾有过这种情况，就是心慌、发虚，总觉得自己要死了，躺在床上感觉自己的心在乱跳。当时我已经学中医了，就自己去查医书，发现这种情况应该服用朱砂安神丸。于是就去买了一盒，吃了一丸后，我觉得状态一下就改变了。

❀ 朱砂安神丸为何有如此神效

朱砂安神丸这个药并不常用，但是在需要的时候，用上就能立竿见影。**此药专门用于由阴虚、阴血不足、心火亢盛导致的心里烦闷狂躁、多梦失眠、惊悸怔忡，或有恐惧感等症。**

这个方子为什么如此有效呢？此方的来源是金元四大家之一李东垣的《内外伤辨惑论》。这个方子比较经典，药材的组成也很简单，有朱砂、黄连、生地、当归、炙甘草。

❀ 为什么用这几味药

当一个人阴虚的时候，全身都会阴虚。人一旦阴虚，表现在心经，就会出现心火特别旺、心火亢盛的症状。心为君主之官，君主之官一旦火旺，心神就会乱。当一个人心神乱了，**表现在情绪上就是狂躁、**

烦乱，而且会感觉特别难受。

此时，中医会给这样的人使用一点儿朱砂，朱砂能起到重镇心神的作用。但朱砂内含汞，不能久服。很多反中医的人说，有的中药有毒性——其实西药也有毒性。您如果仔细观察会发现，抗生素的后面都要写"肾功能不全患者，在医生指导下使用"。为什么？因为有很多抗生素会伤肾。

因此，这种说中药有毒不能用的人，都是不懂医学。因为医学就是这样，在毒性和疗效之间取得平衡。在需要的时候，它能救命，可以在短时间内控制剂量地使用，等身体恢复过来就停用。**所有的药物都带着偏性，偏性有可能会对身体造成伤害，可是当它符合您身体的偏性时，就是最好的滋养。**

朱砂这味药就是如此，如果用量过大，会对人体造成很大的伤害。可是在需要时，适当用一点儿，中病即止，是很合理的。比如当您感觉心特别慌乱的时候，用上朱砂后，马上能让心安静下来。所以，在此方中朱砂是君药，是最主要的。

此方中的黄连用量稍微比朱砂大一些。为什么用黄连？因为它可泻心经之火。古人曾说，朱砂这味药虽然可以重镇安神，但是它药性缓，没有泻火的作用，只能将心神暂时压下来。而黄连则可以泻心经亢盛之火。火会伤阴，只要有心火在，心神就会不断被扰乱，从而继续伤阴，使得病情越来越恶化。一旦把心火泻下，再补阴血，整个身体就能调整过来。

生地用于滋阴补肾水，来济心火，这样一来心经的虚火就下来了。

黄连泻的是实火，生地泻的是虚火。心主血脉，此时再配当归来养血，把血养足则可以更好地滋阴、更好地养心。

炙甘草用于调和诸药，防止黄连特别苦寒，也防止朱砂（朱砂是矿物质，会影响脾胃功能）影响脾胃功能，所以用炙甘草来补中，解决了黄连和朱砂的弊端。这样一来，此方就非常完整了，堪称经典。

❀ 朱砂安神丸主治神志不安、心神不宁

朱砂安神丸主要用于阴虚有实火，导致的心火亢盛。通常，这类人的症状是神志不安、心神不宁。需要注意，只有两类人适合使用此方。

第一类是心火特别亢盛，感觉惊惧恐怖、心慌怕死的人，这类人的心神没有朱砂是镇不住的，其他药很难调整过来。

第二类是由心慌而引起失眠（顽固性）的人，以及觉得心烦的人，可以服用朱砂安神丸。

通常，这类人的舌象一定呈红色，尤其舌尖红。大家一定要注

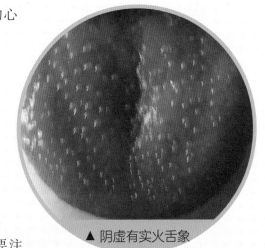

▲ 阴虚有实火舌象

意，舌象绝对不是雪白的、胖胖的。

现在很多人用此方来调理有精神抑郁，或者惶恐状态（期间收缩、心悸、怔忡）的人。但是首先要记住，一定是心火亢盛，有阴虚的症状，才可以使用此方。

我的经验，如果一个人有恐怖、恐惧的特征，且心神不宁，我会用此方来打头阵。一般情况下用一两丸就足够了。严重的人，最多服用一两天。先用此方安定心神、泻掉心火，然后再用其他方子来平和地补，比如用一些滋阴、补气的药，如天王补心丹等。

这个方子，我形容它就像一员猛将，适合做先锋官。在敌兵气盛之时，您可以派这员猛将下去，一举将敌人的士气打压下去。在一个人心火亢盛而引起心神恐惧、惊怖的时候，善用此方可以力挽狂澜。

05 健忘得厉害，吃天王补心丸

❀ 天王补心丸是明代名医薛立斋的名方

中医认为，五脏（肝、心、脾、肺、肾）对应五季（春、夏、长夏、秋、冬）。

夏天在五行中对应的是心。通常一到夏天，心火就会比较旺盛。如果一个人身体内部的环境不够稳定，比如有阳虚、阴虚等问题——阳虚之人在夏天可能会好过点儿，因为天气热，他们会觉得比较舒服；而阴虚之人到了夏天身体就容易出现问题，尤其是有心肺问题的人。

我给大家推荐一个夏季养心的方子——天王补心丸。这个方子原来叫天王补心丹，主要以滋阴为主。它由明代著名的中医薛立斋所创立。薛立斋是太医院的院长，平时负责给皇帝看病。

他写了一本《校注妇人良方》，这本书的蓝本是宋代名医陈自明的《妇人大全良方》，陈自明的书里搜集了很多调理妇科疾病的方子，薛立斋将其全部校注了一遍，并加以扩充阐发，所以他的书叫《校注妇人良方》。在这本书里，就有天王补心丹。天王补心丹可以用来调理哪些身体问题呢？

它主要用于滋阴养血，专门治疗由阴虚不足引起的心神不宁等情绪问题或心脏其他问题。这些问题的主要成因就是心神阴虚、阴血亏少。那么，这些问题还会有哪些具体的身体症状呢？

❀ 天王补心丹能缓解什么症状

（1）心烦失眠、躺在床上翻来覆去睡不着觉

这种由心阴不足引起的失眠，叫虚烦不寐。有这种问题的人躺在床上后，会翻来覆去睡不着觉，而且越烦越睡不着。

（2）心脏乱跳、跳的节奏不对

有的人会感觉心悸，心脏乱跳，或者心脏偷停。自己能感觉出心脏跳动的节律不对，这跟期间收缩是有一定关系的。

（3）健忘、想事情想不起来

这种健忘是由心阴不足引起的，因为心神能力下降，所以很多人的体会是平时记忆力挺好的，现在记不住了；平时能够思考过来的问题，现在也思考不过来了。

（4）讲话结结巴巴、思维经常中断

这种心神不足导致的神志问题是这样的，平时您说一段话很流利，

当您心神不足时，说话会拌嘴。比如在公共常所发言，说话结结巴巴，思维会中断——您自己都不知道为什么，明明要讲的问题自己很熟，但就是突然思维中断了，这就是心神不足的表现。

（5）总是感觉心很慌、会被突然吓一跳

这种心慌就是心悸怔忡。比如屋里很安静，突然有人拍了一下桌子。别人都没事，您的心脏咕咚咕咚跳："我的天哪，吓死了，你轻点儿好不好？"这种就是心慌。为什么别人都没事，只有您被吓坏了？这是心气不足、心神不足所致。

以上这几种情况都是心阴虚，进而导致神志方面也有了问题。

❀ 如何判断自己是否心阴虚

首先，我们要弄清楚什么是"阴"。其实所谓的"阴"，就是我们体内主静、主润的物质基础，比如各种体液，其中包括精血津液等。

心阴虚指一个人体内的阴液不足，无法滋润身体，从而导致心失所养，结果出现了虚热的症状。

心脏，就好比汽车的发动机。心阴，就好比发动机里的润滑油，或者是降温水箱里的水。一旦心阴虚，就会导致"发动机"越来越热。

这种阴虚反应在心经上，是一股虚火，会导致虚热内扰，从而出现心烦、心悸、失眠这三种症状。同时，一些人还伴有其他阴虚的症

状，如手脚心热，口燥咽干，晚上盗汗，脱发，耳鸣，骨蒸潮热（热气定时自里透发而出），大便干燥，小便黄赤，脉搏跳动得快等证候。

▲ 心阴虚舌象

需要注意，如果其他症状不好判断，可以观察舌象，通常舌象是比较直观的。心阴虚的人舌头呈鲜红色，舌头上的舌苔很薄或者无苔，甚至您能看到舌头上有红色的小颗粒，您可以参照右图舌象对照判断。

（1）心阴虚是如何引起的

其实，心阴虚是全身阴虚的一个部分，只是主要反应在心脏。导致心阴虚的原因基本与阴虚一致，主要可分为以下五种：

（1）过度思虑劳神，整天思考问题，费尽心思，从而暗耗心阴。

（2）因外感温热火邪，从而灼伤心阴。

（3）情志不畅，肝气不舒，肝火引动心火，导致耗伤心阴。

（4）肾阴不足，肾经之水不能上济心阴，从而耗伤心阴，内生虚热。

（5）全身阴虚状态，拖累心脏，导致心阴不足。

（2）天王补心丹为何神奇

现在的中成药天王补心丸的成分由生地、玄参、天冬、麦冬、丹参、当归、茯苓、柏子仁、远志、五味子、酸枣仁、桔梗、朱砂等中药组成。

这个方子里，最主要的药是生地，它可以起到补肾阴的作用，使得肾水可以上济心火，让心火不至于独亢。也就是说，生地是最主要的一味可以养阴、降虚火的药材。

玄参性凉，可以助生地壮水以治火。因为中医认为心属火，肾属水，火和水应该水火既济——火不至于太热。怎么不至于太热？**肾水上承，由水来凉它；心火下走，让肾水不至于太寒，这是身体最好的格局。**

如果有的人阴不足、肾水不足引起心火旺盛，就要补心阴。玄参这味药可以把肾水往上引，这是它的特殊性。所以很多人调理由阴虚引起的咽喉疾病，如果发现是阴虚，阴不足，补肾阴的同时就会配些玄参，它可以将肾水上引到咽喉，这样您就不至于上面太干了，这是润燥滋阴祛火。

天冬、麦冬这两味药也叫天门冬和麦门冬，用于养肺肾之阴（尤其养肺阴）。肺属金，火太旺会伤金，所以心阴虚的人往往伴有肺阴不足之证。肺阴是控制心火的重要力量，只要把肺阴补足，一旦肺气往下走，心火也会随着往下走。

丹参用于养血通络，这叫"一味丹参饮，功同四物汤"。一旦心火旺盛，阴不足，血也会受伤。尤其当心火太旺时，耗伤阴液，体内容易产生瘀血，所以先用丹参活血，又配了当归来补血、养血、活血。

人参与茯苓用于补气祛湿。当心血心阴不足时，心气也会受伤，就会出现那种一拍桌子您吓一跳的情况。往往当您补气以后，心中的正气足了，这种症状就会逐渐消失。

柏子仁是养心，远志可以交通心肾（促进心火和肾水沟通、循环）。柏子仁和远志配在一起，能起到养心安神的作用，很多安神的药里，都有这两味药。当心火和肾水不能沟通、不循环的时候，远志可以让它们循环起来。

五味子和酸枣仁用于安神养血。五味子有收敛、安神的作用，可以用来滋补五脏。如果您在晚上觉得虚烦不寐，睡不着觉，弄点儿很酸的五味子煮水喝，喝完一会儿您可能就会睡着。

酸枣仁有养血、安神的作用，当您虚烦不寐时，熬点儿炒酸枣仁粉喝下去，也能起到安神的效果。

曾经有朋友和我说，他看到书上写敲胆经好，就跟着敲胆经，结果敲完胆经就睡不着觉了，立竿见影。他感到非常奇怪，为什么敲胆经就睡不着觉了呢？其实，这是因为肝血本来就不足，您敲完胆经，经络通畅后，又让它重新循环起来，就力有不逮了。会由血液不足导致血不养心，从而引起失眠。

这时候怎么办呢？可以弄点儿五味子加山萸肉熬水，然后用这个水冲服炒酸枣仁粉，能起到养血养阴的作用。等把血和阴补足后，经络里的气血足以运行了，再敲就没事了。

桔梗这味药可以载药上行，把药性带入上焦。因为此药治疗的是上焦心经的病，所以配桔梗十分有必要。

在这个方子里，最受非议的是朱砂这味药，朱砂有一定的毒性，但是在心神惶恐时，不用这味药又确实难以震慑。

此药孕妇不要轻易服用，一定要在医生的指导下使用。

需要注意，此方是用来治病，不是用来保健的，用药是中病即止，不要多用久用。

❀ 由心神阴虚引起的心烦失眠、心脏乱跳、健忘等 情况，还可食用酸枣仁鲜鸡汤

这道酸枣仁鲜鸡汤，一点儿中药的苦味都没有，反而有淡淡的甘甜，加上鸡肉的鲜香酥烂，是一道清淡与浓郁兼具的好汤。

这个食疗方来源于广东老火汤，当您感觉自己平时消耗心神、气血过多，就可以用此方来调理。尤其是年底，工作量增大，生活琐事增多，此时食用效果更佳。

酸枣仁性平，味甘、酸，归肝、胆、心经，功效是养心补肝，宁心安神，敛汗，生津，能治疗虚烦不眠，惊悸多梦。

《本草图经》记载：

酸枣仁，《本经》主烦心不得眠，今医家两用之，睡多生使，不得睡炒熟，生熟便尔顿异。

《本经逢原》又说：

酸枣仁，熟则收敛津液，故疗胆虚不得眠，烦渴虚汗之证；生则导虚热，故疗胆热好眠，神昏倦怠之证。

酸枣仁鲜鸡汤

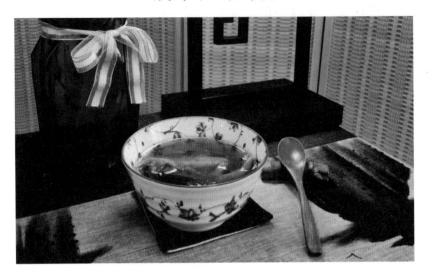

配方: ① 鸡一只（公鸡、母鸡、童子鸡都可以）、② 炒酸枣仁
30 克、③ 龙眼肉 20 克。(这是 3 人份的量)

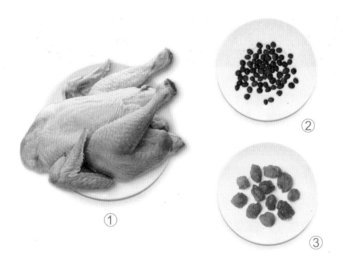

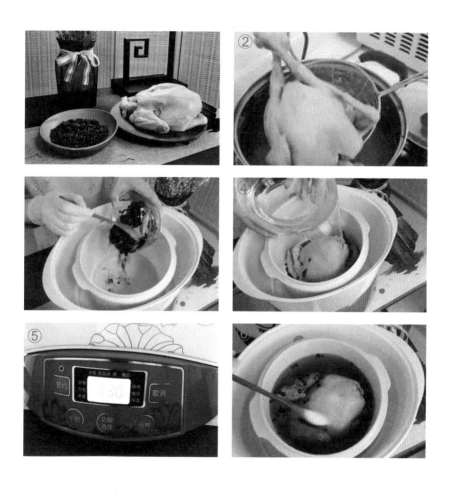

做法：1. 先把鸡处理干净，去掉内脏、鸡头、鸡屁股（整鸡煲汤或把鸡剁成块皆可）。将处理好的鸡，以及炒酸枣仁和龙眼肉一起清洗，洗后用清水浸泡一会儿。

2. 往锅里倒水，待水烧开后，将鸡下锅焯水，去除腥味和血水（放生姜皮可以更好地去腥去沫）。

3.焯好后捞出，将浸泡好的药材和处理好的鸡全部放入炖锅里。

4.加入足量的温水或热水，盖上盖子，放入外锅中，将外锅填足热水，盖好盖子，隔水炖。

5.选择快炖模式，定时1个半小时即可（如果您使用的是砂锅，在放入所有食材和水后，大火烧开转小火炖1个半小时即可）。

6.时间到了之后，在出锅食用前加入一点点食盐即可。

《本草纲目》：

酸枣仁，甘而润，故熟用疗胆虚不得眠，烦渴虚汗之证；生用疗胆热好眠。"

从以上记载我们可以看出，酸枣仁熟用可以更好地治疗失眠。

方中的龙眼肉性温味甘，归心、脾经，能补益心脾，养血安神，为养血滋补的良药。龙眼肉对气血不足、心悸怔忡、健忘失眠、血亏萎黄有很好的治疗作用，非常适合平时总是消耗心神、气血的人服用。鸡肉，可以温中益气，帮助我们补益脾胃。

罗博士叮嘱

这道汤适合心血不足引起的虚烦不眠、多梦、心烦不安、惊悸怔忡、思绪不宁之人服用。阴虚体质、湿盛中满、痰湿体质以及正在感冒期间的人不宜服用这道汤。

06 耳鸣多年，该如何调理是好

❀ 耳鸣分为妄闻型耳鸣、非妄闻型耳鸣

有很多朋友问过我耳鸣的问题，这是一个特别令人烦恼的疾病。而且，治疗起来，确实比较麻烦。很多人为了治疗耳鸣到处求医，却效果不佳。

通常来说，耳鸣分为两种，一种是妄闻型耳鸣，患这种耳鸣的人，由于耳朵功能的改变，会虚妄地"幻想"出声音，但其实是没有声音。

另外一种是非妄闻型耳鸣，这种耳鸣是确实有声音，通常是由于耳朵周围部位有器质性病变所致。这种耳鸣往往与心跳一致，而且通过仪器可以测量出来。这种耳鸣听到的声音有时会像蝉鸣一样，高亢而细长——有很多朋友说，耳朵里像有很多只蝉在叫一样，不得安宁。还有的朋友形容，耳朵里"嗡嗡"的，搞得自己昏昏沉沉、头昏脑涨。

那么，这些耳鸣到底是怎么引起的呢？大致分为以下几种，我们该如何识别呢？

❀ 脾胃虚弱、升降失司所致耳鸣怎么调理

《黄帝内经》认为，九窍的问题，皆肠胃之所生——耳鸣与脾胃有关系。我们今天可能很少注意这点。其实，我觉得脾胃虚弱是一个非常重要的耳鸣诱因。比如，很多人到了饭点不吃饭，饿着肚子工作，这会导致脾胃受伤，中气不足。

人体气机的升降，全靠中气斡旋，脾胃正常，则轻清之气得升，浊阴（指体内重浊下降或浓厚的物质，如水谷精微中的浓稠部分、饮食糟粕等）之气得降，可是如果升降紊乱，则浊气在上，蒙蔽清窍，就会出现耳鸣的症状。

在患耳鸣的朋友中，我观察到很多人都有饮食不节的问题，比如暴饮暴食、经常空腹劳作等。

著名中医大师干祖望老先生特别擅长耳鼻喉科。他认为，对耳鸣的描述，对耳鸣音调、音高的分析，都是非常重要的信息。老先生的这个论述非常经典，对后人的启发很大。

那么，这类人的耳鸣有什么特点呢？通常，患这种耳鸣的人，听到的声音会比较低沉，劳累过后会感觉耳鸣愈加明显，而且伴随着头晕无力。

这类人除了耳鸣，还会有精神倦怠、面色不华、四肢无力、稍微一动就出汗、脾胃功能衰退——饭量少、吃饭以后腹胀、大便不成形等症状。他们的脉象是脉大而濡软，舌象会呈嫩胖状，且颜色淡白，最主要的是舌边会有齿痕。

有以上症状的人，应该认真调理脾胃，调整好自己的中气。

同时，我建议这类人可以在早饭后服用补中益气丸，晚上睡前服用归脾丸。也可以用李东垣创立的益气聪明汤调理，此汤现在也制作出了中成药，叫益气聪明丸。如果能用石菖蒲6克、路路通9克，熬水，熬好水后将水分成2份，分别送服2种中成药，调理的效果会更好。

当年我录完《百家讲坛》，有位领导跟我说自己耳鸣很多年，大夫给开的方子几乎都是在补肾，可是没有效果。我用调理脾胃升降的思路，给他开了清代黄元御治疗耳病的方子——参茯五味芍药汤，效果很好。

黄元御认为只要脾胃之气升降恢复正常，耳鸣也会消失。

参茯五味芍药汤

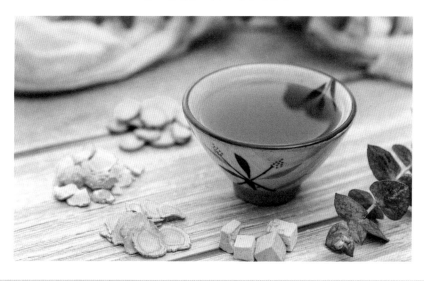

配方：① 茯苓 9 克、② 法半夏 6 克（原方是 9 克）、③ 甘草
　　　6 克、④ 人参 9 克、⑤ 橘皮 9 克、⑥ 五味子 3 克、⑦
　　　白芍 9 克。

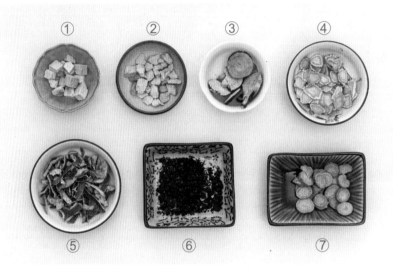

用法：将 5 杯水和药材一起放入锅中，熬成 2 杯水的量即可。
　　　每日 2 次。

叮嘱：1. 现代人如果用此方调理，可以在原方的基础上加点儿
　　　石菖蒲 9 克、路路通 9 克。
　　　2. 此方中的茯苓用于祛湿升脾之清气，法半夏可降胃
　　　气，橘皮理肺气，人参补肺气，五味子收敛肺气，白芍
　　　酸收柔肝。黄元御认为只要脾胃之气升降恢复正常，耳
　　　鸣就会消失。

结果，我给这位领导调理的效果非常好。他很奇怪，为何耳鸣要调脾胃呢？我给他讲了其中的道理，他大为赞叹，感谢之余，还送给我一本他写的书留作纪念。

❀ 肝火炽盛所致耳鸣怎么调理

我们的健康与情绪的关系十分密切。所以，很多人的耳鸣，除了正气不足所致，还有可能是因为生气而出现了肝气不舒。

这类人的耳鸣声高亢异常，常有耳鸣的阵势宏大之感，而且会经常出现阵发性爆发。有的时候可以忍受，有的时候则难以忍受。这类耳鸣患者，一定是之前因为什么事情感到生气，才出现了肝气不舒的情况。

除了以上的症状以外，这类人还或多或少会出现这些身体症状：头痛头涨，头昏眩晕，口苦，口干，面红目赤，心情急躁，失眠多梦，尿黄，或者大便干燥。这类人的舌象大多舌质红，或者可以观察到尖边红。脉弦、硬、有力。

我建议这类人在调理时，可以用龙胆泻肝汤或栀子清肝汤。现在龙胆泻肝汤也有中成药，叫龙胆泻肝丸，服用非常方便。或用栀子清肝散来泡脚，效果也很好。

如果您的症状没有那么严重，只是由情绪不佳引起的耳鸣。那么，服用加味逍遥丸，症状就会逐渐减轻。

栀子清肝散泡脚方

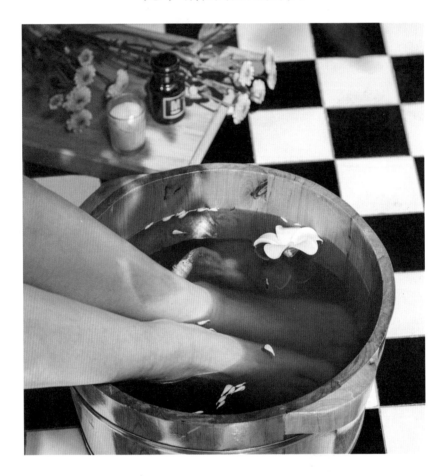

配方：① 柴胡 6 克、② 炒栀子 6 克、③ 丹皮 6 克、④ 香附 6 克、⑤ 当归 6 克、⑥ 川芎 6 克、⑦ 白芍 9 克、⑧ 茯苓 20 克、⑨ 郁金 6 克、⑩ 远志 6 克。肝火比较大的人，可以在此方的基础上，再加上 ⑪ 牛蒡子 6 克、⑫ 夏枯草 6 克。

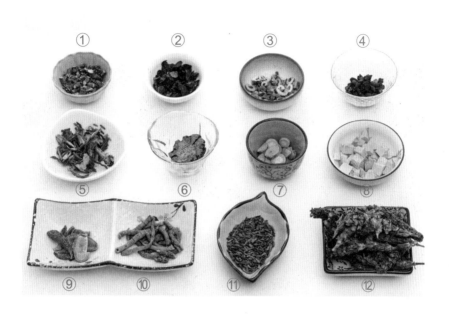

用法： 熬水，药汁兑入温水泡脚，每天最好泡 2 次，每次泡 20 分钟左右，水淹过脚踝即可。

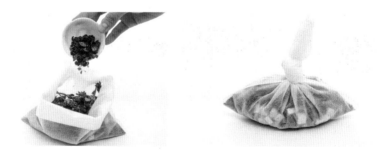

叮嘱： 孕妇忌用

❀心火旺盛、肾阴虚所致耳鸣怎么调理

这类耳鸣，其实也是由情绪不佳，比如生气所致。但是，心火旺盛往往与肾阴不足同时出现。

我的经验，心火旺的人，耳鸣往往会出现在右耳。因为心火本该右降，现在郁而不降。而肝火旺的人，耳鸣往往在左耳，这是因为肝气左升，现在郁滞不升。

心火旺的人，舌尖会比较红，容易心烦，容易出现口疮，且小便呈黄赤色。

心火旺与肾阴虚，会导致心肾不交。明代陈士铎在《辨证录·耳痛门》里说：

凡人心肾两交，始能上下清宁，以司视听，肾不交心与心不交肾，皆能使听闻之乱。然而肾欲上交于心，与心欲下交于肾，必彼此能受，始庆相安。倘肾火大旺，则心畏肾炎而不敢下交；心火过盛，则肾畏心焰不敢上交矣。二者均能使两耳之鸣。但心不交肾耳鸣轻，肾不交心耳鸣重。

通常来说，如果白天依旧耳鸣严重，心火旺的可能性较大；而晚上耳鸣声音大，且声音十分尖锐，则肾阴不足的可能性大。

但我认为心火旺与肾阴虚往往是结合在一起的，所以在调理的时候，要综合考虑。

这类耳鸣的调理，我特别推崇干祖望老先生的"泻离填坎法"，就是泻心火、滋肾水。他曾经在病案中用过这样的方子，我将此方进行

了稍微加减，推荐给大家。

这个方子的思路就是泻心火、滋肾水，使用后效果非常好，我受益良多。使用此方时，可以请附近的医生根据个人情况进行加减。

泻离填坎法

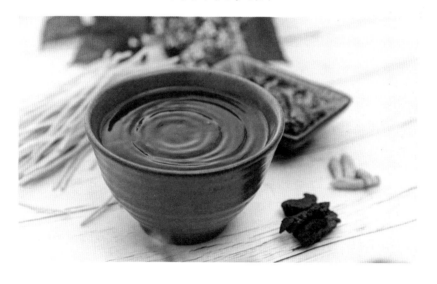

配方：① 黄连 1.5 克、② 淡竹叶 3 克、③ 灯心草 6 克、④ 酸枣仁 10 克、⑤ 熟地黄 10 克、⑥ 生地黄 10 克、⑦ 麦冬 10 克、⑧ 丹参 10 克、⑨ 茯神 10 克、⑩ 菟丝子 10 克、⑪ 覆盆子 10 克。

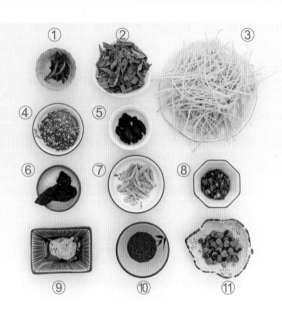

做法：将 5 杯水和药材一起放入锅中，熬成 2 杯水的量即可。

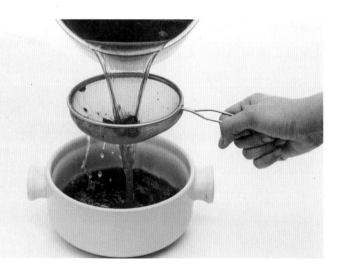

用法：每日服用 2 次。

❀肾阴不足所致耳鸣怎么调理

干祖望老先生认为，现在很多人一提耳鸣就用六味地黄丸或耳聋左慈丸调理，这是误区——患耳鸣的人实证居多，虚证的人其实并不多，他认为这是肾阴不足所致。这类耳鸣的人大多集中在老龄段，对于老人来讲，70%～80%都是虚证。

但是我觉得，现代人消耗过度，衰老得早，肾精亏虚者也并不少见，所以，也要考虑到这种情况。

这类耳鸣声十分尖锐，尤其在晚上，或是捂上耳朵的时候，耳鸣声会十分明显。这类人舌质红，舌苔很薄，甚至没有舌苔。

此外，还会有手脚心热、心烦、夜里盗汗、脉搏跳得快等表现。

符合以上症状的人，才可以服用六味地黄丸或耳聋左慈丸。如果盗汗明显，可以先服2天知柏地黄丸，然后再服用六味地黄丸，坚持一段时间，症状会逐渐减轻。

这种由肾阴不足导致的耳鸣，多是长期形成，因此也不必期望速效，只要方向对了，则会逐渐改善。

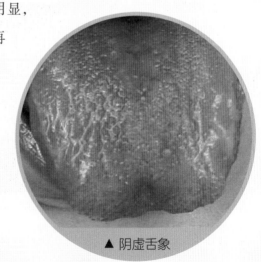

▲ 阴虚舌象

❀痰湿导致的耳鸣怎么调理

由痰湿引起耳鸣的人也很多。这类人耳鸣的声音，多是低沉的，除非体内有痰火，耳鸣的声音会比较高亢。

这种人耳鸣的根源是气机不畅，气血运行壅滞，因而凝聚成痰。因此，调畅气机，补足正气，是根本的调理方法。

通常，他们的舌苔会比较厚腻，舌苔遍布舌面，舌体呈胖大状。

这种情况下，伴随出现的症状也有很多，比如头晕（感觉脑袋像是裹了毛巾）、易胖、皮肤油腻、身体困倦、大便黏腻等。

此时，如果舌质呈白色，可以服用香砂六君丸来调理。但如果能请中医开点儿有藿香、佩兰等芳香行气的方子则更好。

如果舌质呈红色且舌苔黄腻，则可以用温胆汤熬水泡脚，也可以起到化痰清热的作用。

痰湿为患的情况，其实是脾胃受伤导致的，所以要先调理脾胃正气。

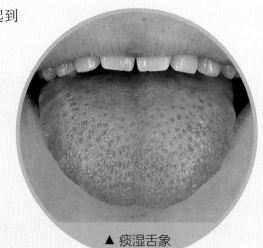

▲ 痰湿舌象

温胆汤泡脚方

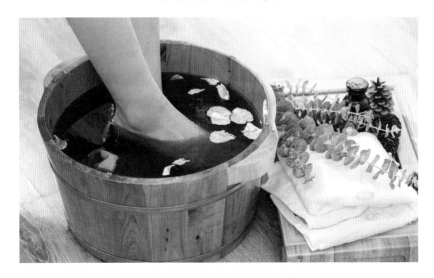

配方: ① 茯苓 30 克、② 法半夏 6 克、③ 陈皮 9 克、④ 炙甘草 6 克、⑤ 竹茹 6 克、⑥ 枳实 6 克。

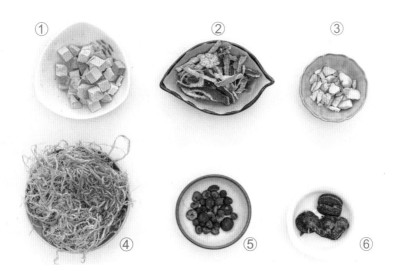

用法：熬水，然后把药汁倒入温水中，用此水泡脚。每天 2 次，每次 20 分钟。

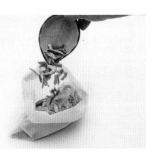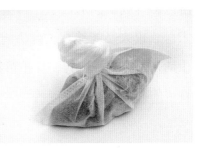

叮嘱：水不必太热，水量淹没过脚踝即可。一般泡几天痰湿就会逐渐松动，舌苔变薄，就不必再泡了。

❀ 任何的身体失调，都可能会导致耳鸣

除此之外，耳鸣还有很多证型，比如瘀血导致的、阳虚导致的、血亏导致的，等等。

总之，**任何的身体失调，都可能会导致耳鸣。只要根据自身的情况调整体质，耳鸣就会消失。**

通常，出现耳鸣最重要的原因不外乎三种：**脾胃受伤，上火生气，肾精不足**。但生活中这三种成因并不会像教科书一样，挨个儿单独出现。它们往往会混合在一起出现，互为因果。

所以，等到疾病形成了，再去调理，是要看医生功力的。很多人四处求医，也未必能够真正解决问题。**如果您能明白其中的道理，调整好生活习惯，保护脾胃，保护肾精，遇事想开不生气——提前预防，才是真正的御病养生之道！**

07 外感后喉咙肿痛不消，
服用丹栀射郁汤立竿见影

❀ 喉咙痛的位置不同，调理的方法也不同

咽喉肿痛是冬季常见病，一般会伴随着感冒出现。可能您出门忘了戴围巾，领口敞开着，被冷风吹到了，就容易导致咽喉肿痛。

但如果您仔细体会，会发现咽喉肿痛包含两种情况：

一种是扁桃体发炎了，肿痛在两腮之下——我们能够摸到扁桃体的位置。此处肿痛，一般是细菌感染，要服用解毒的药物或西药的抗生素。

另一种疼痛，是在喉咙附近——在喉咙上下的位置，咽口水时喉结附近的疼痛感会很明显。这种情况，有可能是细菌感染，更可能是病毒感染（病毒感染的情况居多）。那么对于这种疼痛情况，该怎么办呢？

有位朋友患了感冒，据医院判断是甲流。我刚给他调理好没几天，他就打来电话说他的妻子也病了。我觉得他的妻子是被他传染的，于

是就告诉他让他妻子服用同样的方子。

奇怪，他妻子服用了相同的方子后，并没有任何改善，一直发低烧（37℃左右），于是我就去了他们家。

到了他们家以后，朋友的妻子说自己就是喉咙附近的部位痛。于是我判定这是中医的喉痹，只有解决了这个问题，她的身体才能迅速改善。于是，我就在原本的感冒方里，加上了牡丹皮6克、生栀子9克、射干9克、郁金9克，让他们抓两服来喝。

结果，第二天早晨，朋友就打来电话，说他妻子的烧退了，喉咙也不那么痛了。到了第三天，他妻子的病就基本痊愈了。

❀ 传承六代的家族秘方丹栀射郁汤，调理喉咙疼痛立竿见影

为什么此方会如此管用呢？首先给大家介绍一下此方的传承者——中医喉科大师，耿鉴庭先生。耿先生出生于扬州，家里为六代的中医世家，学有渊源，功力深厚，不但临证水平高，而且对中医古籍的发掘做出了很大贡献。

耿先生是我佩服的人之一，我以前常常看他的书，从中学到了很多医学知识。在耿先生的一本著作里，记录了"急症关下喉痹"的治疗。这种"急症关下喉痹"，就是喉咙下的位置肿痛，属于急症，被中医称为喉痹。

这种喉痹如果不及时调理，任其发展，最后会"水饮不得下"，喝水都咽不下去，这种情况在古代是会死人的。有医案记载，由于对此病了解得不全面，最后连一些名医都束手无策，看着患者死去。

耿老先生的家族有一个秘方，专门用于调理此病，堪称药到病除，效果立竿见影。耿鉴庭老先生一点儿都不保守，他把自己家里历代保密的方子给公布了。这就是大师，人家绝对不藏着那几个秘方，人家心里装的是天下人的健康，所以把这个方子给写了出来。此方名为丹栀射郁汤。

据耿老先生说，他的六世祖从前居住在山东的东阿，是花匠。当地有位老中医，总去他们家买牡丹花、栀子花和射干。时间一长，两个人成了朋友。后来，老中医就把这个丹栀射郁汤的方子告诉了花匠。花匠跟着老中医学习了很久，认真跟着临证，终于掌握了治疗喉症的诀窍。

后来，花匠一家搬到了扬州，开始以此方行医，结果立刻扬名。于是，他们就世代以喉科为主，直到将此方传到耿先生的手中。耿先生说："我们家六代喉科都使用这个方子，从来就没有耽误过事。"

我在读书的时候，看耿老先生的书，看到这个方子以后，觉得只要在冬天被冷风吹到，不管是否患了会厌炎（会厌是位于喉头入口处的软骨），都很容易喉咙疼痛，而且这种症状往往和感冒伴随出现。所以，我在治疗感冒的时候，一旦有人出现了喉咙附近疼痛的症状，我就与此方配合一起为其调理，效果也是出人意料的好。

❀ 丹栀射郁汤都有哪些药

那么，丹栀射郁汤都包含哪些药物呢？

根据耿老的理论，这种咽喉附近的肿痛，是由"一阴一阳结而起"。说白了，就是阴阳之气上下不通，寒热互结于咽喉所致的肿痛。所以，此方包含了行气散结和清热的药物。

丹栀射郁汤

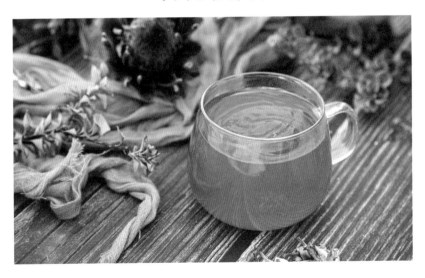

配方：① 牡丹花瓣 6 克、② 栀子花 9 克、③ 射干 9 克、④ 郁金 9 克、⑤ 枇杷叶 9 克、⑥ 生甘草 3 克、⑦ 赤茯苓 9 克。

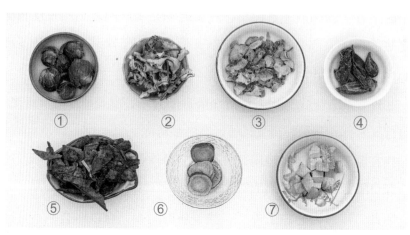

用法: 将上述药材加水,放5杯水,大火开锅后熬至2杯水
即可。每日2次。

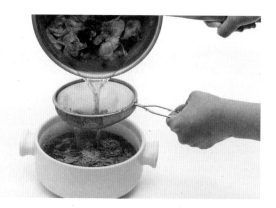

叮嘱: 1. 如果买不到牡丹花瓣和栀子花,可以用牡丹皮和生栀
子代替。

2. 孕妇忌服。

3. 最好在医生的指导下服用此方。

　　这个方子的构成非常简单，主要药物是清肝胆之热的丹皮和清三焦之热的栀子。郁金用于行气散结，枇杷叶用于降肺气，赤茯苓可以导心火从小便而出。

　　此外，此方里没有用大量清热解毒的药物，只是清降心肝肺之火，同时行气解郁，从而使得气机通畅，喉症解除。

　　我在临证中，已经运用此方多年，每次使用，都立竿见影。通常一服即可见效，两服就可以恢复如初。

　　因此，以后当您患了外感，嗓子痛的时候，可以体会一下自己是不是喉咙附近肿痛。如果是，就可以去找当地的医生沟通，看是否可以加入此方一起调理（或加入方中的前四味药）。

　　需要注意，一旦调理对症，根据我的经验，一般服用两服药就会见到明显的效果。除非您是由阳虚导致的喉咙痛，则要另当别论，但这种情况很少，具体可以请当地的医生来帮助辨别。

08 平时倦怠无力，可能是患了疲劳综合征，用补中益气丸就可调理

❀早上不吃饭就工作，真的会伤害您的元气

现在人们的生活条件越来越好了，虽然已经不是有上顿没下顿的饥荒年代，却还是会有很多人把自己饿病。有的朋友可能会纳闷："现在不吃撑就不错了，谁还能饿着自己？"

如今很多白领到了晚上都尽可能地晚睡，他们觉得睡早了对不住自己。当然，这样做的后果就是早上起不来（刚睡了没几小时），等到闹钟响了无数次，才很郁闷地起床；收拾差不多了一看时间，完了，上班要迟到了！于是赶紧穿上衣服，跑出家门，坐公交，倒地铁，下了地铁"飞速"跑到单位——还是迟到了。

刚进门，正好碰上经理在门口："嘿！你怎么又迟到了，说你多少次了，怎么这么没记性啊？回头再说你，来，正好货来了，你帮着搬一下吧……"搬完这批货，也快累趴下了，回到办公室后，满脑袋想的都是：中午什么时候开饭啊！好不容易撑到中午，开饭的时候到了

食堂狂吃，饭量令人瞠目结舌……

这是普遍现象，很多白领都长期不吃早饭，或者吃一点儿零食"对付"，然后在上午干各种活儿。

西医认为早晨不吃饭容易患胆结石，中医则认为早上不吃饭还会导致其他很多身体问题。著名医家李东垣认为，人的脾胃一旦受伤，身体的元气就会跟着损伤，由此引发很多病症。尤其是在饥饿的时候还处于劳倦状态，则危害更大。

❀ 不好好吃饭是患疲劳综合征的重要原因

经常会有很多白领向我咨询：我得了疲劳综合征要怎么调理啊？

疲劳综合征的普遍症状是浑身无力，总提不起精神，一干活就累，爱感冒，抵抗力差，容易闹肚子等。

这些症状与现在教科书中补中益气丸（李东垣的方子）的主治范围相差无几——"脾胃气虚，少气懒言，四肢无力，困倦少食，不耐劳累，动则气短"。

如果一个人长期早晨不吃饭，上午干活，会对身体造成非常大的损伤，最终会导致身体健康水平的下降。

民国时期的著名医生张锡纯治疗过很多这样的病例。其中有一个车夫就是在饥饿的状态下，奔走了七八里地。结果，回到家后就感觉心中发热，不爱吃东西，肢体酸懒无力，稍微一动弹就觉得气短。最

后，张锡纯就是用补中益气的方法给他治好了。

有的人问："这个病与没吃早饭有什么关系？"其实在中医里，它们是相关的。这个车夫的症状相对严重一些，比这个症状轻一些，就是所谓的疲劳综合征了。

很多白领在患了疲劳综合征后都非常痛苦，因为西医不认为这是一种病，觉得这类人只是缺乏休息而已。可实际上休息了之后，症状得不到任何缓解。国外这样的人特别多，医生也做了很多努力，还有的医生认为疲劳综合征是由某种病毒所致。

我认为他们说反了，一个人的健康水平下降，才容易导致细菌病毒的入侵。

此外，在中医里，患疲劳综合征还有情志方面的原因，但脾胃受伤绝对是一个非常重要的因素。

还有一些想减肥的女孩子，长期拒绝正常饮食，以黄瓜、苹果为主食。怕自己的毅力不够，还会吃一些降低食欲的药——她们不知道脾胃受伤的严重后果，所以勇往直前，无知无畏。

中医认为，女性的脾胃一旦受伤，气血的来源就会受到严重的阻碍。而女性身体的各个系统（尤其是生殖系统）都十分依赖气血，气血一旦不足就会造成经、胎、产等环节都出现问题。

各位女性，千万别跟自己过不去，一定要好好吃饭。

❀ 补中益气丸有何神奇

下面我给大家介绍一下补中益气丸的方子，此药在药店均有售卖。

补中益气丸的组成：黄芪、人参、当归、白术、陈皮、升麻、柴胡、炙甘草。

一共八味药，治疗的主证是由劳伤、饮食不节导致的脾肺气虚、中气下陷。

补中益气丸原来叫补中益气汤，是李东垣花费了很多心思琢磨出来的，方子里的人参用于大补元气。生黄芪可以起到固表的作用。什么是固表呢？就是加强人体的防御系统，比如有的人总冒虚汗，风一吹就感冒，就可以用生黄芪来固表。黄芪加白术和防风，这三味药合在一起叫玉屏风散，药店也有售卖。如果把黄芪用蜜给炙了，则能起到补中益气的作用，因此黄芪在这个方子里是最主要的药物，用量也最大。李东垣用黄芪只用到一钱，其余的药用到了几分，现在的医家将黄芪的用量增加到了几十克、上百克，效果都不错。

需要注意，生黄芪和炙黄芪是不同的，因为各地药店的规矩不同。您在买药的时候，如果只简单写黄芪，有的药店会给您生的，有的药店会给您蜜炙的。

根据我的经验，如果您抓的黄芪是生黄芪，用量可以稍大；如果抓的黄芪是蜜炙黄芪，用量要严格遵守方剂的规定，因为蜜炙的黄芪很容易生热。

李东垣认为黄芪、人参、炙甘草这三味药，是消除烦热的圣药，

这个烦热指的就是由于中气不足产生的虚火，此外炙甘草也可以起到补脾胃之气的作用。

方子里的白术是用于祛除燥湿，同时补脾经之气。李东垣认为解决这个问题的关键在脾，他说"脾气一虚，肺气先绝"，所以方子里的药材运用，尤其照顾到了脾经。

既然要补气，为什么方子里还加了陈皮呢？因为，这些补气的药同时补入人体，一般来说人体受不了，使用后最大的感受就是气闷、胸闷，像是有点儿壅住了的感觉。此时，稍微加上一点儿理气的陈皮，就不会有这个问题出现了。

同时，在补气过程中，还要照顾到血。中医认为阴阳是互生的，气血也是互生的。如果一个人气虚，那么血也一定是虚的。此时一下子补了这么多气，一定要考虑如何引导它们转化为血，加上当归这味药，就可以使气血正常地进行转化了。

但此时虽然补气了，最主要的问题——中气下陷还没有解决。于是，方子里就用了升麻和柴胡（少量），升麻用于升阳明之气，柴胡可以升少阳之气，这两味药的药性向上升，加进去以后，整个药的药力就往上走了。

因此，患了疲劳综合征的人，可以尝试用补中益气丸来调理。此外，补中益气丸用于调理由气虚引起的脱肛、子宫脱垂等症状，也十分有效。

09 风湿关节疼痛，可用泡脚来缓解

❀ 为什么天气降温，关节就会开始疼痛

天气降温以后，有的人就开始关节疼痛了，这是怎么回事呢？

一位河南的朋友和我说，入秋之后，他太太的颈椎和肩关节就开始疼痛，问我怎么办。

我让他发来他太太的舌象图——舌质淡白不红，舌苔满布。我判断她是由于自身阳气不旺，感受寒湿而导致的痛痹（关节疼痛为主证的痹证）。于是，我给他太太推荐了一个方子泡脚，她泡了2周后，反馈关节疼痛已经消失。

很多人不明白什么叫痛痹，痛痹是寒痹的一种。**中医认为，风、寒、湿三气杂至，合而为痹**。所以，由受寒引起的风湿疼痛中，往往会有这三个致病因素的影子。因此，中医把受寒引起的风湿寒痹，分为行痹、痛痹、着痹。

其中风邪为主者，疼痛游走，为行痹；阳气不足，遇到寒邪疼痛剧烈者，是寒邪为主，为痛痹；湿气为患者，关节疼痛以麻痹为主，重着（沉重感），关节肿胀，为着痹。

❀受寒严重的人，
可用养血祛风散湿的泡脚方来调理

中医在调理这些风湿疼痛时，会根据三种邪气的程度不同，采取各有侧重的方式，比如有时侧重祛湿，有时侧重温阳等。但很多人在自我调理时，很难分清哪个邪气轻，哪个邪气重。而且，疾病也不会完全按照教科书的描述出现。所以，我给大家推荐的泡脚方，是综合考虑了这三种因素后得出的。

通常来说，中医调理此病时，会使用很多疏风的药物，比如白芷、独活、防风、荆芥、秦艽（jiāo）、羌活等，但我觉得现代社会，气血亏弱的人非常多，因此选择养血的思路在先——先扶养气血，同时祛风散湿。

中医里有句很著名的话，叫"治风先治血，血行风自灭"，这句话给我的启发很大。很多时候，我们面对气血亏弱之人，总是一味地祛风散邪。可如果正气不足，效果往往不够理想，风散去数日又会再来。这就好比您身体的管道里是空的，您的气血不占领，外邪就会来占领，所以，我推荐的思路是养血为先。

需要注意，此方具有温阳的作用，只有受寒后加重的人才能用。这类人的舌质颜色不红，容易怕冷，通常在受寒以后发病，而且身体局部感觉很凉。

养血祛风散湿泡脚方

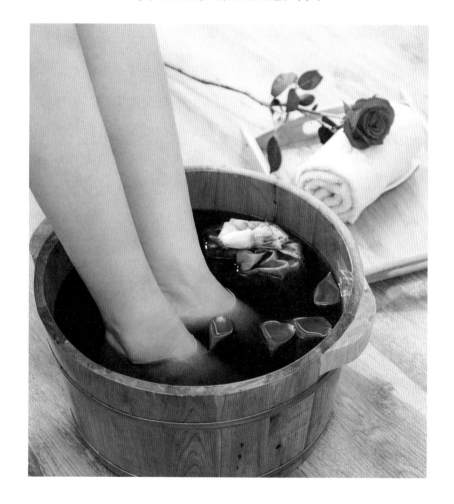

配方：① 熟地 6 克、② 当归 6 克、③ 赤芍 6 克、④ 川芎 6 克、⑤ 桃仁 6 克、⑥ 红花 6 克、⑦ 伸筋草 9 克、⑧ 透骨草 9 克、⑨ 桂枝 6 克、⑩ 茯苓 30 克、⑪ 薏苡仁 30 克、⑫ 桑枝 6 克、⑬ 丝瓜络 6 克、⑭ 艾叶 6 克。

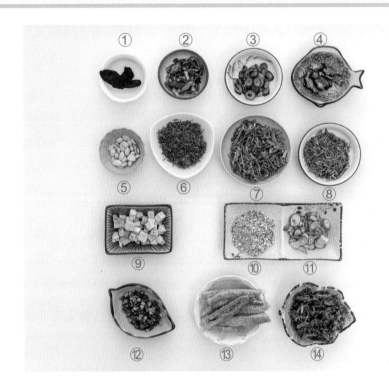

用法：1. 温水，泡脚。

2. 每天 2 次，每次 20 分钟即可。

3. 一般泡 5 天为一个阶段。

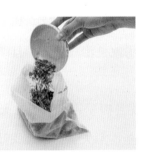 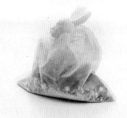

叮嘱：孕妇忌用。

❀ 由湿热导致的关节疼痛，可用热痹泡脚方调理

除了上文提到的，还有一种风湿痛痹需要引起警惕——热痹。

这种热痹，是人体感受湿热之邪而出现的病症。患了热痹的人舌质会呈红色，关节会有红肿的情况，且患处的温度会升高，导致疼痛严重，同时还会有口渴、心烦的症状。

这种情况大多出现在夏天，南方临水而居的人也会有这种问题。

我到海南生活后，听说过很多老人都有这样的情况。由湿热导致的不同关节疼痛，就连我母亲也没能幸免。一次出差回来后，家里的保姆和我说，我母亲正在被手腕关节疼痛所折磨，晚上痛到难以入睡，已经很多天了。她怕耽误我的工作就没有告诉我。这是老人常犯的错误，其实早期治疗才不耽误事。

自从我母亲来到海南后，除了一次下水游泳导致的感冒，生活了两年都没有什么身体问题，这是唯一的一次出问题了。

我母亲自述，她的手腕已经肿了，感觉比另外一个手腕的温度高。我结合其他诊断，判断这是热痹。于是，开了一个泡脚的方子。

这个方子以白虎汤打底，有清热、祛湿的功效。其次，此方还重用了生地，《神农本草经》里记载可用地黄治疗痹证，且"生者尤良"，经过医家的实践，确有良效。

母亲用此方泡脚后，当天疼痛就去掉了一半，第二天疼痛去掉了90%，第三天的时候母亲说疼痛已经基本消失了。于是我叮嘱保姆再买三服，里面的药物分量，除了生石膏和生地，其余都改成6克，用于清除余邪。

调理热痹的泡脚方

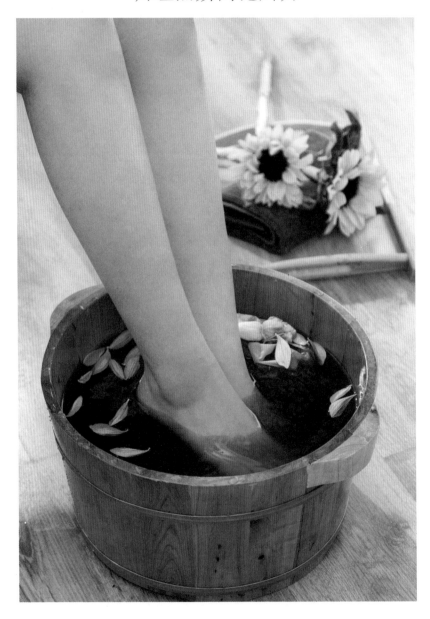

配方：① 生石膏 30 克、② 生地 30 克、③ 桂枝 6 克、④ 知母 9 克、⑤ 赤芍 9 克、⑥ 桑枝 9 克、⑦ 丝瓜络 6 克、⑧ 蚕沙 9 克、⑨ 薏苡仁 9 克、⑩ 连翘 15 克、⑪ 苍术 9 克、⑫ 忍冬藤 9 克、⑬ 栀子 9 克、⑭ 黄芩 9 克、⑮ 玄参 9 克、⑯ 赤小豆 15 克、⑰ 甘草 6 克。

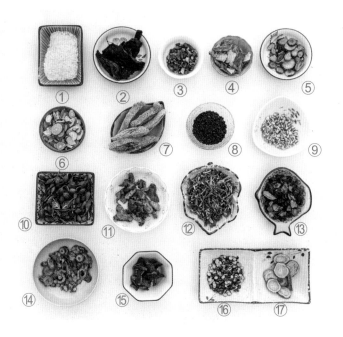

用法：1. 用此方加水，大火开锅后，熬 30 分钟，然后兑入温水，泡脚，在泡脚的同时用毛巾蘸药汁包裹患处效果更佳。

2. 每天 2 次，每次 20 分钟即可。

3. 一般泡 5 天为一个阶段。

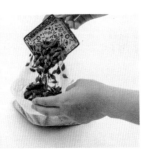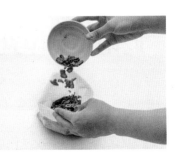

叮嘱：孕妇忌用。

这种热痹，在东北并不多见，但在海南，很多老人都存在这样的问题。这就是各地自然条件不同，引发的疾病也各有不同。

当大家身体出现以上这些问题时，我建议请中医帮助您分析调理一下，我所提供的只是一个思路。

此外，如果是西医诊断的各种风湿类疾病，可以根据我讲的分辨寒热的方法，给自己做个区分，然后泡脚试试，相信会起到改善病痛的作用。

10 受寒胃痛，不要只会"多喝热水"，吃附子理中丸可缓解

❀ 胃痛，吃什么都没有胃口，有可能是受寒了

天气一转凉，稍有不慎就容易受寒。记得有一次，我给家里打电话，听到母亲说话的声音有气无力，询问后得知，母亲最近总是感觉胃在隐隐作痛，吃什么都没有胃口。我当时以为她只是普通的胃口不好，就没有重视。

结果，母亲胃痛的问题就一直缠绵下来。在这期间，她自己服用了许多药物，都没什么效果。由于担心患了胃癌，她还去西医医院检查了很多次，万幸并没有罹患此症。于是，只能回家继续胃痛，甚至后来都开始邮购药材了。母亲买了一些亲戚介绍的外地诊所治胃病的胶囊（据说什么胃病都能治），认真地服用，结果疗效一般。

她被这个胃痛折腾了一个月，直到我回家了，看到她居然还在为此病难受。我当时既没有给她诊脉，也没有观察她的舌象，我立刻去附近的药店买了一盒中成药——附子理中丸。然后我告诉母亲："只吃一丸，就可以好。"母亲认为我太轻率了，这么严重的病，吃一丸就

好，也太不靠谱了。她当时是用完全不相信的表情吃了这个药。现在仔细回想一下，她当时很不想吃，但是为了给学医的儿子一个面子，就勉强吃了一丸。

结果，令母亲没有想到的是，吃了一丸后，折腾了她一个多月的胃痛，居然就此消失了（后来基本没有犯过）。

我为什么会这么肯定呢？因为我在下车的时候就感受到了沈阳冰冷的温度，回到家后看到母亲穿衣服的方式，就知道是怎么回事了。当时沈阳的天气已经很凉了，老太太爱美，穿的衣服是对襟的，扣子没有系上，这样胳膊处的衣服是双层的，但是前胸处是单层的。所以，母亲的胃病，就是寒邪伤到了胃部，导致寒凝胃脘。

很多医家一看到别人有胃病，考虑的就是疏肝和胃，忽略了寒邪。**此事已经过去很多年了，我只是看我过去写的文章，才会想起来；再看到这段，觉得很惭愧，那时年轻，未能给母亲及时治疗。同时，也提醒自己，有些疾病，是需要当面看到患者本人，再结合周围的环境，才能分析清楚来龙去脉的。**

❀ 天气渐凉，不注意保暖就会被寒邪所伤

现在的女性爱美，穿得都很少，所以由受寒导致胃痛的人很多。有一次，我刚从外地回到家里，就接到了朋友的电话，她说自己最近很不舒服，想找我帮忙看看。

她来了以后，叙述了自己的情况。原来她前些日子去海边，下海玩儿了一会儿，回来后就吐了。之后，就一直有腹胀的感觉，持续腹胀一周左右了，什么东西都吃不进去。感觉饿，可是吃一点儿就感觉腹胀，觉得有气胀在里面，无法通气。其他的没有什么异常。

在给她诊脉的时候，我发现她的手是冰凉的。她的个子很高，那天只穿了一条时装短裤，长长的腿都露在外面，我当时已经都穿上厚厚的牛仔裤了。我心想：她难道不冷吗？随即我观察了她的舌象，舌苔薄白，遍布舌体。于是我分析她的体内有湿气，建议她买附子理中丸，同时让她用白蔻仁6克、焦三仙6克熬水冲服（对于普通人来说，吃附子理中丸即可）。

傍晚，她打来电话，说自己服了一丸附子理中丸后，觉得肚子里的气已经通了，胀满的感觉消失了。

其实，这样的事情我遇到过很多。在春、秋季节交替，天气变化的时候，白天很热，让人又吃雪糕又扇扇子；但早晚很凉，身体强壮的人若穿得单薄可能问题不大，但是一些体弱的人如果不注意，就会被寒气伤到。天气越寒冷，被寒邪伤到的机会就越多，所以，我们要有所防范。

❀ 寒邪，任何季节都存在

什么是寒邪呢？中医认为，寒邪就是凡致病具有寒冷、凝结、收

引特性的外邪。

寒邪，本来为冬令之主气，但其实任何季节都有寒邪存在。现在夏天尤其多，比如吹空调。在中医里，寒邪分为伤寒与中寒，一般如果体表被寒邪伤到，叫伤寒；如果您咕咚咕咚喝了几瓶冰啤酒，直接把脏腑给冰住了，这叫中寒。

而且，感受寒邪的途径也很多，比如淋雨、下水着凉、衣服单薄、露宿、吹空调、饮食冷等。

那么，寒邪都有哪些特点呢？

（1）寒为阴邪，易伤阳气

这个话也可这样理解，阳气弱的人，更是要躲着寒邪。一般体表受的伤寒还好说，最难受的是中寒，不仅危害大，且具有隐蔽性，会和其他内科杂病混在一起。比如我的母亲，按照一般思路直接就奔疏肝和胃去了。

（2）寒性凝滞

寒性凝滞会使气血凝滞，不通则痛，总是会引起胃肠、腹部等疼痛，以及客肺、心脉受阻、寒凝胞宫等证。天气渐凉之后，如果老人不加以注意，就会寒凝心脉，导致心脏问题骤发。所以春捂秋冻是不适合老人的，这个时候老人就要根据天气变化随时增减衣服。

（3）寒性收引

人一旦受了寒邪，就容易造成拘挛（指筋骨拘急挛缩，肢节屈伸

不利）。对于寒邪的调理，就是寒则温之。在这个领域，中医的火神派理论（以注重阳气、擅用附子而著称）很有建树。

❀ 补肾温阳的家庭常备药——附子理中丸

附子理中丸是一个很常见的温阳方子，在药店均有售卖。只是很多人对此药未必了解，也未必会用。在此，我给大家简单介绍一下可以补肾温阳的附子理中丸。

附子理中丸其实是张仲景的理中丸加味，加上了附子，药的主要成分是干姜和附子。中医认为，附子非干姜不温，这两味药放在一起效果特别好。除此之外，药的成分还包括党参、白术、甘草。

这个方子主要用于温脾胃，一般天气寒冷时着凉，多是脾胃受凉，比如在凉水里玩儿或腿部着凉了，都容易使全身着凉。还有的人喝了很多冷饮后，肚子就开始痛，这是自己把寒邪给灌进了身体。还有被冷风吹到，比如我母亲，胃脘被冷风吹到了，所以要注意衣服的保暖性。

很多人被寒邪伤到脾胃后，都会有肚子痛、胃痛，或上吐下泻的情况。需要注意的是，此时的泻是冷泻，容易与热泻混淆，热泻的大便是黄褐色的，冷泻的大便是青白色的（并不绝对，主要看诱因，但通常如此）。

对于这种脾胃受寒的情况，可以服用一丸附子理中丸，一般疼痛立刻会有所缓解。最多服用两丸，如果症状没有明显改善，则说明不对症，就不用吃了。

通常来说，如果是寒邪为患，至多服用两丸附子理中丸一定见效。不用多吃，服用后注意保护阳气就可以了。

<u>11</u> 类风湿性关节炎的痛不是谁都能体会的

❀ 您患的到底是风湿，还是类风湿性关节炎

我曾遇到很多人问我这样的问题："罗老师，我的妈妈患了风湿，每天关节疼得睡不着觉，怎么办？"我问："您能确定是类风湿还是风湿吗？"大部分人的回答都是："不知道，就是关节疼！"

我觉得这就是做子女的不称职了，没有医学知识，而老人自己更不会有，于是，老人只好去买点儿风湿膏，对付着用。没有对症，效果哪里会好呢？

其实，您只要带母亲去医院做个相关检查，比如类风湿因子的检查，就能区分出老人患的是风湿还是类风湿了。

您要知道这是两种不同的疾病。如果是风湿，可以买一些风湿膏来贴。前文中我有提到过由受寒引起的关节疼痛的调理泡脚方，大家可以作为参考。

但如果患了类风湿性关节炎，不及时调理的话，严重者有可能危及生命。西医认为，类风湿性关节炎是一个慢性的、以炎性滑膜炎为主的系统性疾病。其特征是手、足小关节的多关节、对称性、侵袭性

关节炎症。患此病的女性明显多于男性 2 ~ 3 倍不止，而且多是年龄大的女性。

类风湿性关节炎不仅会导致关节畸形及功能丧失，而且，患此病的人还会经常伴有关节外器官受累。比如，出现肾脏、心脏的问题，严重的甚至会危及生命。

西医的病理学发现，此病的病理主要有滑膜衬里细胞增生、间质大量炎性细胞浸润，以及微血管的新生、血管翳的形成，还有软骨和骨组织被破坏等。

❀ 类风湿性关节炎有哪些症状

那么，类风湿性关节炎都有哪些症状呢？

首先，患病之人会出现体重减轻、低热及疲乏感等症状，同时还会伴有以下症状：

（1）晨僵

所谓晨僵，指早晨起床时，关节活动有不灵活的感觉，一般关节炎都有这个症状。普通的关节炎，晨僵的持续时间会比较短，一般在半小时以内，类风湿导致的晨僵时间往往长一些。

（2）关节的改变

①一般小关节容易出现问题。比如手、足、腕、踝及颞颌（头部

两侧靠近耳朵上方的部位）关节等。发展严重了，肘、肩、颈椎、髋（胯骨）、膝关节等部位，也会出现问题。

　　需要注意的是，这和普通的关节炎是有区别的。一般的关节炎多数是手、膝、髋及脊柱关节易受累，指、腕及其他关节较少受累，而类风湿的最初表现，往往就是这些小关节，如手腕或者手指开始疼痛。

　　②关节畸形。我们看到很多患类风湿之人的手指都有明显变形，这类人的手足关节往往会随着疾病的发展变形，痛苦异常。

（3）关节外表现

　　类风湿性关节炎之所以危害较大，除了关节部分疼痛难忍，还因为它对身体脏腑有很大的危害。此病会导致发烧、身体局部肿胀，同时还可能累及心脏、肾脏、呼吸系统等，直至危及生命。

❀ 中医对类风湿性关节炎的分型

　　西医对此病的治疗，短期来说是很有效的，可以服用西药，立刻消除疼痛。但是长期效果不好，往往一停药关节就又开始疼。那么，中医是怎么看待此病的呢？

　　中医对此病分型较多，基本上分为以下几种：

（1）风寒湿痹症状

以风、寒、湿三种邪气为主，导致患者关节冷痛，疼痛较剧，肿胀难消。舌淡，苔白，脉弦紧。

（2）风湿热痹症状

以湿热两种邪气为主，与前面的证型相反，这是热证。患者的关节红肿疼痛，严重之后会痛不可伸，得冷稍舒，或兼身热恶风。舌红，苔黄，脉弦滑数。

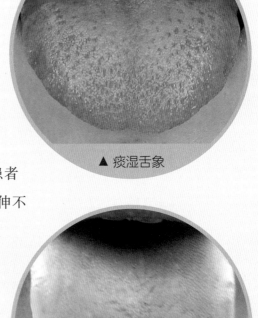

▲ 痰湿舌象

（3）痰瘀痹阻症状

正气不足导致痰湿瘀血为患。患者关节肿痛日久，渐现强直畸形，屈伸不利，并伴皮下结节，肌削形瘦，神疲面枯，腰膝酸痛，头晕目花等。舌暗淡，苔薄，脉细或细涩。

（4）肾阳虚亏症状

久病正气必虚。患者关节肿大，僵硬冷痛，恶寒，四肢厥冷，腰酸腿软，小便清长。舌质淡，苔白，脉沉迟。

▲ 肾阳虚舌象

✿ 老中医史鸿涛先生调理类风湿性关节炎的名方

虽然我们将类风湿性关节炎分出了这么多类型，但是治疗的效果都不是太理想。有些人调理起来当时见效，却又随即复发。有的人调理起来甚至无效。所以，类风湿是一个非常难治的疾病，也算是疑难杂症了。

我给大家推荐一个非常有效的调理类风湿性关节炎的方子，是吉林老中医史鸿涛先生所创。

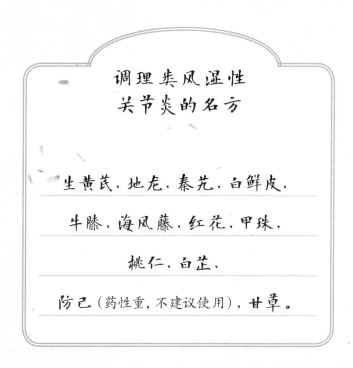

调理类风湿性
关节炎的名方

生黄芪、地龙、秦艽、白鲜皮、

牛膝、海风藤、红花、甲珠、

桃仁、白芷、

防己（药性重，不建议使用）、甘草。

此方可随症加减，以改动方中药物用量为主，或将药物稍加变更。

热盛为主，可加漏芦30克，漏芦清热而不伤阴；以寒为主者，可加制附子10克，增强散寒止痛之力；顽痹证虚、关节变形者，可加当归20克、制附子10克、伸筋草15克，并改甲珠30克，加强温补穿透之力。

方子里面的甲珠，就是穿山甲的鳞片，现如今，国家已禁止穿山甲入药，所以此方在使用前最好找附近的中医帮忙加减后再使用。

此方服用，一般一周即可见到明显效果。坚持服用，长期效果很好。

类风湿性关节炎调理方

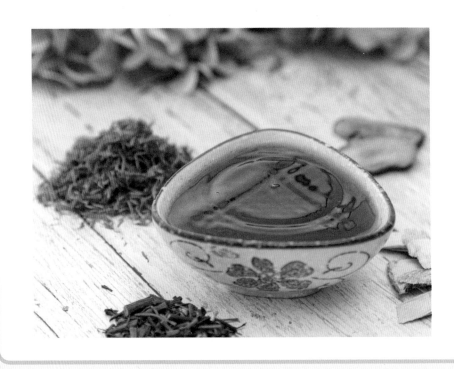

配方：①生黄芪200克、②秦艽20克、③红花15克、
④桃仁15克、⑤海风藤20克、⑥地龙15克、
⑦桂枝15克、⑧牛膝15克、⑨白芷15克、⑩白鲜皮
15克、⑪甘草15克、⑫薏苡仁30克、⑬土茯苓30
克、甲珠15克。

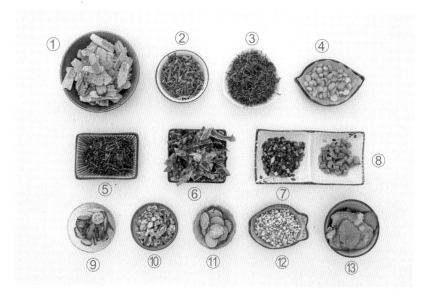

做法：用没过药物并超出一个指节深度的水熬，开锅20分钟
后，将药汁倒出，再加入没过药物超出一个指节深度
的水熬开锅20分钟后倒出药汁，如是3次，将3次的
药汁混合即可。

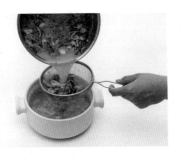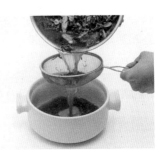

叮嘱: 1.如果患者阴虚明显，则加生地，一般用到30克左右。

2.服药有上火症状的人，可以在方子里加知母15克。没有阴虚或者上火的人，则不必加。

3.此方调理的是类风湿，不是风湿。如果区分不清楚，一定要去医院做检查。

这个方子最大的特点，就是黄芪的用量大。这里的黄芪是生黄芪，一般我们也就用到30克左右，但是其实用量很有局限性。要知道，黄芪的力量比较和缓，非大量不足以治病。清代的王清任，在补阳还五汤里，甚至用到了100多克，这是善用黄芪之人。

至于黄芪为何可以治疗此病，主要是因为无论是风、寒、湿、热什么邪气侵袭经络，其实都是自己的正气不足、经络空虚、卫气羸弱导致。所以，此方可以通络，可以散寒祛湿，可以清除湿热，但正气是一定要补足的，这是扶正祛邪的路子。

所以《神农本草经》里说黄芪：

主痈疽久败创，排脓止痛，大风，痢疾，五痔，鼠瘘，补虚，小儿百病。

而历代医家加以发扬补充，使得黄芪的作用得以彰显，比如清代黄元御说黄芪：

清虚和畅，专走经络，而益卫气。逆者敛之，陷者发之，郁者运之，阻者通之，是燮理卫气之要药，亦即调和营血之上品。

我们在药店里，会看到两种黄芪制品：一种是炙黄芪，一种是生黄芪。炙黄芪药性偏温热，主要是补中；生黄芪，黄元御认为其药性是凉的。从我们的实践来看，也确实很少见到吃生黄芪上火之人。生黄芪的作用，则主要是走经络，走体表，补卫气，祛除风邪。所以这个方子里面用的是生黄芪。

罗博士叮嘱

服用这个方子的时候，最好请附近的中医帮助加减药量。生黄芪可以先从 100 克用起。服用两三服后，觉得自己没有问题，再增加到 200 克。有的患者反映，服药后感觉有"力量"在身体里面走，有胀胀的感觉，这就是气血开始运行的缘故。

很多老中医都总结过治疗类风湿的方子。但是，这个方子是大家公认的好方子。有的中医自己家人患了此病，就把名医的方子拿来使用，结果发现其他方子的效果都一般，而这个方子却疗效突出。

此方出自《当代名医临证精华——痹证专辑》一书，这套书收集了很多老中医的经验。我曾经花了很长的时间研究这套书（全套共24本），发现一件有趣的事：每一种病，定会有一个特别有效的方子，或者说一种治疗思路，藏在这套书里面。书中，有的老中医是泛泛而谈，像教科书一样辨证整齐，我觉得价值不大；有的则是有独到的见解，一针见血。如果把这套书来回地研究，最终您会发现，针对每种疾病，中医都有着非常有效、立竿见影的解决方法，只是这些方法并没有为人所熟知而已。

因此，《黄帝内经》说："云不可治者，未得其术耳。"很多疾病的治疗思路，前人已经为我们总结出来了，希望这些方法不要被湮没。

12 睡觉腿抽筋，喝几碗汤即可轻松解决

❀ 人体一旦阴液不足，
就会出现肢体抽动、痉挛等问题

有朋友问我：为什么有的人睡觉时会磨牙呢？

我估计很多人都曾经历这种情况：在漆黑的夜里，听到身边的人传出"咯吱吱"的声音，此时会有一种很不舒服的感觉；有的孩子也会磨牙，这就很让家长心中不安了……这是为什么呢？

其实，磨牙的问题也可以换成：为何有的人睡觉时，腿部会不自觉地抽筋呢？磨牙与抽筋这两者之间有联系吗？这到底是怎么回事呢？

如果是孩子磨牙，我们要先排除他肚子里有寄生虫或缺钙的情况。

除此之外，就是由阴液不足导致的磨牙。那么，什么是"阴"呢？

在中医里，"阴"指主静、主润的物质基础，**比如精、血、津、液等，阴在体内起到濡润、滋养的作用。**它如同树木中的汁液，能起到让树干树枝正常生发，并且得到滋润的效果。如果这些汁液类的物质缺乏，树木就会干枯、脆裂。

而人体一旦缺乏津液，就会出现更多问题，比如肢体的抽动、痉挛、抖动，甚至还会出现局部肌肉跳动的情况。

因此，有的人睡觉时会因为咀嚼部肌肉的痉挛，出现磨牙的情况；有的人脸部会出现肌肉收紧痉挛的情况；有的人会出现腹部抽动的情况；有的人会在睡眠中抽筋；有的人眼皮一直跳；有的人腿部总是躁动不安（不安腿综合征）。

以上这些问题，其实多与肌肉经脉的失养有关。失去了津液的濡润和滋养，就会出现这些"风动"（指外在的现象）的现象。

✿ 津液主要有哪些作用

津液的作用可分为两种。

第一个作用，滋润濡养。

津液是一种有营养的液态物质，具有较强的滋润作用和丰富的濡养作用。一旦我们体内的津液匮乏，就会使得肌体缺乏濡养，从而出现肌肉抽搐、拘挛的情况。

第二个作用，充养血脉。

津液与血液可以互相帮助，当血液内的液体不足，津液可以入脉，成为血液的重要组成部分。《黄帝内经·灵枢·邪客》中说明了津液在营气的作用下，共同渗注于脉中，化生为血液，以循环全身，从而发挥其滋润、濡养的作用。

需要注意，体内津液匮乏与体内有水湿是不同的。我们喝进体内的水，被身体利用的，变成了津液和血液；未被身体利用的，会通过尿液和汗液排出体外。**但如果一个人身体的正气不足，无力把水液变成血液和津液，也无力把多余的水排出体外，这些多余的水留在体内，就会变成水湿，影响体内气血津液的运行。**

因此，有的人就会出现这样的情况——体内津液不足的同时，还水湿过剩。这就是身体正气不足，转化功能出现了问题。这种人在调理时，不但要滋阴，还要祛除水湿。

此外，像这种津液匮乏的情况，单纯地输液未必见效。只有在人为缺水的情况下，比如很多天在沙漠里不喝水，遇救后输液才会有一定帮助。因为这个人的机能是正常的，给他水，他就可以转化为津液。但是，对于平时喝水正常，但由于正气不足、无力转化导致的津液匮乏，单纯地输液是无法起到多少作用的。

❀ 眼皮不停抽搐，可以服用葛根汤加味

一位朋友给我发微信说，她的朋友得了一种怪病，四处求医都没什么效果——左眼的下眼皮每天不停地颤动，特别明显地抽动着跳。

我加了这个人的微信后，她和我说已经尝试了很多方法，都没有什么效果。她寻求了四个医生诊断，分别给出了四种说法，她都不知道该怎么办了。

　　我看了她发过来的舌图，判断她是由体内津液匮乏导致的筋脉失养。在这种虚弱的情况下，面部受到了寒邪的侵袭，由此引发了眼皮的抽搐。这种病症在西医里被称为面肌痉挛。因此，我建议她服用葛根汤加味来进行调理。

　　她服用了三服葛根汤加味后，微信反馈："昨天和今天下午，我的眼皮没有了抽搐的症状，但上午症状仍然明显。总体来说症状改善了40%左右。"

　　于是，我建议她在原方的基础上调整了一下药味的克重，将葛根

葛根汤加味

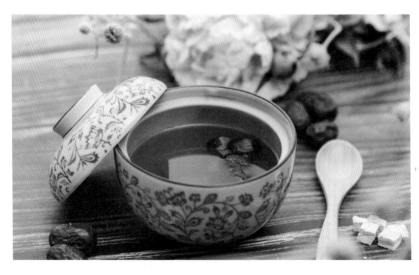

配方：① 葛根 15 克、② 桂枝 9 克、③ 白芍 9 克、④ 炙甘草 6 克、⑤ 蝉蜕 6 克、⑥ 生姜 3 片、⑦ 大枣 7 枚（掰开）。

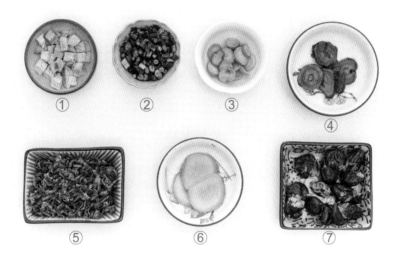

做法：将上述药材加 5 杯水，大火开锅后，熬至 2 杯。

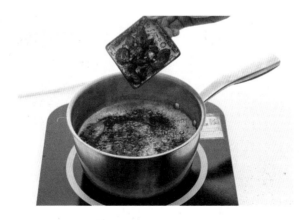

用法：喝 3 服即可。

调整至 9 克，白芍调整至 30 克，其余药味没有变动，继续服用 3 服。

又服用了 3 服药以后，她反映："基本上一天里有半天不抽搐了，改善了 50% 左右。"

又过了几天，她发来微信："大伦老师好，我这几天恰逢月经期，所以停药三四天。目前，眼肌痉挛已经改善明显，最近两天已经不抽搐了。我觉得您的方子很有效果！非常感谢！"

于是，我让她停止喝药，有时间的话自己做点儿乌梅白糖汤当饮料喝，也可以起到滋养津液的作用。

乌梅白糖汤

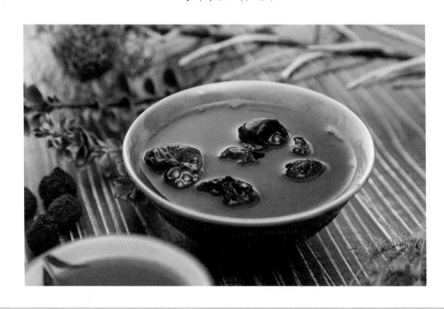

配方：① 白糖 2 勺、② 乌梅 5 颗（去药店买）。

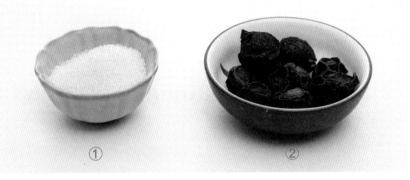

做法：以上食材加水，大火烧开，然后熬 2 小时以上。

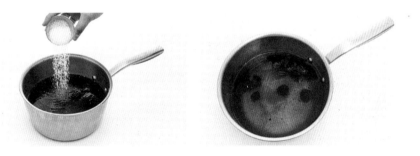

用法：可以当作饮料喝。

❀ 筋脉失濡、腿脚挛急等症，可以服用芍药甘草汤

除了上文中的方子外，我再给大家推荐一个简单的方子——芍药甘草汤。

此方出自医圣张仲景的《伤寒论》，药材非常简单，就是芍药和甘草这两味药。在原书中这两味药的分量是一样的，但是现在我们经常用这样的比例：白芍 30 克、炙甘草 6 克。熬水饮用即可。

这个方子里，芍药酸寒，可以用来养血敛阴，柔肝止痛；甘草甘温，可以健脾益气，缓急止痛。这两种药配伍，酸甘化阴，调和肝脾，有柔筋止痛之效。

酸甘化阴的概念非常重要，它讲的是一个机理——将普通的液体转化为身体可以利用的津液。所以，此方可以用于调理伤寒伤阴，筋脉失濡，腿脚挛急，肝脾不和，脘腹疼痛等症。阴液一旦补足了，拘挛也就消失了。

我的经验，一般睡觉磨牙和睡眠中抽筋，三服药以内即可恢复。曾经有位阿姨腿部不自主地抖动，西医诊断为不安腿综合征。服用此方，一服见效，三服就没有问题了。

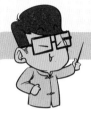

罗博士叮嘱

①此方服用后，有些人会出现小便增多的情况，此为正常现象，因为白芍有利小便的功效。

②阴液亏虚导致的便秘，可以使用此方通便。

③由情绪问题导致的腹部疼痛，可以使用此方疏解。

④此方孕妇慎用，必须在医生的指导下使用。

我们必须知道，冰冻三尺，非一日之寒。有这些症状的人，往往体质会有阴虚津亏的倾向。**在症状消失之后，不要得意于经方的便捷，而是要警惕体质的失调。**如果在平时能够注意保养，比如不吃辛辣食物或者服用一些方子来滋补阴液，则会对自己的身体起到一个更好的调理作用。

而且，一旦这些简易方使用后有效，则更是提醒我们，身体的这个问题是确实存在的。所以，我们要有从整体调理的概念，坚持下去，改善体质才是关键。否则，症状消失了，我们就以为"战斗"结束了，这样会麻痹自己，从而掩盖更大的问题。

　　打个比方，随手拍死一只苍蝇，这只是验证了我们的功夫。应该想到的是，居然有苍蝇进来，为何会有苍蝇进来？原来是窗子没有关上。所以，最终还要去关窗户，才是完成了全部的任务。这个道理，希望大家明白。

7
PART

断舍离篇

第十一章

踏实做事，不计较结果，不仅是成事之路，更是健康之道

女性所面对的生活与工作的压力是巨大的，首先您要平衡好工作与生活，其次您要学会"当下禅"——生活中的每个片段都可以用来休息，在工作、生活中的片段里，尝试放空自己，学会见缝插针地休息。不要每天疲于奔命，忘了调整自己。

01 您当然要努力工作，但是尽力就好，不要太在意结果

几年前，有一位北京的大姐找到我，说她的身体出了些问题。这位大姐在她们单位里工作特别出色，是一个典型的"拼命三娘"，已经到了级别很高的领导位置。几年前我给她号脉的时候就劝过她，说她工作太猛了，把自己绷得太紧，这样下去，容易导致肝气不足，身体会出问题的。那个时候，她的肝气不足已经很明显了。

我说完，她也没在意。后来她陪妈妈做体检，就顺便给自己也做了个体检。她跟我说，这么多年，自己从来没有做过体检，当时觉得乳房有点儿不舒服，一检查，结果不是很好。医生说要接着检查，她对医生说："我先这样吧，先调一调再说。"

检查完没几天，她就觉得上一两层楼就开始喘，说话一点劲儿都没有，气也提不上来。她开始害怕接下来的检查，不知道自己的身体能不能扛得过去。

她来找到我之后，我看她确实很虚弱，就知道她的身体已经有问题了。我没有管别的，先给她疏肝、扶正气。两周之后，她感觉精神头儿明显足了很多，上楼也没什么事了。

这时候，我对她说："你必须去做检查，不能再拖了。"她最开始有点儿恐惧，但后来还是去了医院。一做检查，结果是乳腺癌。

我当时告诉她立刻安排手术，手术之后，我再给她用疏肝理气的药，消除致病根源。

大姐在住院、做手术的过程中，一直都很坚强。但有一天检查的时候她哭了，说以前对自己的生命太不珍惜，太不在意自己的身体了……

像这样的例子我经常会遇到，每次都给我很大的感触。这些人就是太不把自己的身体当回事了，把工作看得很重，拼命地去做，直到身体真的出现问题了才发现。

这是一个典型的肝气不舒导致肝气郁结，出现严重瘀血，也就是肿瘤的例子。实际上，如果她在早期疏肝理气，应该是可以化疗而不用动手术。但是，她完全没有做过体检，就是一心拼命地工作，结果才导致身体出现了这么大的问题。

好在她非常乐观，手术也做得很成功，一切都很好。

通过这件事，我想告诉大家，我们当然要努力工作，但是尽力就好，而且不要太过在意工作带来的结果。

02 女性容易在感情中受伤，
很容易"恶气"郁结在身

像这样的例子，现代社会几乎是比比皆是，很多女性都或多或少有这样的影子。

比如生活和工作中会发生各种矛盾，尤其是在对孩子的教育上，我在网上看到有个妈妈，因为孩子做作业的问题，气得蹦起来："你怎么还不会！"她把自己都气哭了，还有的家长把自己气得心脏病都犯了……

除了跟孩子生气，还有跟老公生气，比如觉得老公没有担起家里的责任，回家也不带孩子，或者老公有外遇等，这些问题都会引起各种复杂的家庭纠纷。

现代社会如此复杂，夫妻之间的感情也面临着前所未有的挑战，很多城市的离婚率甚至达到了结婚率的一半。这是一个非常高的数字，这意味着现代人的婚姻状态非常不稳定。对于女性来讲，她想找一个家作为港湾、作为安稳的人生归宿。但是，现在这个归宿是动荡的，夫妻关系的协调是出了问题的，所以，女性在婚姻和感情中受伤的情况特别多，这也需要调整。

03　家里的不良氛围， 会引发家庭成员的种种健康问题

　　另外，家里其他成员的关系不和谐也会引发健康问题。比如婆媳关系，如今很多家庭的婆媳都没办法在一起生活，但家里的孩子又需要奶奶来带，所以很多人都认为婆媳是"天敌"。

　　实际上，很多女性在跟婆婆相处中，都特别容易受伤。因为婆婆相对来说是强势的，儿媳妇是外来的人。有些婆婆会用权势权威，打压儿媳妇，婆媳之间的冲突特别多。有时我在讲座中一提婆媳关系，就会有无数女性留言抱怨，而且这种抱怨之声的数量之大超乎我的想象。

　　在这些事情里，有的是婆婆的原因，有的是儿媳妇的原因。但总体来说，是双方协调不好导致的矛盾，从而引发了各种各样的疾病。

　　还有，我所见过的身体有问题的孩子，有相当比例是因为家庭压力所致。大部分孩子都是肝气不舒。

　　其实，孩子肝气不舒基本上就是大人影响的，夫妻俩吵架会影响孩子的健康，这是大家以前没有想过的。孩子特别敏感，一旦他感受到家里的不良氛围，就会肝气不舒，从而引发种种健康问题。婆媳不

和，夫妻俩肯定也过不好，最后矛盾就压到孩子身上。

　　因此，家里的所有问题都会引起孩子的健康问题，同时也会导致女性疾病的发生，这是一种连锁反应。

04 工作中的种种不顺，
也会让身体变差

　　除了家庭的原因，工作的原因也很大。现在，由于工作不顺导致肝气不舒之人的数量之大，也超乎我们的想象。如果一家单位没有积极阳光的文化，员工整天钩心斗角，以钱为唯一的驱动力，就会给大家造成特别大的压力，让人感觉自己每天有忙不完的活。有些人在努力完成绩效的同时，还要提防同事是否会跟领导说自己的坏话……

　　男性如果压力大，可能下班后喝顿酒就好了。但是，女性没有那么简单，她们会默默忍受，这种压力会逐渐深入她们身体里，引起气血紊乱，最终导致生病。

　　我为什么一直在讲《道德经》而且编辑成书？因为很多人听着听着，婆媳关系真的有所改善，在单位也不那么纠结了。还有一些人反馈自己听完、看完之后病也好了。因此，我们要想通、放下，学会轻装前进，要过有智慧的生活，在道的层面做事。

　　踏实认真地做事，不要在意做事所带来的结果——名誉、地位和利益等。您越不在意个人利益，为大众做事，就越会轻装前行，越做

越开心。您在这种状态下少了纠结，就会放下，不至于想不通，那些不好的情绪也会烟消云散。而且您越这样做，越纯粹，结果反而越来越好，大家也都会来支持您。

踏实做事，不计较做事带来的结果，是工作的成功之路，也是健康的成功之路，更是心灵解放的成功之路。这种境界是女性需要努力达到的。

05 当工作与生活难以取舍，就要学会"当下禅"

经常出差的人都知道，飞机晚点是无法避免的事。有时晚上的飞机会一路晚点，等到快凌晨才飞，到了目的地往往已经是两三点钟了。

其实，谁都不应该这样工作，我也一直主张：不能因为"业绩"而做影响健康的事。但是，每次我都是盛情难却。有的时候，人稍微有点儿名气，就变成了一个"大齿轮"中的"小齿轮"，大家如果需要您来帮助运转，您是很难停下来的。

那么，我是如何保持体力的呢？其实，我之前也被不间断地讲课搞得整个人疲惫不堪，既痛苦，又要坚持前行，所以身体受损很大。

多亏后来我学会了"当下禅"。

❀ 把碎片时间都变成休息时间

"当下禅"这个名字是我受到了一行禅师"生活禅"的启发而得来的。

一行禅师十分提倡生活禅。所谓生活禅，就是在生活中的任何时刻，都能关注当下。比如吃苹果，有的人可能会一边想着单位的事，一边看着窗外，一边吃着苹果，做到了一心三用。而一行禅师的做法是：吃苹果的时候，心念就放在吃苹果上，体会吃每一口苹果的感觉。

走路的时候也一样，让心念就安住于走路，体会脚下每行一步的感觉。这种修炼，可以让自己安静下来，意念也会变得更加集中。

受此启发，我觉得生活中的每个片段都可以用来休息。于是，我开始在工作、生活中的片段里，尝试放空自己，学会见缝插针地休息。比如，在等一个客人时，您可能会有三分钟的空闲时间。客人会从大楼外进来，再乘坐电梯上楼。通常，一般人会在这个碎片时间看看手机或望望四周等，总之心神游荡。

但如果您学会了当下禅，就可以在这个碎片时间迅速端坐，放松自己，然后先调整呼吸数次，将自己的意念集中在呼吸上，也就是安住于呼吸。然后，开始放空自己，尽量让自己什么都不想，仿佛自己和周围的空气是一体的。

当然，做到毫无杂念十分不易，您只要记得，就算念头出现也没有关系，让它过去，您再继续放空，即使有一秒钟您是心无杂念的，也算是成功。

三分钟过去，您已经获得了休息。当您重新睁开眼睛时，会感觉头脑清醒很多，疲惫感荡然无存。

只要学会了当下禅，您的一天里就有无数的碎片时间可以随时休息。比如等电梯的时候、工作的间隙、等车的时候，等等。任何一个两三分钟，都可以休息。

❀ 为什么"当下禅"可以缓解疲劳呢

我们的大脑每天都在飞速运转（尤其是白领），这就好比开车的时候一直在轰油门，最终会对车造成很大损伤。身体也一样，不懂得休息的人，最终会搞得自己疲惫不堪。

要知道，我们的大脑虽然只占体重的2%，可是它消耗的能量，却要占到20%。因此，一旦大脑长时间得不到休息，就会陷入一种疲于奔命的状态。

利用碎片时间休息，可以给大脑很多"松油门"的时间。如果累积起来，您会发现，每天凭空多出了好多休息时间，而且这种方法非常有效，可以令我们的身心迅速摆脱疲劳。

有的朋友说，我一放空就会睡觉，怎么办呢？

其实，睡觉也是非常好的事情，您甚至可以把它看作是一种入定。有些修炼者，就是用"人类需要睡觉"来说明禅修对人类的好处。

❀学会有效地休息，比玩儿命干更有收获

自从我学习了利用碎片时间休息，就获得了好多休息时间。比如，我现在坐飞机时，只要空乘说关掉手机，我就会开始放松，然后放空自己，逐渐进入睡眠状态。等到飞机平飞了，空乘开始送水，我才醒来。严格地说，大约90%以上的飞行，我都在重复这个过程。

平时，在上课间隙，我也会这样静坐几分钟，休息效果非常好。而且，这种休息方式，并不需要我们盘腿而坐，随意端坐，放松自己就可以了。

我每天都能见到很多被工作折磨得疲惫不堪的白领，他们的健康状态往往非常糟糕。比较典型的就是晚上好不容易睡着了，但早晨起来发现一宿梦的都是工作，导致第二天更加疲惫。这是很多白领的普遍状态，疲于奔命，忘了调整自己。

我当年在读硕士和博士搞科研期间，学会的最重要的事就是修正路径、找到方法，当我们不断地修正路径，找到更加合适的方法后，可能会更快地达到目的。

因此，学会如何更有效地工作，比玩儿命干更加有收获。希望大家都能够学会当下禅，学会利用碎片时间休息，清空您的紧张情绪。尤其是睡觉前，更要清空，这样才可以更好地休息，更好地工作。

第十二章

人生在世，没有一个人能万事如意

我见到的患者中，80% 的身体问题，都来自他们的不良情绪。而在 80% 的不良情绪中，又有 80% 来自工作岗位。您不可能一切都如意。

生活和工作，起伏相继，福祸相依，这是人生常态。如果心态调整得好，则人生会少些疾病折磨，多些阳光灿烂。如果纠结于得失之间，痛苦于多少之际，则各种负面情绪，会令人生痛苦不堪。

01 有80%的不良情绪，
都源于您的工作

我的一位朋友因为他哥哥病危，搞得自己非常焦虑。他们家是搞房地产的，他哥哥属于家里的顶梁柱，最开始在老家搞矿山挖矿，生意越做越大后，就到了外地发展，开始转做房地产。全家人都因为有了他哥哥，才觉得生活踏实，也觉得不必担心未来。

可是，他哥哥和朋友合作投资搞建设工程，出了一些问题，工程停了，投进去的钱拿不出来了。他哥哥特别上火，一病不起。后来，家人去看他的时候，发现他的身体已经破溃腐烂，奄奄一息。带他去医院检查后，确诊为淋巴癌晚期，已经肝硬化腹水了。医院认为这种病情已经没有什么希望了，就建议家属将他哥哥带回家或者找个小医院维持到最后。

此事颇令人感慨。但这样的例子，我见过很多了。

我曾经在西北某城市讲课，课前有位女企业家请我帮忙分析一下她的身体情况，我一问，才知道她有甲状腺癌。这位女企业家在全国有很多房地产项目，因为当时房地产业不景气，所以她压力很大，感觉身体不适后去医院检查，发现是甲状腺癌。她已经做了切除手术，

想请我帮助改善体质。让我印象很深的是，这位女企业家的脸上充满了那种觉得一切都不重要的淡漠神情。

这样的事情，相信每所商学院都有。有一次我与一位商学院的领导聊天，他说："企业界绝对是重灾区。"

其实，我每次讲课一点儿都不累，真正让我感到疲惫的原因是从下飞机开始，基本就是在帮助朋友们分析身体问题。尤其到了课间或者吃饭的时候，来找我的人络绎不绝。大部分时间我都在和他们重复同样的话："要调整好情绪，您的压力太大了，注意放松。企业文化也要建设好，否则您的压力更大……"

现代社会，商业气氛很浓，人人都想做大做强。很多机场的小书店陈列的或电视屏幕里讲的都是如何培养团队的狼性、如何增加绩效等，每个人都如同置身于"齿轮"中，而且这个"齿轮"越转越快。

我可以肯定地说，我见到的患者中，80%的身体问题，都来自他们的不良情绪。而在80%的不良情绪中，又有80%来自工作岗位。

02 生活和工作，起伏相继，福祸相依，这是人生常态

我向大家推荐几种具体化解压力的方法。

● 向朋友倾诉

压力巨大时，可以向朋友倾诉。大量研究显示，友谊有助于减轻压力。甚至有研究表明，乳腺癌术后参加肿瘤帮助小组的人，生存期比没有参加的人长一倍。

● 中医调理

中医减压的办法有很多，比如我提到过的穴位按摩法、泡脚法、调息法等。如果情绪失调比较严重，使用中医的方剂会有很好的效果。

但您要记得，中医再有效，也最好在没有引起严重疾病之前就开始调理，这叫"治未病"，否则事倍功半。

● 运动与唱歌

运动与唱歌是我最推崇的方法。只要能起到分散注意力、帮人缓解压力的运动都可以，比如散步、爬山、打篮球等。

● 非宗教的文化修炼与学习

国外的很多大型企业，都开设了禅修课程。比如谷歌公司的人力资源部专门设立了禅修辅导小组，至今已经对几千位谷歌员工进行了培训，效果极好。谷歌公司的员工大部分都是工程师，这些人不相信说教，只相信数据。最终，他们用数据证明了禅修班可以使员工压力指数下降、绩效上升。

这些禅修，与宗教无关，我称之为心灵体操。

● 心理医生的疏导

目前，在国内寻求心理医生的帮助还不是特别普遍，很多人把看心理医生当作丢人的事。其实，每个压力大的人或部门都应该有自己的心理医生。

总之，您不可能一切都如意。生活和工作，起伏相继，福祸相依，这是人生常态。

如果心态调整得好，则人生会少些疾病折磨，多些阳光灿烂。如果纠结于得失之间，痛苦于多少之际，则各种负面情绪，会令人生痛苦不堪。

在得到的时候，在幸福的巅峰，人人都能顺利度过，并不需要多少本事。而在失去的时候，在冰冷的低谷，才是最彰显修养的时刻。

图书在版编目（CIP）数据

女性养生三法宝：不生气，不亏血，不受寒 / 罗大
伦著 . -- 南昌：江西科学技术出版社，2020.10（2022.5 重印）
　　ISBN 978-7-5390-7466-5

　　Ⅰ . ①女… Ⅱ . ①罗… Ⅲ . ①女性－养生（中医）
Ⅳ . ① R212

中国版本图书馆 CIP 数据核字 (2020) 第 143664 号

国际互联网（Internet）地址：http://www.jxkjcbs.com
选题序号：ZK2019397　　图书代码：B20241-103

监　　制 / 黄　利　万　夏
项目策划 / 设计制作 / 紫图图书 ZITO®
责任编辑 / 魏栋伟
特约编辑 / 董　喆　马　松　张美可
营销支持 / 曹莉丽

女性养生三法宝：不生气，不亏血，不受寒

罗大伦 / 著

出版发行　江西科学技术出版社
社　　址　南昌市蓼洲街 2 号附 1 号　邮编 330009
　　　　　电话：(0791) 86623491　86639342（传真）
印　　刷　天津联城印刷有限公司
经　　销　各地新华书店
开　　本　710 毫米 ×1000 毫米　1/16
印　　张　33.5
印　　数　13001-16000 册
字　　数　320 千字
版　　次　2020 年 10 月第 1 版　2022 年 5 月第 3 次印刷
书　　号　ISBN 978-7-5390-7466-5
定　　价　138.00 元（全二册）

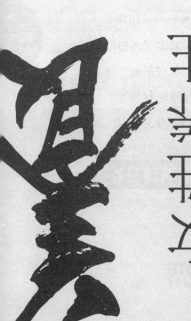

女装裙子

二三 经典

一九八〇年代关于服装的文字

著

做一个暖女人篇

女性健康的三大基石

　　几乎所有女性的疾病都是由生气、亏血、受寒结合所致。

　　人的身体很复杂，很少有一个女性是单纯地气郁、血虚、受寒。即使怕冷，也不是单纯地受寒所致。女性一生中失血的机会很多，比如经、带、胎、产，再加上平时熬夜，几乎没有不亏血的。一旦亏血则会引起气虚、瘀血或受寒等问题。

（血亏）补血养血→（气虚）补充阳气→（瘀血）化掉瘀血→（受寒）祛除寒邪

　　这样一来，您的身体才会更加健康。

健康从不怕冷开始：女性怕冷的内因

　　现在很多女性都怕冷，其实怕冷的内因大致可分为四种：

第一种因素：血亏（血虚）；
第二种因素：爱生气；

第三种因素：体内有瘀血；

第四种因素：阳气不足（阳虚）。

如果您的气血旺盛，脾胃健壮，气血运行得很好，即使受了寒，或吹一会儿空调，您的身体也能很快恢复——"风寒暑湿不能为害"。

女性怕冷的外因有哪些

• 饮食不慎（不懂食物的寒热温凉）的女性易受寒

食物本身具有寒、热、温、凉的药性，古人早已经把食物的药性品出来了。您只有搞清楚食材的药性，才能针对自己的体质，吃适合自己的食物，从而起到调理身体的作用。

如果您不懂食物的属性，一旦吃了不适合自己的食物就糟糕了。

• 不懂食物温度的女性易受寒

除了食物寒、热、温、凉的药性外，食物的温度也很重要。生冷和冰的食物，大家要少吃。

食物的温度跟食物的寒、热、温、凉的药性不是一个坐标，仅仅指的是食物温度。

• 不顺应气候变化的女性易受寒

很多年轻的女性根本不懂顺应气候的道理，就是怎么漂亮怎么来——穿低脚踝的袜子，光着脚穿鞋，穿吊腿裤等，这都非常容易受寒。

• 夏天经常吹空调的女性易受寒

夏天喜欢吹空调的人容易受寒。

一旦您的体表被寒邪伤到，寒邪会进一步让您的经络运行不畅，从而导致生病。

如果您体内的寒邪祛不掉，则会影响您的气血运行，气血运行不畅，寒邪会更进一步往里走，最后会进入"冷劳"的状态。

怕冷的原因绝不只有一种，如何调理才有效

女性受寒怕冷一定有内因和外因，任何一种疾病的构成，都是内因和外因共同作用的结果。

• 血亏又受寒怕冷，要怎么调理

血亏又受寒怕冷的女性，可以吃玉灵膏补血，同时用四物汤泡脚温阳。

玉灵膏

配方: 龙眼肉 300 克、西洋参 30 克（吃多少做多少）。

用法: 将二者搅拌均匀，放到碗里，上锅隔水蒸，蒸 4 小时以上。每天 1 勺，开水冲泡服用。

叮嘱: 1. 怀孕期间不要服用玉灵膏。
2. 产后恢复时服用效果甚佳。

四物汤

配方: 当归 9 克、熟地 9 克、芍药 6 克、川芎 5 克。

用法: 将药像熬中药那样熬好，分成两份。早晚兑入温水，泡脚，一天泡两次，每次泡 20 分钟。

叮嘱: 晚上泡脚，一定要和入睡时间隔一个小时以上。工作繁忙之人，一天只在晚上泡一次也可。

● 体内有瘀血又受寒怕冷，要怎么调理

可用张仲景的经典方——温经汤调理，主要治疗女性冲任虚寒，尤其是胞宫受寒，导致的瘀血阻滞之证。

温经汤

配方: 吴茱萸、桂枝、麦门冬、当归、芍药、川芎、人参、阿胶、牡丹皮、生姜、甘草、半夏。

叮嘱: 具体用量需请附近的中医根据个人体质进行加减。

• 爱生气导致肝气不舒又受寒怕冷，要怎么调理

可用中成药艾附暖宫丸。

它的作用是理气补血，可以疏肝理气——调气机、补血。在理气补血的基础上，同时暖宫调经。这是一个温阳的药，可以治疗血亏气滞。

• 阳虚又受寒怕冷，要怎么调理

可以用艾灸的方法，补充阳气。

在艾灸时应该先灸阳经，比如后背的督脉，您可以先用艾灸盒灸腰部附近的几个关键的穴位和八髎穴等。

您灸完后，会立刻觉得阳气旺盛，精神特别好，效果立竿见影。

逆生长篇

会吃的女人不会老

• 阿胶这样吃，白发变黑发

阿胶方

配方：黄酒、阿胶。

做法：1. 把阿胶放在大瓷碗里（瓷碗越大越好，要能够装下1瓶黄酒）。

2. 将1瓶黄酒（不能用料酒，料酒里面有花椒、大料等）倒入放有阿胶的大瓷碗中，泡24小时。此后，阿胶虽然没有化开，但是会变软。

3. 把盛有阿胶和黄酒的大碗放入锅内，小火蒸3小时。此时，阿胶开始化开了，稍微搅拌，再蒸1小时左右。这时可以看到碗中气泡翻滚，说明阿胶已经全部化开。

4. 把碗取出来，放冷，阿胶就会逐渐变成膏状。

• 肾虚的女人老得快，吃对熟地防早衰

生熟地煲龙骨

配方：带肉的猪龙骨（猪脊骨）500克、熟地30克、生地20克、蜜枣3个、龙眼肉3个、生姜5片、盐少许。

做法：1. 将生姜去皮，把去皮的生姜切片。

2. 将猪龙骨倒入水中煮。

3. 将生姜皮随即倒入锅内。

4. 关火，将猪龙骨捞出，扔掉生姜皮。

5. 将熟地和生地放入锅中，先煲半小时。

6. 在汤里下入猪龙骨、生姜片、蜜枣一起煲，再煲一小时左右。

7. 关火前10分钟左右，放入龙眼肉（有的煲汤方法不放龙眼肉）、少许盐（根据个人口味）。

叮嘱：阳虚之人、平时大便溏泄的人，不可服用此汤。

• 肾虚引起的脱发，要坚持吃黑豆和黑芝麻

据《延年秘录》记载："服食黑豆，令人长肌肤，益颜色，填精髓，加气力。"

黑芝麻具有"补肝肾、滋五脏、益精血、润肠燥"等功效，被古人视为滋补圣品。

因此，只要您长期坚持食用这些食物，对身体会大有裨益。

- 由情绪问题引起的脱发、头发变白、斑秃，
  要调整情绪，再用柴胡加龙骨牡蛎加味泡脚

柴胡加龙骨牡蛎加味方

配方：柴胡 6 克、黄芩 6 克、法半夏 6 克、党参 6 克、
　　　炙甘草 6 克、茯苓 30 克、煅龙骨 30 克、煅牡蛎
　　　30 克、桂枝 6 克、郁金 6 克、远志 6 克、香附 6
　　　克、白芍 6 克、丹皮 6 克、栀子 6 克。

用法：熬 40 分钟，将药汁分成 2 份。早晚兑入温水来泡
　　　脚，每次 20 分钟。水温不要太热，水没过脚面就
　　　可以了。一般泡脚四至五周即可。

叮嘱：1. 如果需要口服，可以请当地的中医根据患者的体
　　　　 质对用量稍做加减。

　　　2. 口服要加上生姜 3 片，大枣 12 枚（掰开）。

　　　3. 平时也可以服用一些加味逍遥丸来疏肝，也会起
　　　　 到一定的效果。

- 燕窝，既保命又抗衰

古人认为燕窝可以有效滋补肺、心、脾胃、肾，它的性味
甘平，因此阴虚、阳虚之人都可以服用。但阴虚燥热之人服用
更加适宜。

也正因为燕窝特别平和，很多人在病情复杂，难以服用其
他药物的时候，服用燕窝反而可以起作用。

- 服坤泰胶囊，拉长生命长度，降低变老速度

黄连阿胶汤（中成药坤泰胶囊）这个方子的组成仅有五味药，却具有滋阴降火、养心安神的功效。

临床中加减化裁，可以调理更年期出现的失眠、心烦、烘热汗出，卵巢早衰，反复发作的口腔溃疡，流产术后阴道出血，老年失眠、健忘，糖尿病性功能障碍，中老年阳痿，抑郁等疾病。

- 代代相传的女性美白名方——明成祖的御用驻颜食方琼玉膏

琼玉膏

配方：高丽参（粉）75 克、生地黄 800 克、茯苓（粉）150 克、白蜜 500 克。

做法：将高丽参与茯苓按克重在药店打粉，买不到高丽参也可用西洋参代替。用生地黄熬汁，熬煮后只留地黄药汁，不用地黄药滓。用地黄汁拌匀高丽参粉、茯苓粉、白蜜。拌好后将其放置于可密封的瓷器、砂罐内或以水封坛。放置 10 天后开封，以隔水炖的方式，小火慢熬约 1 天时间，至膏状。

用法：每日早晚服用，一次服用 10 克左右。

叮嘱：1. 方中的用量约为单人1个月至1个半月的服用量。

2. 睡眠不佳者，可在原方的基础上加沉香30克、琥珀30克。

3. 老年阴虚重者，可参照"永乐皇帝食疗方"所列，加天冬25克、麦冬25克、枸杞子25克。

• 让妈妈轻松度过"更年期"

二仙汤

配方：仙茅9克、仙灵脾9克、巴戟天9克、当归6克、知母9克、黄柏6克。

用法：日服一剂，水煎取汁，分两次服。

叮嘱：1. 方中药物的用量最好请附近的中医根据个人的情况适当加减。

2. 药方不分男女，60岁左右的男性如果出现腰膝酸软、遗精滑泄等症状也可以使用此方。

3. 流产后出现月经不调、情绪烦躁的年轻女性也可以使用此方。

4. 青春期孩子不建议使用。若情绪烦躁，身体疲乏，月经不调明显者，可适当服用丹栀逍遥丸或红花逍遥丸。

5. 此方为平衡阴阳之剂，若体内有痰火、瘀血较重者，不建议单独服用本方。

由外调内篇

"面子"问题，特别需要对症调理

• 寒痰困阻引起的痘痘，可用陈皮煮水代茶饮

陈皮煮水代茶饮

配方：陈皮、茶叶。

用法：1. 先将陈皮和茶叶一起放入茶杯中，用开水冲入，
盖上杯盖焖 10 分钟左右。

2. 接着去渣，放入少量白糖。可根据个人喜好决
定，也可放入适量的蜂蜜，待稍凉后即可饮用。

• 肾虚引起的黑眼圈，服用中成药金匮肾气丸

传统医学认为，出现黑眼圈的原因基本上是肾精损耗所致，
从而引发肾阳虚。一旦肾的黑色浮越于上，就会呈现出双目无
神、眼圈暗黑的状态。

而且这种人的面色通常会显得苍白或黧黑，神情比较疲惫。另外，还会出现精神萎靡不振，总是想睡觉，双目无神，四肢清冷，小便清长，腰酸无力，容易出现浮肿。表现在舌象上是舌质淡白、舌苔白厚。脉象迟弱。

此时，吃金匮肾气丸可有效调理。

- 胃气上逆导致脾胃失调，应常喝玫瑰花陈皮茶

玫瑰花陈皮茶

配方：陈皮3克、玫瑰花3克、白茶。
用法：泡水，代茶饮。

- 体内有痰湿、痰热，就会壮实而肥胖

代茶减肥饮

配方：炒莱菔子3克、蒲公英3克、荷叶3克、薏苡仁9
　　　克、炒山楂6克。
用法：熬水，代茶饮。

难言之隐篇

难言之隐，自调自愈

- 瘀血引起的痛经和月经推迟，吃山楂红糖膏

山楂红糖膏

配方：红糖 3 勺、完整带核鲜山楂 200 克。

用法：山楂洗净，加入适量水，文火熬煮至山楂烂熟，加入红糖，搅拌均匀即可。经前 3 ~ 5 天开始服用，每日早晚各食 1 勺，也可以用开水冲饮，直至经后 3 天停止服用。

- 男人无法理解的痒——阴道炎内服外用好得快

蛇床子散

配方：蛇床子 15 克、花椒 15 克、明矾 15 克、苦参 15 克、百部 15 克。

用法：1. 将煮好的药汁置于窄口盆内，先蒸汽熏蒸外阴（窄口盆以防药气外溢）。

2. 待水温近皮温后擦洗外阴，每次10分钟为宜。若当地温度较低，可适当缩短时长。

3. 一服药物可煎煮2次，每天熏洗1次（若不适症状明显者，可酌情调整早晚各熏洗1次）。

4. 也可1次煮取1周剂量，放入冰箱，密封保存，用时加热熏洗。

叮嘱：1. 经期停用。

2. 大家可以找附近的中医根据自身情况对药量进行加减。

• 白带异常，用易黄汤可有效调理

易黄汤

配方：山药30克、白果碎10枚（10～15克）、芡实30克、黄柏6克、车前子3克。

用法：将上述药材加水，大火开锅后，小火熬一小时。熬好的汤为一天用量，分两次服用。

叮嘱：1. 若口渴、烦躁、便秘、排尿感觉热、舌质红，是热重于湿，可于原方加知母6克；若口干又不爱喝水、不爱吃饭、肚子又有些胀、时常腹泻，舌苔厚腻，是湿盛于热，可在原方基础上加生薏苡仁15克；若白带色黄且量大，可加椿根皮10克、萆薢（黄山姜）10克。

2. 最好找附近的中医根据您的情况加减药量，对症调理。

- 调理乳腺增生，离不开逍遥丸

逍遥丸是宋代政府刊发的医书《太平惠民和剂局方》里的方子，原方叫逍遥散。因为它在调理情绪、疏肝解郁方面有着特殊的作用，所以成了千古名方。

逍遥丸有疏肝、补血、养脾的作用，尤其适合情绪不佳的女性服用。

- 体内液体匮乏的阴虚秘之人，吃六味地黄丸

阴虚秘是由体内液体匮乏所致，其临床表现为大便干结（如羊屎状），口燥咽干，渴不欲饮，头晕耳鸣，两颧红赤，手足心热，心烦少眠，潮热盗汗，形体消瘦，腰膝酸软。舌象为舌红少苔，或者无苔。

名医张景岳有一个独特的服用方法，就是用肉苁蓉 6 ~ 9 克熬水，冲服六味地黄丸，服用后效果更好。

- 痔疮发作，吃此方很快消除

（ 椿根消痔止血方 ）

配方：椿根皮 200 克。
用法：每次用 30 克椿根皮熬水，熬出 2 碗水，熬好后放入红糖 1 匙，早晚各喝 1 碗。

- 带状神经性皮炎，服用补肾精的引火汤

（引火汤）

配方：熟地90克、巴戟天30克（我一般用15克）、茯
　　　苓15克、麦冬30克（我一般用15克）、五味子
　　　6克、肉桂3克（通常我在此方后面会加上肉桂3
　　　克，因为阳虚者多）。

用法：将上述药材兑入4碗水，大火开锅后，熬成2碗水
　　　即可。一日服用3次，饭后服用。

帮助您的爱人消除"男言之隐"

- 男性不育，服用"古今种子第一方"可有效调理

五子衍宗丸，此方载于《摄生众妙方·子嗣门》中，被誉
为"古今种子第一方"。

此方有改善男性少精、弱精的作用；能有效调节体内激素
水平，提高血睾酮、黄体生成素，增加精液量，提升精子质量，
改善精子密度和存活率，改善睾丸支持细胞的功能及降低抗氧
自由基对生殖系统的损伤。

需要注意的是，男性在服药期间宜忌烟酒，少食生冷、辛
辣燥热之品，节制房事；有外感症状时须停服此药。

● 肾气不足引起的男性阳痿，服用起阴汤加减

起阴汤加减

配方：熟地 30 克、山萸肉 15 克、茯苓 9 克、菟丝子 9
　　　克、枸杞子 9 克、仙灵脾 9 克、巴戟天 9 克、仙
　　　茅 9 克、炒杜仲 9 克、远志 3 克、五味子 3 克、
　　　肉桂 3 克。

用法：水煎服，每日一剂，日服 2 次。

● 男性手淫虚损、女性梦交，服桂枝龙骨牡蛎汤

桂枝龙骨牡蛎汤

配方：桂枝 10 克、白芍 10 克、龙骨 15 克（先煎）、牡
　　　蛎 15 克（先煎），大火开锅后加生姜、大枣。

用法：将龙骨和牡蛎兑 7 杯水，大火开锅后，熬 30 分钟
　　　后放入其他药材，待小火熬至 3 杯，分 3 次温服
　　　即可。

● 肾气亏虚的前列腺炎，可用此方调理

调理肾气亏虚证的前列腺炎方

配方：熟地 15 克、怀山药 15 克、生黄芪 15 克、当归 9
　　　克、枸杞子 9 克、菟丝子 9 克、仙灵脾 9 克、巴

戟天9克、炒杜仲9克、桑葚子9克、补骨脂9克、白花蛇舌草15克、鹿角霜9克、知母9克、黄柏6克、桑枝9克、丝瓜络9克、甘草6克。

用法：将上述药材兑7杯水，大火开锅后，小火熬至3杯，即可服用。

叮嘱：1. 舌苔特别厚腻之人，可以考虑先化痰祛湿，然后再用此方调补。

2. 药物的选择和分量，仅供参考。具体分量的掌握，可以找附近的中医，根据自己的情况加减。

3. 正气不足是很多疾病的致病基础。

• 没想到乌鸡白凤丸也可以治痛风

大多数痛风患者都属于脾肾不足，无力排污泄浊，所以，滋补脾肾非常关键。痛风大多发作于脚的大拇指，此处正是肝经循行的位置，使用乌鸡白凤丸刚好契合。

而且，此方平和，属于补益类的保养方子。对于脾肾不足的痛风患者，此方目前是我见到的比较有效的方子。

不生气篇

情绪好才能活得好

● 一有压力就腹泻的人，可用乌梅丸泡脚

乌梅丸泡脚方

配方：乌梅 30 克、细辛 3 克、蜀椒 120 克、黄柏 6 克、黄连 9 克、附子 6 克、干姜 9 克、桂枝 6 克、人参 6 克、当归 6 克。

用法：将上述药材加水，大火开锅后熬 30 分钟，然后兑入温水，泡脚。每天 2 次，每次 20 分钟即可。

叮嘱：孕妇忌用。

● 您的病可能是家人带来的——家源性肝气不舒

现在有一种非常普遍的现象——家源性肝气不舒。也就是说，如果一家人不能够和谐相处，一旦一个人情绪有问题，就会影响其他人。

每个人都从属于家庭，家庭原本是我们用来休息的地方，如果最放松的地方有了压力，人就很容易生病，而且往往病得很重。所以，这种家源性肝气不舒，我们必须重视。

• 各种想不开、气不顺，可喝刺五加代茶饮

这里的刺五加是五加科植物刺五加的根茎，是典型的补肾安神、益气健脾之药。经现代药理研究，发现刺五加还具有抗疲劳、抗抑郁的功效。同时，它还可以改善大脑供氧，提高脑力劳动者的工作效能。

需要注意的是，无论我们有多少疏肝解郁的办法，实则都是下策。正所谓"上工不治已病治未病"，我们更应该做的是调整好自己的情绪。

刺五加代茶饮

配方：刺五加 10 克。
用法：煮水，代茶饮。

• 肝气不舒引起的怀孕困难，可用柴胡加龙骨牡蛎方泡脚

柴胡加龙骨牡蛎方

配方：柴胡 6 克、黄芩 6 克、法半夏 6 克、党参 6 克、炙甘草 6 克、茯苓 30 克、煅龙骨 30 克、煅牡蛎

30 克、桂枝 6 克、郁金 6 克、远志 6 克、香附 6 克、白芍 6 克。

用法：大火开锅后，熬 40 分钟，将药汁分成 2 份。早晚兑入温水来泡脚，每次 20 分钟。水温不要太热，水没过脚面就可以了。一般泡脚四至五周即可。

叮嘱：如果在使用此方前，能请当地的中医在方子的基础上加减药量，则更为稳妥。

• 产后抑郁，可用安神生化汤调理

安神生化汤

配方：川芎 3 克、柏子仁 3 克、人参 6 克、当归 9 克、茯神 6 克、炮姜 2 克、炙甘草 2 克、益智仁 4 克、陈皮 2 克、桃仁 12 粒。

用法：加大枣，水煎服。

叮嘱：此方的最佳服用时间为坐月子期间。

• 赤小豆竟有如此妙用——消肿通乳

赤小豆鲤鱼汤

配方：1 斤以上的鲤鱼 1 条、赤小豆 100 克、盐少许。

用法：一起熬汤（尽量少放盐和其他调料），喝汤吃鱼即可。

叮嘱：如果是严重疾病引起的水肿，必须去医院检查，但可用此食方配合调理。

• 大哭后能缓解的抑郁，可用甘麦大枣汤调理

（甘麦大枣汤）

配方：大枣 10 枚、小麦 30 克、炙甘草 9 克。

用法：将上述药材兑 6 杯水，大火开锅后，文火熬至 3 杯
水，关火去渣，分 3 次服用。

• 消除甲状腺结节，用栀子清肝散加味泡脚

（栀子清肝泡脚方）

配方：柴胡 6 克、炒栀子 6 克、丹皮 6 克、香附 6 克、
当归 6 克、川芎 6 克、白芍 9 克、茯苓 20 克、郁
金 6 克、远志 6 克。如果肝火较大，可以加上牛
蒡子 6 克、夏枯草 6 克。

用法：用上述药材熬水，将药汁兑入温水泡脚，每天最
好能泡 2 次，每次泡 20 分钟左右，水没过脚踝
即可。

叮嘱：孕妇忌用。

• 长期失眠，用柴胡加龙骨牡蛎加味方泡脚

（柴胡加龙骨牡蛎加味方）

配方：柴胡 6 克、黄芩 6 克、法半夏 6 克、党参 6 克、

炙甘草 6 克、茯苓 30 克、煅龙骨 30 克、煅牡蛎 30 克、桂枝 6 克、郁金 6 克、远志 6 克、香附 6 克、白芍 6 克、丹皮 6 克、栀子 6 克。

用法：用上述药材熬水 40 分钟，将药汁分成 2 份。早晚兑入温水来泡脚，每次 20 分钟。水温不要太热，水没过脚面就可以了。一般泡脚四至五周即可。

叮嘱：1. 如果需要口服，可以请当地的中医根据患者的体质对药量稍做加减。

2. 口服要加上生姜 3 片，大枣 12 枚（掰开）。

3. 平时也可以服用一些加味逍遥丸来疏肝，也会起到一定的效果。

• 音乐为药之上品，想要疏肝解郁的人快把歌唱起来

"肝，在志为怒，在声为呼。"很多人感到肝气不舒时，就想高声呼叫，因为呼叫可以疏解肝气。所以，唱歌就等于把心中的郁闷给疏解开了。

"脾，在志为思，在声为歌。"因此，唱歌也可以疏解脾之郁结，使得脾胃气机调畅。

常见慢性疾病调理篇

有病千万不要扛

• 安宫牛黄丸，可预防中风，有效减轻后遗症

只要有高血压病史或其他心脑血管疾病的人，都可以在家中常备此药。因为心脑血管疾病发病的时间通常在夜间，如果发作时有安宫牛黄丸在身边，越早服用，恢复得越快。而且，可以有效减轻后遗症，降低死亡率，为抢救赢得时间。

• 过敏性鼻炎的终结者——桔梗元参汤

配方：桔梗9克、元参9克、杏仁9克、橘皮9克、法
半夏6克、茯苓9克、甘草6克、生姜9克。

用法：熬水，大约5碗水熬至2碗水的量，早晚各服用1
碗即可。

叮嘱：此方专门用于调理鼻炎中鼻涕清的症状。若鼻涕的
颜色为黄色，则不可服用。

• 颈椎有问题，喝葛根汤效果不错

葛根汤

配方：葛根12克、麻黄6克、桂枝6克、生姜9克、炙
甘草6克、芍药6克、大枣12枚（掰开）。

做法：先用1升水煮麻黄、葛根，待水煮至800毫升时，
去掉水面的浮沫，再下入其余药物一起煮。最后取
300毫升，去滓（药渣）即可。

• 心慌难受，服用朱砂安神丸，一丸见效

朱砂安神丸主要用于阴虚有实火，导致的心火亢盛。通常
的症状是神志不安、心神不宁。需要注意的是，只有两类人适
合使用此方。

第一类是心火特别亢盛，感觉惊惧恐怖、心慌怕死的人。
这类人的心神没有朱砂是镇不住的，其他药很难调整过来。

第二类是由心慌引起失眠（顽固性）的人，以及觉得心烦
的人，可以服用朱砂安神丸。

• 健忘得厉害，吃天王补心丸

夏天在五行中对应的是心。通常一到夏天，心火就会比较
旺盛。

如果一个人身体内部的环境不够稳定，比如有阳虚、阴虚
等问题——阳虚之人在夏天可能会好过点儿，因为天气热，他

们会觉得比较舒服；而阴虚之人到了夏天身体就容易出现问题，尤其是有心肺疾病的人。

天王补心丸主要用于滋阴养血，专门治疗由阴虚不足引起的心神不宁等情绪问题或心脏其他问题。这些问题的主要成因就是心神阴虚、阴血亏少。

• 脾胃虚弱、升降失司所致耳鸣怎么调理

参苓五味芍药汤

配方：茯苓9克、法半夏6克（原方是9克）、甘草6克、人参9克、橘皮9克、五味子3克、白芍9克。

用法：将5杯水和药材一起放入锅中，熬成2杯水的量即可。每日2次。

此方中的茯苓用于祛湿升脾之清气，法半夏降胃气，橘皮理肺气，人参补肺气，五味子收敛肺气，白芍酸收柔肝。黄元御认为，只要脾胃之气升降恢复正常，耳鸣就会消失。

• 外感后喉咙肿痛不消，服用丹栀射郁汤立竿见影

丹栀射郁汤

配方：牡丹花瓣6克、栀子花9克、射干9克、郁金9
　　　克、枇杷叶9克、生甘草3克、赤茯苓9克。

用法：将上述药材加水，放5杯水，大火开锅后熬至2杯
　　　水即可。每日2次。

叮嘱：1. 如果买不到牡丹花瓣和栀子花，可以用牡丹皮和
　　　　生栀子代替。
　　　2. 孕妇忌服。
　　　3. 最好在医生的指导下服用此方。

• 疲劳综合征，用补中益气丸可调理

补中益气丸的组成：黄芪、人参、当归、白术、陈皮、升
麻、柴胡、炙甘草。

一共八味药，治疗的主证是由劳伤、饮食不节导致的脾肺
气虚、中气下陷。此外，补中益气丸用于调理由气虚引起的脱
肛、子宫脱垂等症状，也十分有效。

• 风湿关节疼痛，可用泡脚方来缓解

养血祛风散湿泡脚方

配方：熟地 6 克、当归 6 克、赤芍 6 克、川芎 6 克、桃
　　　仁 6 克、红花 6 克、伸筋草 9 克、透骨草 9 克、
　　　桂枝 6 克、茯苓 30 克、薏苡仁 30 克、桑枝 6 克、
　　　丝瓜络 6 克、艾叶 6 克。

用法：1. 温水，泡脚。
　　　2. 每天 2 次，每次 20 分钟即可。
　　　3. 一般泡 5 天为一个阶段。

叮嘱：孕妇忌用。

• 受寒胃痛，吃附子理中丸可缓解

这个方子主要用于温脾胃，一般天气寒冷时着凉，多是脾胃受凉。此外，在凉水里玩儿或腿部着凉了，都容易使全身着凉。还有的人喝了很多冷饮后，肚子就开始痛，这是自己把寒邪灌进了身体。很多人被寒邪伤到脾胃后，都会有肚子痛、胃痛或上吐下泻的情况。

需要注意的是，此时的泻是冷泻，容易与热泻混淆，热泻的大便是黄褐色的，冷泻的大便是青白色的（并不绝对，主要看诱因，但通常如此）。

对于这种脾胃受寒的情况，可以服用一丸附子理中丸，一般疼痛会有所缓解，最多服用两丸。如果症状没有明显改善，则说明不对症，就不用吃了。

• 类风湿性关节炎，可用此方调理

类风湿性关节炎调理方

配方：生黄芪 200 克、秦艽 20 克、红花 15 克、桃仁 15 克、海风藤 20 克、地龙 15 克、桂枝 15 克、牛膝 15 克、白芷 15 克、白鲜皮 15 克、甘草 15 克、薏苡仁 30 克、土茯苓 30 克、甲珠 15 克。

做法：用没过药物并超出一个指节深度的水熬，开锅 20 分钟后，将药汁倒出，再加入没过药物超出一个指节深度的水熬，开锅 20 分钟后倒出药汁，如是 3 次，将 3 次的药汁混合即可。

叮嘱：1. 如果患者阴虚明显，则加生地，一般用 30 克左右。

2. 服药有上火症状的人，可以在方子里加知母 15 克。没有阴虚或者上火的人，则不必加。

3. 此方调理的是类风湿，不是风湿。如果区分不清楚，一定要去医院做检查。

4. 方中的甲珠可请中医选其他药味替换。

• 眼皮不停抽搐，可以服用葛根汤加味

葛根汤加味

配方：葛根 15 克、桂枝 9 克、白芍 9 克、炙甘草 6 克、蝉蜕 6 克、生姜 3 片、大枣 7 枚（掰开）。

用法：将上述药材加 5 杯水，大火开锅后，熬至 2 杯水。喝 3 服即可。

断舍离篇

踏实做事，不计较结果，不仅是成事之路，更是健康之道

女性所面对的生活与工作的压力是巨大的，首先您要平衡好工作与生活，其次您要学会"当下禅"——生活中的每个片段都可以用来休息，在工作、生活中的片段里，尝试放空自己，学会见缝插针地休息。不要每天疲于奔命，忘了调整自己。

人生在世，没有一个人能万事如意

我见到的患者中，80% 的身体问题，都来自他们的不良情绪。而在 80% 的不良情绪中，又有 80% 来自工作岗位。

您不可能一切都如意。生活和工作，起伏相继，福祸相依，这是人生常态。如果心态调整得好，则人生会少些疾病折磨，多些阳光灿烂。如果纠结于得失之间，痛苦于多少之际，则各种负面情绪会令人生痛苦不堪。